インプラント・ガイデッドサージェリー

デジタルソリューションによる安全・安心な治療

水木 信之
末瀬 一彦 編著

The Implant Guided Surgery

医歯薬出版株式会社

Editors & Authors

◆編著者

水木　信之	ミズキデンタルオフィス・インプラントセンター横浜（横浜市西区）
末瀬　一彦	大阪歯科大学 客員教授

◆執筆者（編著者を除く．執筆順）

清水谷公成	大阪歯科大学歯科放射線学講座　教授
大久保力廣	鶴見大学歯学部長，有床義歯補綴学講座　教授
小久保裕司	鶴見大学歯学部クラウンブリッジ補綴学講座　学内教授
尾関　雅彦	昭和大学歯学部インプラント歯科学講座　教授
森　勇樹	デンテックインターナショナル株式会社（大阪府吹田市）
林　啓介	同上
播本　光平	同上
山下　恒彦	同上
金田　隆	日本大学松戸歯学部放射線学講座　教授
松尾　朗	東京医科大学茨城医療センター歯科口腔外科　教授
月岡　庸之	つきおか歯科医院（東京都練馬区）
石川　知弘	石川歯科（静岡県浜松市）
神保　良	Ryo JIMBO DENTAL（名古屋市中村区）
草間　幸夫	西新宿歯科クリニック（東京都新宿区）
城戸　寛史	福岡歯科大学咬合修復学講座口腔インプラント学分野　教授
下尾　嘉昭	マロ・クリニック東京（東京都中央区）
若林　一道	大阪大学大学院歯学研究科顎口腔機能再建学講座　助教
十河　基文	大阪大学大学院歯学研究科イノベーティブ・デンティストリー戦略室　教授
髙木　洋志	Coldwater Dental Office（カナダ・オンタリオ州）
廣田　誠	横浜市立大学大学院医学研究科顎顔面口腔機能制御学　准教授
小倉　晋	日本歯科大学附属病院口腔インプラント診療科　科長
水木さとみ	ミズキデンタルオフィス（横浜市西区）

This book was originally published in Japanese
under the title of :

INPURANTO GAIDEDO SAJERY ― DEJITARU SORYUSHON Niyoru ANZEN・ANSHIN Na CHIRYO
(All about The Guided Implant Surgery, Based on the Digital Solution
― for the Secure and Reliable Implant Treatment)

Editors :
MIZUKI Nobuyuki
　Director, Mizuki Dental Office, Implant Center Yokohama
SUESE Kazuhiko
　Visiting Professor, Osaka Dental University

© 2018 1st ed.

ISHIYAKU PUBLISHERS, INC.
　7-10, Honkomagome 1 chome, Bunkyo-ku,
　Tokyo 113-8612, Japan

序 Preface

　近年，産業界では「第四次産業革命」が大きく取り上げられ，その中心はIoT（Internet of Things；モノのインターネット）とAI（Artifical Intelligence；人工知能）である．IoTによりあらゆるモノがインターネットのネットワークでつながり，AIによりビッグデータが解析され，ロボット技術や3Dプリンターの発展により複雑な工作物の製造が可能となることで，生産性の向上と技術革新が進んでいる．歯科医療界においてもアナログからデジタルへのパラダイムシフトにより，さまざまな領域でデジタル化が進み，「デジタルデンティストリー」という用語も浸透してきている．インプラント治療におけるデジタル化の波は，現在CAD/CAM治療とガイデッドサージェリーとして脚光を浴びており，デジタル技術を適切に用いることで，熟練した歯科医師から経験の浅い歯科医師まで，標準化したインプラント治療を患者に提供することが可能となってきた．

　ガイデッドサージェリーは，CT（歯科用CBCT）撮影から得られた画像の検査・診断と治療計画立案から始まり，この使用により図られる手術の安全性，時間の短縮，低侵襲などの面から，その有用性は誰もが認めるところである．しかし一方で，患者の口腔内の状態は多様であり，ガイデッドサージェリー実施に際し注意を要する症例もあり，治療のすべてをデジタルデータのみで行うことは現時点では難しい状況である．その見極めについてはまだ明確な基準がなく，歯科医師の判断にゆだねられている．それには歯科医師の知識と経験が求められるため個人差が大きく現れるのが現状だが，将来的にはAIに術前の検査・診断と治療計画を立案させることで，個人差のない標準化した結果が得られるようになると考える．今後はガイデッドサージェリー適応症のガイドライン作成が必要となるであろう．

　インプラント手術は人間の手によるアナログワークではあるが，デジタル技術を用いたガイデッドサージェリーを取り入れることで「アナログとデジタルの融合」が図られ，両者の利点・欠点を十分に理解したうえで手術に臨めば，より安全で正確なインプラント手術が可能である．

　本書は『インプラント・ガイデッドサージェリー——デジタルソリューションによる安全・安心な治療』と題して企画し，1章では「ガイデッドサージェリーのためのデジタル機器と検査・診断」として，ガイデッドサージェリー実施の必須条件となる歯科用CBCT検査，模型および口腔内スキャナー，3Dプリンターについて述べていただいた．2章では「ガイデッドサージェリーシステムの特徴」として，ガイデッドサージェリーの必要性と概要，ナビゲーションシステムと各種サージカルガイドシステムの特徴について述べた．ガイデッドサージェリーの方式はこれら2つのシステムに大別されるが，本書では，今日普及している後者をメインに取り上げることとした．3章では「ガイデッドサージェリーのための骨の評価と治療計画立案」として骨形態・骨質の評価とインプラント治療計画立案についての原理・原則と，骨・軟組織移植を伴う難易度の高い症例まで述べていただいた．4章では「各種サージカルガイドシステムによるガイデッドサージェリーの臨床」として，わが国の代表的な6つのサージカルガイドシステムに精通している先生方に，それぞれの特徴と，実際の臨床における適用症例を提示していただいた．そして5章では「ガイデッドサージェリーの臨床応用における留意点」として，ガイデッドサージェリーの問題点，トラブルシューティング，インフォームドコンセントといった一歩進んだ臨床応用を図るためのヒントを述べていただいた．どの項目においても，過去から現在に至るアナログからデジタルへの変遷とともに最新の情報を踏まえ，識者によってわかりやすく解説いただいているので，読者諸氏の知識と臨床のステップアップに役立てていただけるものと考える．

　今後もデジタル技術は確実に進化し続けるものであり，その応用によって確実性・安全性に富んだインプラント治療技術の向上がもたらされ，多くの患者の健康を長く支えていくことに期待したい．

2018年10月

編集委員　水木信之

末瀬一彦

インプラント・ガイデッドサージェリー
デジタルソリューションによる安全・安心な治療
CONTENTS

Preface　iii

序章　Introduction
インプラント治療の変遷──デジタルトータルソリューションによるガイデッドサージェリーの時代へ
（末瀬一彦）　**1**

- はじめに──インプラント治療普及の背景 …… **2**
- デジタルテクノロジーのソリューションの変遷 …… **2**
  - 1・第1世代…**3**／2・第2世代…**3**／3・第3世代…**3**／4・第4世代…**4**
- インプラント治療におけるガイデッドサージェリーの位置づけ …… **6**
  - 1・ガイデッドサージェリーの利点と適応症例…**6**／2・ガイデッドサージェリーのリスク…**7**
- おわりに …… **7**

1章　Inspection & Diagnosis
ガイデッドサージェリーのためのデジタル機器と検査・診断

1. インプラント治療における歯科用CBCT検査の重要性　（清水谷公成）　**10**
- はじめに──医科・歯科におけるCT活用の変遷 …… **10**
- 歯科用CBCTの特徴と適用 …… **10**
  - 1・撮影原理…**10**／2・アーチファクト発生への配慮…**11**／3・医用MDCTとの比較・使い分け…**12**
- インプラント治療になぜ歯科用CBCTが必要なのか …… **13**
- 歯科用CBCT画像の読影要件 …… **13**
- 歯科用CBCT適用例 …… **13**
  - 1・上顎症例…**14**／2・下顎症例…**14**
- 歯科用CBCTの利用に関する基本原則 …… **15**

2. モデルスキャナー・口腔内スキャナー　（末瀬一彦）　**17**
- モデルスキャナー …… **17**
  - 1・モデルスキャナーの種類…**17**
- 口腔内スキャナー …… **18**
  - 1・口腔内スキャナーの種類と特徴…**19**／2・口腔内スキャナーのインプラント治療への応用…**20**

3. 3Dプリンターと立体模型　（小久保裕司・大久保力廣）　**22**
- はじめに …… **22**
- 3Dプリンターの特徴と評価 …… **22**
  - 1・インプラント治療における3Dプリンターの用途…**22**／2・3Dプリンターによる積層造形の仕組み…**23**／

3・3Dプリンターによる製作物の精度…**25**
　□ デジタルトータルソリューションにおける3Dプリンターの可能性 …………………………………………… **25**
　　　1・出力装置としての3Dプリンターの要件…**25** ／ 2・デジタルとアナログの融合による技術の向上…**25**

2章 Characteristic
ガイデッドサージェリーシステムの特徴

1. インプラント・ガイデッドサージェリーとは　　　　　　　　　　　　　　　　（水木信之）**28**
□ ガイデッドサージェリーの必要性 …………………………………………………………………………… **28**
　1・補綴主導型インプラント治療実現のために…**28** ／ 2・患者・歯科医師双方に安全・安心なインプラント治療実現のために…**28**
□ ガイデッドサージェリーの成立・普及要件 ………………………………………………………………… **29**
　1・アナログからデジタルへの変遷…**29** ／ 2・CT撮影と光学印象による検査・診断…**31** ／ 3・インプラント埋入シミュレーションと治療計画立案…**32**
□ ガイデッドサージェリーの概要 ……………………………………………………………………………… **33**
　1・ナビゲーションシステム…**33** ／ 2・サージカルガイドシステム…**37** ／ 3・ガイデッドサージェリーの適応症と利点・欠点…**39**

2. サージカルガイドシステムによるガイデッドサージェリーの特徴　　　　　　　（水木信之）**44**
□ サージカルガイドシステムの特徴 …………………………………………………………………………… **44**
□ サージカルガイドシステムによるガイデッドサージェリーの有用性 …………………………………… **46**
　1・低侵襲の無切開手術をサポート…**46** ／ 2・骨質と骨形態（骨量）の把握に基づく手術の実施…**46** ／ 3・適応症の拡大…**47** ／ 4・手術のガイドツールとしての操作性向上…**47**
□ サージカルガイドシステムの臨床評価 ……………………………………………………………………… **47**
　1・治療計画-埋入位置の誤差にみる手術の精度…**47** ／ 2・成功率と合併症…**48** ／ 3・ガイデッドサージェリーにおける誤差発生要因…**48**
□ おわりに ……………………………………………………………………………………………………… **50**

3章 Evaluation & Planning
ガイデッドサージェリーのための骨の評価と治療計画立案

1. 骨形態および骨質の評価
1）インプラント埋入における骨形態の評価および解剖学的留意点
　　――Incidental findingを見逃さない安全なインプラント治療のために――　　　　　　（金田　隆）**56**
□ はじめに ……………………………………………………………………………………………………… **56**
□ インプラント臨床に必要な鑑別診断とリスクファクターになる疾患 …………………………………… **56**
　1・CT検査時に注意すべきインプラント治療のリスクファクターとなる疾患…**56** ／
　2・Incidental findingについて…**57**
□ インプラント・ガイデッドサージェリーに必要な解剖学的留意事項 …………………………………… **57**
　1・インプラント埋入における骨形態の評価のポイント…**57** ／ 2・上顎のインプラント埋入における骨形態評価および解剖学的注意点…**58** ／ 3・下顎のインプラント埋入における骨形態評価および解剖学的注意点…**59** ／ 4・皮質骨

の厚さ…**60**／5・ガイデッドサージェリー時のインプラントシミュレーションソフトの活用…**60**／！インプラント成功のポイント！…**60**

2) 顎骨の構造および骨質 ————————————————————————（松尾　朗）**61**
- はじめに …… **61**
- 骨の構成要素とインプラント治療のための構造・質的評価 ………………………………………………… **61**
  1・骨を構成する成分…**61**／2・インプラント治療における骨の評価…**61**
- ガイデッドサージェリーにおいて骨の構造と質を把握するための9つのヒント ………………………… **62**
- おわりに …… **65**

2. インプラント治療計画立案

1) 治療計画の原理原則と難易度評価 ————————————————————————（月岡庸之）**66**
- はじめに …… **66**
- 治療計画の原理原則 ………………………………………………………………………………………………… **66**
  1・CT検査によるインプラント治療に必要な解剖学的原則…**66**／2・シミュレーションソフトを使用した治療計画の手順…**68**
- 難易度分類評価 ……………………………………………………………………………………………………… **72**
  1・難易度分類とその評価項目…**72**／2・難易度分類を使用した治療の実際…**74**

2) 骨移植および軟組織移植を伴う場合の治療計画 ———————————————————（石川知弘）**76**
- はじめに …… **76**
- 治療ゴールの設定 …………………………………………………………………………………………………… **76**
- 硬軟組織の増大量の確認 …………………………………………………………………………………………… **76**
  1・硬組織増大の基準と確認…**77**／2・軟組織増大の要件…**77**
- 再建方法の検討 ……………………………………………………………………………………………………… **79**
- おわりに …… **81**

4章 Clinical Cases
各種サージカルガイドシステムによるガイデッドサージェリーの臨床

1. SIMPLANT Guideシステムと臨床 ————————————————（水木信之・神保　良）**84**
- はじめに …… **84**
- SIMPLANT Guideシステムとは ………………………………………………………………………………… **84**
  1・ソフトウェアの特徴…**84**／2・シムプラントガイドの特徴…**85**
- Case Presentations
  Case **1**　上下顎全部欠損症例へのSIMPLANT Guideシステムによるガイデッドサージェリー適用例 …………… **86**
  Case **2**　下顎全部欠損症例へのSIMPLANT Guideシステムによるフルガイデッドサージェリー（即時荷重）適用例 **93**
- おわりに …… **96**

2. Dentsply SIRONA implant solutionのサージカルガイドシステムと臨床 —（草間幸夫）**97**
- はじめに——筆者の臨床におけるサージカルガイド使用の変遷 ………………………………………… **97**
- デンツプライシロナ社の4つのサージカルガイドシステム ……………………………………………… **98**

1・クラシックガイド（Classic Guide）システム…**98** ／ 2・オプティガイド（Opti Guide）システム…**101** ／ 3・セレックガイド（Cerec Guide）システム…**102** ／ 4・セレックガイド 2（Cerec Guide 2）システム…**103**

- Case Presentation
  上顎単独歯欠損症例への Cerec Guide2 システムによるガイデッドサージェリー適用例 …… **103**
- おわりに …… **108**

3. Straumann Guide システムと臨床 ─────────────（城戸寛史）**109**
- はじめに …… **109**
- Straumann Guide システムの特徴 …… **109**
  1・インプラント埋入シミュレーションソフトの特徴…**110** ／ 2・ストローマンガイドの特徴…**110**
- Case Presentation
  下顎全部欠損症例への Straumann Guide システムによるガイデッドサージェリー適用例 …… **111**
- おわりに …… **117**

4. NobelGuide システムと臨床 ─────────────（下尾嘉昭）**118**
- はじめに …… **118**
- NobelGuide システムの特徴 …… **118**
  1・ノーベルガイドシステムのワークフロー…**118** ／ 2・Smart Fusion システムのワークフロー…**119**
- Case Presentation
  上顎全部欠損症例への NobelGuide システムによるガイデッドサージェリー適用例 …… **119**
- おわりに …… **128**

5. BoneNavi システムと臨床 ─────────────（若林一道）**129**
- はじめに …… **129**
- BoneNavi システムの特徴 …… **129**
  1・石膏模型合成によるアーチファクトの除去…**130** ／ 2・石膏模型の歯肉や歯槽粘膜部などの軟組織も含んだシミュレーション…**130** ／ 3・プロビジョナルワックスアップや対合歯の三次元データへの反映…**131** ／ 4・モンソンの球面説に基づく歯冠排列…**131** ／ 5・骨質のカラー表示によるドリル状況の予測…**131** ／ 6・コントラアングルハンドピース表示による隣在歯への干渉チェック…**131** ／ 7・簡易開口量チェック…**132** ／ 8・抜歯即時シミュレーション…**132** ／ 9・上顎洞底挙上術窓開けシミュレーション…**132** ／ 10・矯正治療用セットアップモデルシミュレーション…**132** ／ 11・顎変形症顎切り手術シミュレーションおよび手術支援…**133** ／ 12・オンラインでの BioNa の操作…**133**
- Case Presentations
  Case ❶ 下顎両側臼歯部欠損症例への BoneNavi システムによるガイデッドサージェリー適用例 …… **134**
  Case ❷ 上顎洞底挙上術およびインプラント同時埋入手術への BoneNavi システム適用例 …… **136**
  Case ❸ 矯正治療用シミュレーションを用いた BoneNavi システム適用によるインプラント治療例 …… **138**
- おわりに …… **139**

6. Landmark Guide システムと臨床 ─────────────（十河基文）**140**
- はじめに …… **140**
- ランドマークガイドの分類と製品ラインナップ …… **141**
- ガイデッドサージェリーの注意点とランドマークガイドの特徴 …… **142**
- Case Presentation
  上顎前歯単独欠損症例への Landmark Guide システムによるガイデッドサージェリー適用例 …… **147**
- おわりに …… **149**

5章 Clinical Tips
ガイデッドサージェリーの臨床応用における留意点

1. ガイデッドサージェリーの問題点　　　　　　　　　　　　　　　　　（廣田　誠・水木信之）**154**
- 治療計画時の合併症 …………………………………………………………………………………… 154
- 外科手術時の合併症 …………………………………………………………………………………… 155
- 補綴処置時の合併症 …………………………………………………………………………………… 156

2. ガイデッドサージェリーのトラブルシューティング　　　　　　　（小倉　晋・水木信之）**158**
- 治療計画時および手術前のトラブルシューティング ……………………………………………… 158
  1・アーチファクト除去…**158**／2・診断用テンプレートの偏位…**158**／3・診断用テンプレートとサージカルガイドの位置のズレ…**158**／4・治療計画のプレビュー画面での確認と，製作されたサージカルガイドの調整…**159**
- 手術時のトラブルシューティング …………………………………………………………………… 161
  1・開口量不足…**161**／2・サージカルガイドの不適合…**162**／3・サージカルガイドの装着位置が不適切…**162**／4・不適切な窩洞形成・骨熱傷…**162**／5・サージカルガイドの破損…**163**／6・ガイドチューブの不備と脱離…**163**／7・浸潤麻酔による粘膜の膨張に伴うサージカルガイドの浮き上がり…**163**／8・合併症の併発時における治療計画の変更…**163**／9・初期固定が不明または得られない場合…**164**
- 手術後のトラブルシューティング …………………………………………………………………… 164
  1・骨熱傷…**164**／2・感　染…**164**／3・インプラントの動揺…**164**
- 補綴処置時のトラブルシューティング ……………………………………………………………… 164

3. 患者への治療説明における留意点　　　　　　　　　　　　　　（水木さとみ・水木信之）**165**
- 話し方の留意点 ………………………………………………………………………………………… 165
- 説明時の留意点 ………………………………………………………………………………………… 166
  1・「ガイデッドサージェリーとは」の説明…**166**／2・「ガイデッドサージェリーまでの流れと留意点」についての説明…**167**／3・「ガイデッドサージェリー後の流れと留意点について」の説明…**168**／4・チェックリストを活用したフィードバック…**168**

Column
❶ 最新のインプラント埋入手術ナビゲーションシステム NaviDent ――――――――（尾関雅彦）**41**
❷ サージカルガイドおよびプロビジョナルレストレーション製作における技工上の留意点
　　　　　　　　　　　　　　　　　　　　　　　　　（森　勇樹・林　啓介・播本光平・山下恒彦）**52**
❸ 無料のインプラント治療計画ソフト Blue Sky Plan ――――――――――――――（高木洋志）**150**

おわりに　Conclusion　**170**

索引　Index　**171**

序章 Introduction

インプラント治療の変遷

デジタルトータルソリューションによるガイデッドサージェリーの時代へ

末瀬一彦

はじめに —— インプラント治療普及の背景

background 1：治療評価基準の確立

現在の歯科医療にあって，インプラント治療は確実な欠損修復補綴治療のオプションの1つに位置づけられているが，過去においては，1952年にスウェーデンのブローネマルク氏がチタンと骨とのオッセオインテグレーションを証明したことが，大きなブレークスルーとなっている．

その後1978年にアメリカ国立衛生研究所とハーバード大学が共同開催したコンセンサス会議によって，インプラント治療の評価基準が確立され，さらに1982年のトロント会議を経て北米を中心にインプラント治療は普及し始め，現在では世界各地でインプラント治療はオーソドックスな欠損治療法として多くの患者を救っている．

background 2：審美性と長期安定性の獲得

この間，インプラントの形態や表面性状の改質，歯槽骨や軟組織の再生術，埋入システムなどの開発が行われ，患者にとって侵襲が少なく，治癒過程も早く，より審美的な修復が行われるようになってきた．

インプラント治療に関するエビデンスも数多く報告されるようになり，コントロールされた環境下での埋入手術や補綴治療が行われることによって，システムや患者の年齢構成，口腔内環境に多少の影響はあるものの，10年生存率は上下顎ともにおおむね90％以上となっている．

background 3：外科主導型インプラント治療から補綴主導型インプラント治療へ

インプラント治療が長期的に安定した治療法であるためには，初診時における治療計画の立案はきわめて重要であり，予後にも大きな影響を及ぼす．

治療計画立案には補綴主導型と外科主導型がある．補綴主導型はトップダウントリートメントといわれるように，模型上で最終形態を予想したモックアップモデルを作製し，機能的・審美的・衛生的に最適の補綴装置の位置を決定し，それに基づきインプラント体の埋入位置を決定し，そのために歯槽骨や歯肉の適切な条件をそろえるというものである．したがってGBRや人工骨の填塞，上顎洞挙上なども必要となることがある．これに対して外科主導型は，歯槽骨の最も条件のよい位置にインプラント体を埋入し，その後補綴装置の方向や位置決めを行うもので，インプラント体の埋入位置によって制限される．インプラント治療の最終目的はインプラント体の埋入にあるのではなく，機能的・審美的・衛生的な欠損修復であるため，補綴主導型によるインプラントの治療計画立案が主流となっている．

補綴主導型インプラント治療においてインプラント体の埋入位置を決定することはきわめて重要であり，欠損顎堤部の骨量・骨質・骨形態，咬合関係，隣在歯との歯頸レベル，対合歯とのクリアランス，顎運動，パラファンクションなどを確認・検査しなければならない．

最近では検査および診断へのデジタルテクノロジーの応用が進み，より正確な生体の解剖学的・生理学的情報に基づいた，患者にとってより安心・安全なインプラント治療の実施が図られている．

デジタルテクノロジーのソリューションの変遷

インプラント治療はCT（CBCT）やCAD/CAMテクノロジーの開発によって革新的に進化してきた．検査・診断・術式の簡便・確実化のために進化してきた機器は，開発時期により大きく第1～第4世代に分けられる．

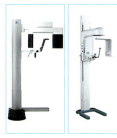 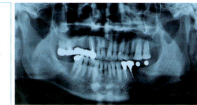 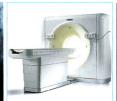 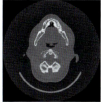 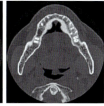 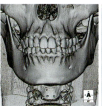 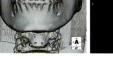 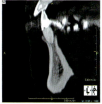

A：ベラビューX800（モリタ）．パノラマ標準仕様　B：Cypher E（朝日レントゲン工業）パノラマ撮影装置　C, D：チタン球あるいはアルミニウム管指標のX線診断用ステントを用いたパノラマX線画像（口腔インプラント学会ガイドライン）

図1 オルソパントモグラフィによる二次元的な検査・診断

A：医科用マルチスライスCT（フィリップメディカルシステム）　B：医科用CTでの撮影の範囲（約φ25cm）　C：拡大再構成後の範囲（約φ16cm）　D：3D画像　E：クロスセクショナル画像

図2 医科用CTの導入により三次元的な顎骨の検査・診断が可能に

1・第1世代　(～1990年．topic：オルソパントモグラフィによる検査・診断)

インプラント治療が普及し始めた第1世代では，オルソパントモグラフィによる二次元的な検査・診断が主流であり，これにより埋入するインプラント体の長さや太さを決定し，粘膜骨膜弁を開窓し，術者の直視下で外科手術が行われていた．

バリウムやストッピング，金属球などのX線不透過材料を写し込んだX線二次元の画像にインプラント体をシミュレーションし，治療計画に用いていた（図1）．操作は簡便で被曝量も少ないが，三次元的な形態が把握できず，骨質や骨密度の予測も不可能である．オッセオインテグレーションの確立を目的とした外科主導型のインプラント治療であった．

2・第2世代　(1990年代前半．topic：医科用MDCT，CT解析ソフトによる検査・診断)

1990年代に入ると医科用MDCTを用いて顎骨の確認を行う第2世代を迎え，顎骨の断層写真によって歯根や下顎管の位置，上顎洞粘膜の状態，皮質骨や海綿骨の質的な評価を三次元的に行うことができるようになり，骨造成手術，上顎洞挙上手術，下歯槽神経移動術などが行われ，解剖学的なリスクも認知できるようになった（図2）．

インプラント治療専用のCTデータ解析ソフトも開発され，断層写真から多平面的に検査ができるようになった．

3・第3世代　(1990年代後半～2000年代初期．topic：歯科用CBCT，シミュレーションソフトによる検査・診断，サージカルガイドによる手術)

歯科用CBCTは歯とその周囲組織や顎骨を三次元的に観察する装置として日本で開発されたもので（2000年12月に厚生労働省認可），医科用MDCTとは異なり，円錐形（または角錐形）のX線が用いられる．歯科用CBCTは患者移動のスペースをとらず，立体的な領域の画像データを得ることができることから一気に普及した（図3）．

1990年代後半に入るとパーソナルコンピュータの普及によって世界で多くのシミュレーションソフトが開発され，CT装置やインプラントメーカーのソフトウェアがしのぎを削る一方で，シミュレーションソフト専門の会社が台頭し，CBCTとシミュレーションソフトとの融合によって術前の検査・診断の確実性が増し，安全なインプラント体の埋入手術の予測が行えるようになってきた（図4～6）．

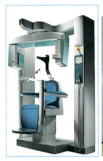
A：3D Accuitomo F17D（モリタ）

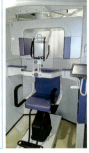
B：NAOMI-CT（アールエフ）

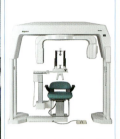
C：Alphard（朝日レントゲン工業）

図3　歯科用CBCTの開発（3D X線CTスキャナー）

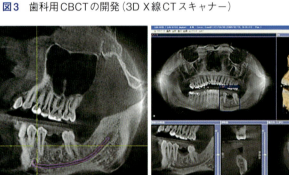
図4　インプラント手術シミュレーションソフト（Simplantソフトウェア）

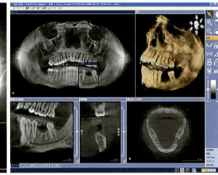
図5　インプラントの治療計画をサポートするソフトウェア（CT画像データ＋3D診断ソフトウェア〈Galireos〉）

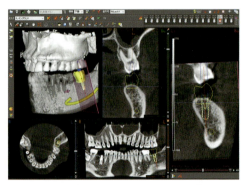
図6　インプラントシミュレーション（LAND marker〈iCAT〉）
顎骨のCTデータと口腔内の模型やCADワックスパターンのデータを合成した画像上でインプラント埋入のシミュレーションを行う．

　CTデータの利用により多方面からの顎骨のCT断面像，クロスセクショナル画像（歯列直交断面），CTシミュレーションなどによる術前診断が行え，CTはインプラント治療における必須の画像検査法である．

　また，この頃から埋入手術時にサージカルガイドの必要性が注目されるようになり，シミュレーションどおりに埋入手術を行うには，CT撮影時に写し込んだ診断用テンプレートを用いてドリリングの方向を求めるサージカルガイドが適用されるようになってきた．すなわち最終補綴治療を鑑みたうえでインプラント埋入手術が行われるようになり，補綴主導型インプラント治療へと移行してきた．

　一方，CT撮影時の診断用テンプレートの形態データをもとにシミュレーションソフトウェアのデータからCAD/CAMシステムを用いて手術支援用のサージカルガイドを製作する方法も実用化されてきた．

4・第4世代　（2004年〜．topic：検査・診断−印象採得　埋入手術−補綴装置製作にいたるデジタルトータルワークフローの実現）

　診断用テンプレートを口腔内に装着してCT撮影を行った患者データと，診断用テンプレートのみを撮影したCTデータを利用したダブルスキャニング法を用いてシミュレーションソフトウェアのデータを利用して，CAD/CAMシステムによりきわめて高精度なサージカルガイドの製作も可能になってきた．このような高精度なサージカルガイドは，フラップレス手術やパーシャルフラップ，フルフラップ手術まで，幅広い埋入手術に活用することができる．

　2000年代に入るとサージカルガイドの光造形法が始まり，光造形モデルによるモデルサージェリー*が開始された．光学印象装置の開発によってCTによる撮影データ（DICOM

＊モデルサージェリー
術前の口腔内の状態をCTで撮影し，その三次元画像データをもとにCAD/CAMシステムで造形した実寸大の樹脂模型を用いて手術のシミュレーションを行うこと．インプラント治療では効果的であるが，コストがかかる．

図7 ノーベルクリニシャンソフトウェアを用いて製作されたサージカルガイド

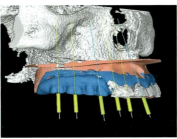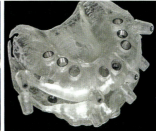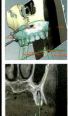

A, B：CBCTの顎骨データと模型から構成された三次元モデル上でインプラント埋入のシミュレーション
C〜E：治療計画に基づき製作されたサージカルガイド

図8 CTデータと石膏模型で補綴プランニング用のスキャンテンプレートを製作

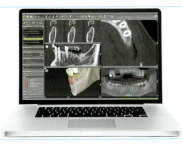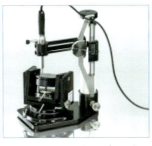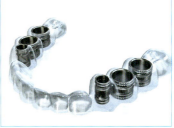

A：coDiagnostiX™. 3D診断とインプラント治療計画のための包括型ソフトウェア
B：goniX サージカルガイドを製作
C：埋入位置・埋入深度を規定したサージカルガイド

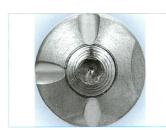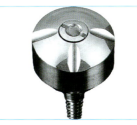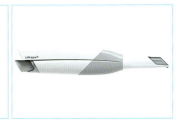

A：Th Cella Tek Encodeインプレッションシステム（Biomet 3i社）
B：Encodeヒーリングアバットメントには，インプラント接合様式，インプラント直径，アバットメントの高さ，Hex接合部の方向が刻入されている．
C：口腔内スキャナー

図9 インプラント情報を刻入したヒーリングアバットメントの光学印象

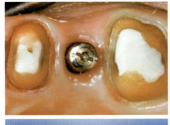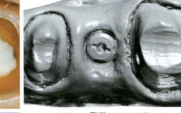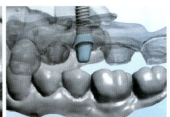
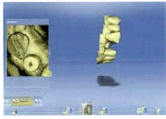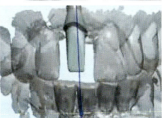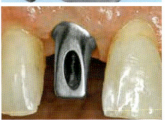

D〜H：口腔内スキャナーでEncodeヒーリングアバットメントを光学印象し，カスタムアバットメントを製作する．［バイオメット3iカタログより］

データ）と光学印象による石膏模型データ（STLデータ）を融合させることによって補綴主導型による高精度なインプラント治療が確立された（図7，8）．さらに，CAD/CAMシステムの開発が進化し，小型の3Dプリンターが普及し，サージカルガイドはデジタルデータから直接3Dプリンターによって製作されるようになり，時間や費用の省力化が図られるようになってきた．

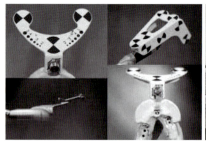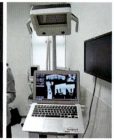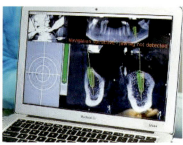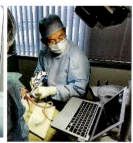

図10　インプラントリアルタイムナビゲーションシステム
Navident（ナビデント）は，インプラントリアルタイムナビゲーションシステムの1つで，CT画像を地図のように利用し，ドリルと患者の顎の位置を追跡し，事前に計画されたインプラント埋入位置へナビゲートする動的ガイドシステムである．[Navidentカタログより]

2010年以降は，口腔内スキャナーの開発が進み，ヒーリングアバットメントに刻入されたデータを口腔スキャナーで光学印象採得することが可能となり（図9），CT撮影データ，口腔内光学印象データの融合，さらにはCAD/CAMシステムの適用によって，インプラント埋入計画の立案−サージカルガイドの製作−埋入手術（サージカルガイドシステムによるガイデッドサージェリー）−最終補綴装置の製作までの一連のプロセスがデジタルトータルワークフローとして展開される．

近年，動的なリアルタイムナビゲーション機器の開発によって，口腔内にサージカルガイドを装着することなく，リアルタイムのコンピュータ支援（ナビゲーション）に基づいて精度が高く低侵襲のフラップレス手術を行うことも可能となったが（ナビゲーションシステムによるガイデッドサージェリー），初期投資が高額であること，手術に対する技術力が要求されることなど，改善すべき点も残されている（図10）．

インプラント治療におけるガイデッドサージェリーの位置づけ

前述のように，インプラントのガイデッドサージェリーには，サージカルガイドシステムとナビゲーションシステムがあるが，ここでは，普及が進んでいるサージカルガイドシステムについて主に述べる．

1・ガイデッドサージェリーの利点と適応症例

ガイデッドサージェリーを行うことで，歯科医師にとっては，歯科用CBCT撮影による正確な検査・診断が可能となり，解剖学的なリスクを軽減することができ，補綴主導型インプラント埋入手術の治療計画が可能となる．さらに，サージカルガイドを用いることによって治療計画を三次元的に正確に再現することができ，低侵襲，短時間の埋入手術が行える．また，CT撮影データや模型や口腔内データをチーム医療として共有することが可能で，遠隔診断や治療計画の標準化，保存が可能となる．一方，患者にとっては，治療計画や手術プロセスのビジュアル化によってインフォームドコンセントしやすく，低侵襲手術により心理的負担も軽減され，術後の合併症の併発も防止され，早期の機能回復も可能となる．

ガイデッドサージェリーは，単独歯の欠損，多数歯の欠損などすべてのインプラント治療に適用可能であり，特に，上顎洞，鼻腔，下歯槽管などの近接している症例や，隣在歯の傾斜などインプラント埋入において解剖学的に制約のある症例，抜歯即時埋入などのピンポイントでの埋入手術や高齢者や即時負荷をしたい場合などの外科的侵襲を極度に抑制したい症例に適応する．

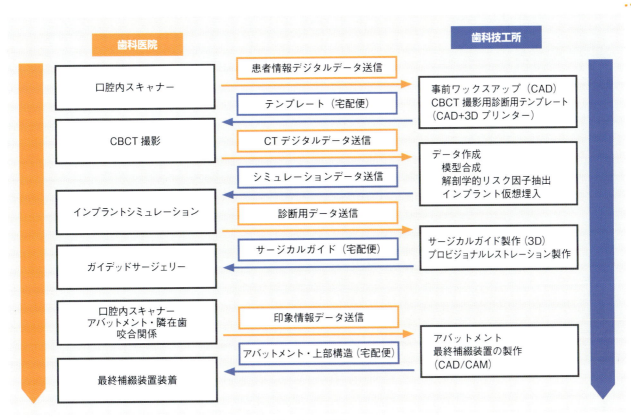

図11 インプラント治療を行ううえでの歯科医師と歯科技工士との関係

2・ガイデッドサージェリーのリスク

ガイデッドサージェリーの適用によってきわめて高い臨床的成功率が示されているが，いくつかのリスクもある．すなわち口腔内へのサージカルガイド挿入時の開口制限，装着位置の不安定，ドリル外径とシリンダー内径の誤差，骨造成の追加，ドリルの骨穿孔，術中時に生じる治療計画の変更，サージカルガイドの破損，メタルチューブの脱離，インプラントの初期固定の不良などがあげられている．

おわりに

CTおよびモデルスキャナー・口腔内スキャナーの改良，精度の向上，相互のデータを融合させるソフトの開発，さらには3Dプリンターの導入によって高精度なガイデッドサージェリーが施術され，適切な手術計画の立案，手術時間の短縮，確実な手術操作，低侵襲の手術などの面から多くの有用性がある．インプラント治療においてデジタルデンティストリーの役割はきわめて大きく，もはやデジタル化なくしてインプラント治療はありえない状況であり，デジタル化により安全・安心な治療を提供することができるようになってきた．

デジタルツールを操作するのは歯科医師，歯科技工士であることから（図11），それぞれのインプラント術式に対するテクニックの向上は当然であり，両者間のコミュニケーションを図ることが，ガイデッドサージェリーの精度を高めることにつながる．さらに，CTやスキャナーの精度の向上や小型化，操作性の改善，ソフトウェアの進化，将来的にはガイデッドサージェリーの自動化も進むであろうが，口腔内の状況，骨の形状，骨質は千差万別であることから，最初に歯科医師が行う検査，診断，治療計画の立案の重要性が改めて問われるようになる．

1章 Inspection & Diagnosis

ガイデッドサージェリーのための
デジタル機器と検査・診断

1. インプラント治療における歯科用CBCT検査の重要性

清水谷公成

はじめに──医科・歯科におけるCT活用の変遷

歯・顎・顔面領域の疾患に対しては，単純X線撮影（口外法および口内法）をはじめ，医科用CT（computed tomography；コンピュータ断層撮影法），歯科用コーンビームCT（cone beam CT．以下，歯科用CBCT），MRI（magnetic resonance imaging；磁気共鳴画像）あるいは超音波検査（ultrasonography）など，多様なモダリティが疾患に応じて適用されている．

医科用CTは，薄い扇状のファンビームが体軸方向に移動しながら撮像するもので，イギリスの電子技術者Godfrey Newbold Hounsfieldによって1970年代に開発された．大容量のX線管球とそれに対向する多数のX線検出器群が回転して撮像するもので，MDCT（multi-detector row computed tomography．以下，医科用MDCT）の名で知られており，人体を薄く輪切りにした任意の断面（断層像）を得ることができる．

一方，歯科用CBCTは，歯とその周囲組織や顎骨を三次元的に観察するものとしてわが国で開発された．2000年12月，歯科用CTとして厚生省から初の認可を受けている．従来の医科用MDCTとは異なり，円錐形（または角錐形）のX線が用いられる．スペースを取らず，かつ患者移動の必要性がない歯科用CBCTは，ボリュームをもった円錐形（または角錐形）のX線を用いることで，一気に立体的な領域の画像データを得ることができる．現在，「歯科用CBCT」の名で普及しつつある．

特にインプラント治療時にはパノラマX線画像や口内法（二等分法）撮影などの上下・近遠心的な二次元画像に加えて，インプラント体の頰舌的な植立方向の観察が可能な歯科用CBCTは必要不可欠である．また，より長期的に安定したインプラント治療を行うためには，高精度かつ確実な診断を行わなければならない．そのためにも歯科用CBCTは欠かせない重要な検査である．

歯科用CBCTの特徴と適用

1・撮影原理

歯科用CBCTの装置概観を図1に，基本構造を図2に示す．この装置はX線装置であるため，X線管（小容量）とX線検出器で構成される．X線検出器は平面状でフラットパネル検出器（flat panel detector．以下，FPD）とよばれる．歯科用CBCTはFPDといった二次元検出器（二次元センサー）を用い，360°回転（または180°回転）の撮像で，三次元画像再構成を可能とするシステムである．

患者体位は座位または立位で撮像される．X線束は円錐形（または角錐形）が用いられる．撮像領域を中心に回転アームを360°回転させながら円錐形（コーンビーム）のX線が照射される．つまり，X線管−被写体−FPDの関係がそのままに，X線管と対向するFPDが被写体周囲を同時に回転運動しながら，撮像するものである．この場合，360°回転では約18秒で照射が完了する．照射野は矩形で，検査対象領域を中心にX線管が回転するため，撮像領域

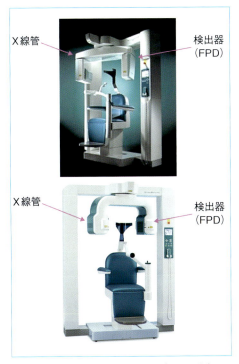

図1 歯科用CBCT装置の概観（モリタ製）

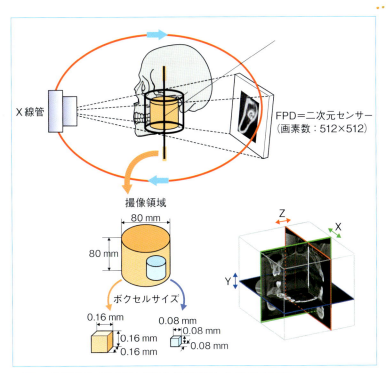

図2 歯科用CBCTの基本構造と撮像原理および三次元画像

の形は円柱となる．歯とその周囲の顎骨だけを対象とした場合は，直径40 mm×高さ40 mmのFOV（field of view）が採用される．

回転角度に対応したX線投影画像はFPDでデジタル信号化され，コンピュータへ送り込まれる．必要な補正が行われ，画像再構成アルゴリズムによりXYZ軸の三次元画像の構築後，高解像度の画像が表示（display）される（図2-下右）．これら一連の撮像では患者の位置づけと撮像領域の設定が重要である．X線管球の管電圧はおおむね80〜120 kVである．

本装置による画像の特徴をまとめると，前述のように，高解像度であるが，濃度分解能（組織分解能）が低い点である[1]．撮像領域が小照射野になればなるほど，解像度はより高くなる．しかもXYZの座標軸のどの方向においても同一の解像度となるのが特徴の1つである．しかしながら，濃度分解能が低いため，軟組織のほうは期待できない．その原因は，X線出力が低いうえに検出できるX線量の範囲が医科用MDCTよりも狭いこと，散乱線除去フィルターがセンサーに装着されていないため，散乱線が検出器全体に入射することによる．したがって，医科用MDCTのように骨と軟組織の両方を同時に高いコントラストで表現することは困難である．

2・アーチファクト発生への配慮

画像においてはアーチファクト（artifact）[2]とよばれる障害陰影についても配慮しなければならない．本来は存在しない，偽りの画像が種々の原因で発生すること，または存在するはずの構造が画像上，認められなかったりするといった診断の妨げになる障害陰影をアーチファクトという．金属類（metal artifact），あるいは歯科用根管充填材の他，エナメル質や皮質骨からの障害陰影や体動による障害陰影（motion artifact）がある．

歯根に金属コアが存在する場合においても，歯科用CBCTではmetal artifactが発生したため観察が困難であったとの報告もある[3]．このmetal artifactは撮像範囲内に金属など，X線の吸収が非常に高い物質が被写体内に存在した場合に起こる．原因は吸収が高い部分を透過

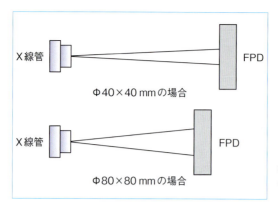

図3　歯科用CBCTの撮像範囲（FOV）の大きさによる違い
　φ40×40 mmの場合：回転中心とFPDを離して撮影するので低被曝，高解像度を維持できる．
　φ80×80 mmの場合：FPDが回転中心側に移動して撮影される．

したX線に対する検出器の出力が不正確な値になり，投影されたデータが不完全となるためである．取り外せる金属類は検査前に外すほうがよい[4]．一方，motion artifactについては撮像中の患者の体動によって生じるため，患者の協力が必要不可欠である．

3・医科用MDCTとの比較・使い分け

　医科用MDCTと歯科用CBCTを比較した場合，歯科用CBCTの長所は，医科用MDCTに比べて解像度（空間分解能）が高く，被曝線量が少ない点である．ただし，あくまでも直径40 mm×40 mmの小照射野の場合に限る．たとえば，直径40 mm×40 mmの小照射野から直径80 mm×80 mmの照射野に拡げた場合（図3）は，照射される体積は8倍（2^3）となり，被曝線量も約8倍になると予想される．顎顔面領域を対象としたような広範囲の照射を行った場合は，被曝線量は当然高くなると考えねばならない．医科用MDCTと比較して歯科用CBCTの被曝線量が必ずしも少ないとはいえないからである．

　その他の利点として，歯科用CBCTは医科用MDCTに比べて設置面積が小さくてすむ．このことは歯科医院にとってきわめて好都合である．機種にもよるが，医科用MDCTに比べて約1/3のスペースですむという．さらに価格，操作性の面でも，歯科用CBCTは医科用MDCTよりも優れている．

　歯科用CBCTの短所には，撮像範囲が狭い点や，軟組織の描出能（組織分解能）が低い点，加えてピクセル値（画素値）に定量性がないこと（CT値またはHounsfield Unitではない）が挙げられる．この歯科用CBCTのピクセル値と医科用MDCTのCT値との比較研究では，FOVの中心部付近においては，両者は正の相関があることが報告されている[5]．しかし，あくまでも歯科用CBCTのピクセル値（画素値）と医科用MDCTのCT値（CT値＝組織のX線減弱係数－水のX線減弱係数/水のX線減弱係数×1000）は本質的に異なるもので，同一視するのは誤った解釈である．

　上記の長所や短所を十分に理解したうえで，歯科用CBCTと医科用MDCTの使い分けを適切に行うことが重要である．

　歯科用CBCTの撮像部位によっては実効線量増加に注意する必要がある．広範囲の撮像が可能な歯科用CBCTにおいては，医科用MDCTと比べて低被曝線量・高解像度で硬組織評価が可能であるが，臨床目的を考慮し，画像の物理特性と被曝線量を把握したうえで歯科用CBCTと医科用MDCTのいずれの適応となるか判断することが望ましい[6]．つまり，軟組織や広範囲の構造物を観察する場合には医科用MDCTを用い，小範囲の歯や硬組織のみの微細な構造を観察する場合には歯科用CBCTを利用するといった使い分けが重要である．

インプラント治療になぜ歯科用CBCTが必要なのか

インプラント治療の術前検査において，インプラント埋入計画を立案するうえで歯科用CBCTは必要不可欠である．前述のように，撮影された領域内の解剖学的構造を三次元的に十分に観察できるからである．

パノラマX線画像のスクリーニングにより病変の存在診断を行ったうえで，インプラントの埋入部位の検索を実施する．インプラント体を傾斜埋入する場合は，骨に侵入する血管に注意しなければならない．特に，下顎であれば，オトガイ下動脈，舌下動脈あるいは舌動脈などの走行に留意した舌側孔の把握はきわめて重要である．それを知るうえで，歯科用CBCTは有効な検査法となる．また，舌側孔については複数存在することが知られており[7]，特に注意が必要である．同様に，下顎であればオトガイ孔，下顎管（二分岐した場合がある），上顎であれば切歯管，上顎洞下側骨壁部なども重要な解剖学的構造である．歯科用CBCTはこれらの解剖学的構造を三次元的に十分に観察できる．

一方，上下顎骨における骨髄炎，骨壊死（MRONJや放射線性骨壊死など），大理石骨病，炎症性の骨の硬化反応，骨粗鬆症，上顎洞炎，囊胞性疾患（歯根囊胞や含歯性囊胞など），良性腫瘍，悪性腫瘍などが偶然発見される場合もあり注意を要する．病変が発見された場合はインプラントの埋入を中止し，速やかにその加療を行う必要があることはいうまでもない．

歯科用CBCT画像の読影要件

歯科用CBCT画像はパソコン上で専用のViewer（アプリケーションソフト）で観察する（図4）．したがって，Viewerの起動の方法，症例の表示方法，画像のコントラストと輝度の調整，軸位断，矢状断，冠状断の表示方法，距離測定，角度測定，拡大鏡（ズーム），表示画面の調整，スライス画像の回転・移動，画像の保存方法，DICOMの出力方法，断層厚さや画素サイズの変更方法などを習熟しておかねばならない．

Viewerにより体動によるmotion artifactや金属によるmetal artifactがないか確認したうえで，撮像範囲内の基本的な解剖学的構造をすべて読影できなければならない＊．

歯科用CBCT適用例

歯科用CBCTの適用には，①インプラントの術前・術後検査（手術計画時のインプラント植立部位の歯槽頂から下顎管あるいは上顎洞底までの距離測定，頰舌的な植立方向の確認な

＊解剖学的構造の熟知が必要な部位

歯…エナメル質・象牙質・歯根・歯髄腔・歯根膜腔・歯槽硬線・歯槽骨．

顎骨…上顎骨・下顎骨・オトガイ棘・舌側孔・オトガイ孔・下顎管・切歯枝・栄養管・下顎孔・下顎窩・下顎骨筋突起・下顎切痕・下顎頸部・下顎頭（外側極・内側極・頂縁）・関節窩・関節結節・翼状突起・外耳孔・茎状突起・卵円孔・正円孔・大口蓋孔・小口蓋孔・口蓋溝・上顎結節・上顎洞・自然孔・眼窩下管・歯槽孔・前上歯槽枝・後上歯槽枝・鼻涙管・眼窩・篩骨洞・中鼻甲介・下鼻甲介・鼻腔底・梨状孔・前鼻棘・正中口蓋縫合・切歯管・歯槽突起・舌骨・気道など．

加えて，病態に伴う骨の欠損や解剖学的構造の変化・炎症性の骨硬化などを観察する

〔歯科用コーンビームCTの臨床利用指針(案)．日本歯科放射線学会編，2017年[8]より抜粋〕．

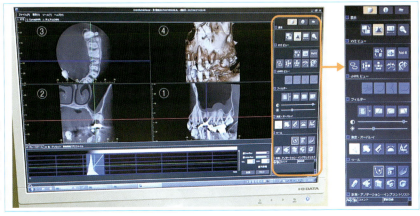

図4 PC上における歯科用CBCT画像のViewerのメインウインドウ
①X軸（矢状断），②Y軸（冠状断），③Z軸（軸位断）のスライス画像および，④ボリュームレンダリング画像を表示したところ．
〔大阪歯科大学附属病院・中央画像検査室／株式会社モリタ製作所，i-VIEW〕

どの三次元的観察），②埋伏（智）歯の位置と形態の確認，③歯根破折，④歯槽骨の疾患，⑤変形性顎関節症の診断といった臨床応用がある．

以下，歯科用CBCT画像によりインプラント治療における上下顎的な特徴が認められた，本学での撮像症例を供覧する．

1・上顎症例

図5にインプラント治療の臨床例におけるパノラマX線画像と歯科用CBCT画像の比較を示す．パノラマX線画像ではインプラント体の頬舌的な位置関係は判断できない．一方，歯科用CBCT画像では左側上顎洞とインプラント体との位置関係において，インプラント体が上顎洞内に穿孔していないことがわかる．また，咬合平面レベルではmetal artifactによる障害陰影が顕著に出現している．

図6はインプラント体の左側上顎洞への迷入が生じた症例である．歯科用CBCTの三次元画像により，迷入したインプラント体の位置がよくわかる．

2・下顎症例

図7は下顎症例にみる歯科用CBCTと医科用MDCTの解像度の違いを示す．両画像はそれぞれ舌側孔を観たものである．舌側孔は解剖学的に舌下動脈あるいはオトガイ下動脈などの終枝の入り口になるもので，オトガイ孔と同様にインプラント埋入時には注意すべき孔である．歯科用CBCTのほうが医科用MDCTよりも解像度（空間分解能）が高く，舌側孔がシャープに描出されている．この舌側孔については前述したように複数あることが知られており，下顎のインプラント埋入時には注意を要する．また，副オトガイ孔[9]，二分岐した下顎管などのバリエーションにも注意が必要である（図8）．

図9の症例では，歯科用CBCT画像により下顎管上壁に接するインプラント体が認められる．インプラント体が下顎管壁と接触しているのがわかる．大変リスクが高い症例といえ

図5 上顎インプラント症例におけるパノラマX線画像（A）と歯科用CBCT画像（B）
パノラマX線画像（A）ではインプラント体の頬舌的な位置関係は判断できない（矢印）が，歯科用CBCT（B）では左側上顎洞とインプラント体との位置関係においてインプラント体が上顎洞内に穿孔していないことがよくわかる（矢印）．一方，咬合平面レベルでは顕著なmetal artifactの出現が認められる

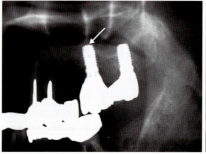
A：パノラマX線画像

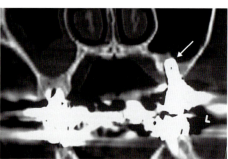
B：歯科用CBCT画像

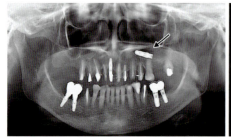
A：パノラマX線画像

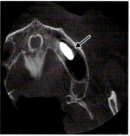
B：歯科用CBCT画像－軸位断

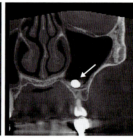
C：歯科用CBCT画像－冠状（前額）断

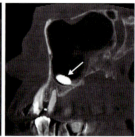
D：歯科用CBCT画像－矢状断

図6 インプラント体の左側上顎洞への迷入
パノラマX線画像（A）とは異なり，歯科用CBCT画像（B～D）では迷入したインプラント体の位置を三次元的に把握できる．

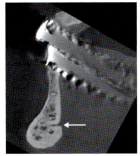

図7 歯科用CBCTと医科用MDCTの解像度の違い（舌側孔，矢状断像）
　歯科用CBCTの解像度（空間分解能）のほうが医科用MDCTのそれよりも高く，舌側孔（矢印）がシャープに描出されている．

A：歯科用CBCTの矢状断像　　B：医科用MDCTの矢状断像

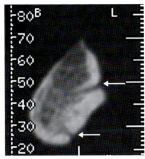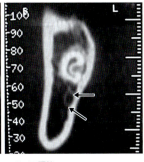

図8 医科用MDCTでとらえた複数の舌側孔とオトガイ孔および二分岐した下顎管

A：舌側孔　　B：オトガイ孔　　C：下顎管

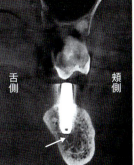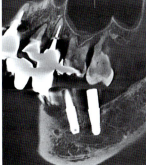

図9 歯科用CBCTにより下顎管上壁に接するインプラント体が認められた症例
　冠状（前額）断においてインプラント体が下顎管壁（矢印）と接触しているのがよくわかる．インプラント周囲炎が生じた場合，下歯槽神経への影響から下口唇の麻痺や知覚異常が現れる可能性があり，大変リスキーな症例といえる．

A：冠状（前額）断　　B：矢状断

る．インプラント周囲炎が生じた場合，下歯槽神経への影響，たとえば，下口唇の麻痺や知覚異常が現れる可能性があるからである．

歯科用CBCTの利用に関する基本原則

　欧州歯科顎顔面放射線学会が定めた歯科用CBCTの利用に関する基本原則を**表1**に示す[10]．歯科用CBCTを取り扱う医療従事者において，本コンセンサスガイドラインは必要不可欠なものである[1, 11]．

　これら20項目にわたる基本原則のうち，特に「8.軟組織像が必要と予測できる場合は歯科用CBCTではなく，医科用MDCTまたはMRIが適切であること」「9.歯科用CBCT装置はボリュームサイズの選択ができること，そして検査では臨床症状に応じた最小のサイズを選択すること」の2点は特に熟知しておかなければならない．

　歯科用CBCTでは検査に合致した照射野を選択し，可能な限り「小照射野」を選択することを強調して本項の結びとしたい．

1章 Inspection & Diagnosis　ガイデッドサージェリーのためのデジタル機器と検査・診断

表1　欧州歯科顎顔面放射線学会が定めた歯科用CBCTの利用に関する基本原則（2009年）[10]

1. 病歴聴取と診察を行ってからCBCT検査を実施すること．
2. それぞれの患者について，利益がリスクを上回ること．
3. 患者を診療する上で役に立つ新たな情報が得られると期待できること．
4. 同一患者にCBCTを"ルーチン"で繰り返し撮像しないこと．撮像する際はその都度，利益とリスク評価を行うこと．
5. CBCT検査を他施設へ依頼する歯科医師は，CBCT検査施設が検査の正当性を評価できうる十分な患者情報（病歴聴取や診察の結果など）を提供すること．
6. 従来のパノラマX線など放射線量の少ない撮像方法では十分ではないと思われる場合においてのみ，CBCTが使用されること．
7. CBCT画像は対象部位のみならず画像データ全体を評価し画像所見報告とすること．
8. 軟組織像が必要と予測できる場合はCBCTではなく，医科用CTまたはMRIが適切であること．
9. CBCT装置はボリュームサイズの選択ができること，そして検査では臨床症状に応じた最小のサイズを選択すること．
10. CBCT装置は解像度の選択ができること，適切に診断が行える解像度で，できるだけ最少の線量で行うこと．
11. CBCT装置を導入した各施設において，装置，撮像技術，品質管理手順を含む"品質保証プログラム"を確立し実施すること．
12. 正確にポジショニングするための，レーザー光ビームを必ず使用すること．
13. CBCT装置の新規導入の際は，医療従事者や一般公衆ならびに患者の放射線防護の観点から使用前に綿密な試験および詳しい受け入れ検査を実施すること．
14. 診療所や施設の使用者ならびに患者の放射線防護が著しく損なわれないようにCBCT装置の検査を定期的に実施すること．
15. CBCT装置における医療従事者の防護については，欧州委員会刊行物『放射線防護136—歯科X線検査の放射線防護に関するヨーロッパのガイドライン：歯科診療における安全なX線の利用のために』の第6章のガイドライン（Section 6 of the European Commission document 'Radiation Protection 136. European Guidelines on Radiation Protection in Dental Radiology'）に従うものとすること．
16. CBCTに関わる者は，放射線業務と放射線防護に関する能力を身につけることを目的とした理論と実際についての訓練を適切に受けること．
17. 資格取得後も継続的に学習や訓練を受けること．特に新しいCBCT装置または新技術の採用があった場合には必須である．
18. CBCT施設の管理者となる歯科医師が適切な理論と実際についての訓練を受けていない場合は，学術機関（大学やそれと同等の機関）が認証する理論と実際の訓練を受講し修了すること．歯顎顔面放射線科専門医の国家資格が存在する国においては，専門医がCBCT訓練プログラムに直接関与し企画および講師を行うこと．
19. 歯および歯槽骨，下顎と鼻腔底部までの上顎骨のCBCT画像（例えば撮像範囲が8cm×8cmまたはそれより小さい場合）は特別な訓練を受けた歯顎顔面放射線科専門医により画像所見を作成されること．これが実行不可能である場合においては適切に訓練された一般歯科臨床医が行うこと．
20. 歯槽骨以外の撮像領域（例：側頭骨）や頭蓋顔面のCBCT画像（歯や歯槽骨，顎関節を含む下顎と鼻腔底部までの上顎骨を越えて広がっている撮像領域）は特別な訓練を受けた歯顎顔面放射線科専門医もしくは臨床放射線科医（医科の放射線科医）により画像所見を作成されること．

References

1) 岡野友宏ほか：放射線画像診断の最近の進歩—歯科用コーンビームCTの有効性．日歯医会誌，62（6）：6〜16，2009．
2) 岡野友宏ほか編：歯科放射線学 第6版．医歯薬出版，東京，2018．
3) 四井資隆：歯科用コーンビームCTの臨床における有用性．大阪歯科大学同窓会報，180：38〜43，2009．
4) 新井嘉則，谷本英之：15ステップで使いこなそう歯科用CTの完全活用．医歯薬出版，東京，2009．
5) Nakashima, Y. et al.：Stability of pixel density in cone-beam computed tomographic images. *J. Osaka Dent. Univ.,* 48：97〜102, 2014.
6) 吉田　豊ほか：実効線量と画像の物理特性による歯科用コーンビームCTとmulti-detector row CTの比較．日放線技会誌，67（1）：25〜31，2011．
7) Gamoh, S. et al.：Assessment of lingual foramina on various image modalities：retrospective study essential to surgery in anterior portion of mandible. *J.Jpn. Soc.Oral Implantol.,* 27（2）：156〜163, 2014.
8) 歯科用コーンビームCTの臨床利用指針（案）．日本歯科放射線学会編，2017．
9) Gamoh, S. et al.：Accessory mental foramen misdiagnosed as radiolucent tumour by conventional dental radiography. *Open J.Radiol.,* 4：173〜176, 2014.
10) 岡野友宏，新井嘉則：歯科用コーンビームCTの適正運用．歯界展望，113：1147〜1152，2009．
11) 清水谷公成ほか：歯科用コーンビームCTの基礎と臨床．日歯技誌，38（1）：69〜79，2017．

2. モデルスキャナー・口腔内スキャナー

末瀬一彦

　CAD/CAMシステムは，①スキャナー，②CADソフト，③CAMソフト，④加工装置から構成され，これらが一連にシステム化されて補綴装置を製作する．①のスキャナーでは，印象材を用いる従来法で印象採得された後に石膏で作業用模型を製作し，石膏模型をモデルスキャナーでスキャニングする方法と，口腔内の対象物を直接口腔内スキャナーでスキャニングする方法がある．

モデルスキャナー

　3Dスキャナーには対象物の計測に適した固定式および非固定式（ハンディタイプ）がある．通常模型を計測する歯科模型用のスキャナーは測定対象物が限定され，高い精度が求められるため，被対象物を固定するスキャナーが一般的になり，スキャン方式については接触式スキャナーと非接触式スキャナーに大別される．

1・モデルスキャナーの種類

1）接触型スキャナー（図1-A）

　支台歯などの測定対象物にセンサーとなる触針（プローブ）を直接接触させて座標を測定する．そのため一般的には精度が高いとされているが，測定時間を要することや直接測定対象物に触れることによる支台歯などの破損や変形の恐れなどのデメリットがある．現在ではほとんど用いられることがない．

2）非接触型スキャナー（図1-B～F）

　非接触式スキャナーは，測定の原理によりレーザー光投影法タイプとパターン光投影法タ

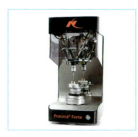
A：Procera Forte（接触型）

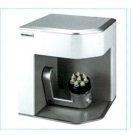
B：Identica Blue（非接触型）

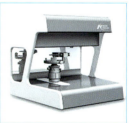
C：Procera GENION（非接触型）

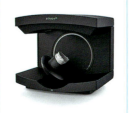
D：3Shape E3 3Dスキャナー（非接触型）

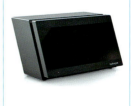
E：3Shape D2000スキャナー（非接触型）

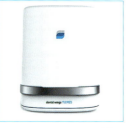
F：Dental wing 7Series（非接触型）

図1　各種モデルスキャナー
Aは接触型，B～Fは非接触型．

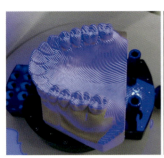 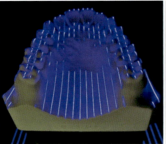 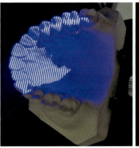 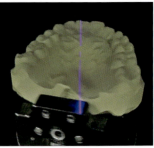

A：ステレオパターン投影法（Aadva Lab Scan）　　B：ブルーLEDマルチライン（3Shape D2000）　　C：アクティブトライアングレーション方式（Sirona inEos X5）　　D：ラインレーザー式（Dental Wings 3 Series）

図2 非接触型スキャナーのスキャン方法

イプの2つに大別でき（図1），計測法には三角測量法，共焦点計測法，光波長周差サンプリング法などがある（図2）．

（1）測定方式

　レーザー光投影法は，ライン状に広げたレーザー（ストライプレーザ光）を測定対象物に交差させて照射し，その反射光をセンサーで取得し三角測量法を使って，対象物からスキャナーまでの距離を計測する方法である．レーザー光源（1点）とセンサー（2点）間の距離と角度は決まっているので，レーザー対象物に照射されると，対象物とレーザーとの接点（3点）で三角形を形成し，センサーに戻ってくる角度を識別し，当該点（3点）の位置を決定する．一般的に高い精度の計測が可能だが，比較的近い範囲，小さな対象物の計測に適している（図2-A）．これに対してレーザーを発射してから測定対象物に反射して戻ってくるまでの時間を計測して距離を算出するタイム・オブ・フライト方式があり，レーザー光の往復した時間と照射方向により，距離と角度を割り出して三次元座標データを取得する．一般的にタイム・オブ・シフト方式のスキャナーは長距離を計測できるため，広範囲に対象物の計測に適している．

　パターン光投影法は，計測対象にプロジェクタから規則的な縞状のパターン光を面全体に投影し，その様子をカメラで観測することによって，パターン光が投射された表面の不規則に変形した三次元形状を高速に獲得する手法で，表面の微細な凹凸形状を高精細に獲得できる（図2-B～D）．

（2）計測法（図3）

　三角測量法は，基準点と計測したい点（測点）で三角形を構成し，三角法により測点の座標（または，ある点から測点までの距離）を求める方法である．三角形のどの部分がわかっているかによって測点の座標（または距離）の計算式が違ってくる．

　共焦点計測法は，共焦点レーザー顕微鏡で光軸方向の情報と二次元走査型の情報を組み合わせることによって立体イメージを構築する方法である．たとえば共焦点レーザー顕微鏡では光源としてレーザーなどを使用し，サンプルの1点のみに強い光が照射する．サンプルの表面で反射された光はピンホール上に集められ，焦点以外からの反射光はピンホールで遮断されるため，焦点位置のみの鮮明な画像を得ることができる．

口腔内スキャナー

　口腔内スキャナーは直接患者の口腔内において光学的に歯の表面形状の計測を行うもので，三次元モデルとして支台歯の形成面，インプラント埋入位置，対合歯や咬合に関する情報が得られる．

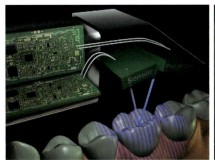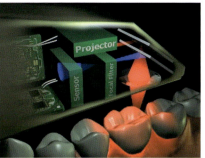

図3　モデルスキャナーの計測方法　　A：三角測量法（active triangulation）　　B：共焦点計測法（confocal imaging）

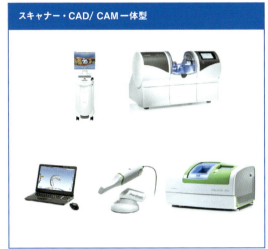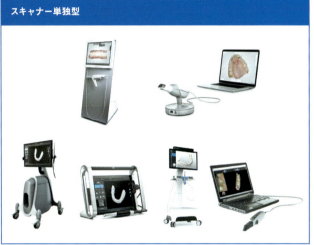

図4　各種口腔内スキャナーのタイプ

　口腔内スキャナーを用いて形状データとして取り込む方法としてはビデオシーケンス，写真イメージがあり，データの取り込み原理としては共焦点レーザーやアクティブ三角測量法などがある．このように歯の形状はデジタルデータとして採得され，画像上にバーチャルモデルとして反映される．この後はCADソフトによって設計が行われ，CAMソフト，加工装置へとフローする．すなわち，口腔内スキャナーでスキャニングを行うことによって，すべてデータとして送受信される「デジタルワークフロー」が完成し，従来の間接作業法で用いられてきた印象材や石膏模型が不要となる．

1・口腔内スキャナーの種類と特徴

　現在，世界で市販されている光学印象用の口腔内スキャナーは20種類以上あるが，日本で"管理医療用機器"として口腔内で使用可能な「クラスⅡ（デジタル印象採得装置）」の薬事認証されているのは6種類ほどである（2018年2月現在）．これらも大きく「スキャナー単独型」と「スキャナー・CAD・CAM一体型」に二分される（図4）．

　スキャナー単独型は，口腔内をスキャニングした三次元形状モデルを画像情報として送信するか，あるいはオプションとしてCADソフトで補綴装置の設計まで行って歯科技工所などにデータ送信するタイプで，汎用性のあるオープンシステムが多い．口腔内スキャナー使用時に，金属の反射をなくし，常に安定した状態で採得するために対象歯にパウダーを噴霧するタイプと，カラー表示が可能なパウダーレスタイプがある．

　スキャナー・CAD・CAM一体型は，いわゆる「ワンデートリートメント」といわれるように，CAD，CAM加工装置までラインナップされ，口腔内スキャナーで光学印象採得した三次元形状モデルから補綴装置の設計・切削加工まで即時に行うことができるタイプである．

表1 各種口腔内スキャナーの特徴

システム (発売元)	CS3600 (Carestream Dental)	DWIO (Dental Wings)	Cerec Omnicam (Dentsply Sirona)
パウダー	不要	不要	不要
カラーディスプレイ	カラー	モノクロ	カラー
2Dイメージング	○	×	○
イメージングモード	ビデオシーケンス	ビデオシーケンス	ビデオシーケンス 21フレーム/S
イメージング原理	三角測量	10台のカメラによる マルチスキャンイメージ	三角測量
データエクスポート	STLおよびPLY	STL	STL (model)

表2 口腔内スキャナーの優位性と現時点における問題点

優位性	(現時点における)問題点
①患者の違和感，苦痛の軽減 ②感染リスクの低減 ③リアルタイムでの確認 ④再スキャン，選択的繰り返しスキャンが可能 ⑤画像管理，送信や長期保存も可能 ⑥支台歯形態や修復物の分析用オプション ⑦印象採得にかかわる材料コストの削減 ⑧バーチャルフォローアップが可能 ⑨歯や歯肉の色調採得が可能 ⑩データの融合が可能	①トレーニングが必要 ②スキャン時課金のことがある ③メインテナンス費用が必要 ④高価である

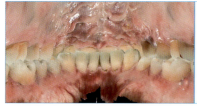 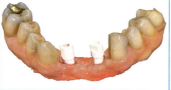 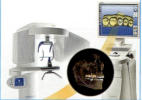 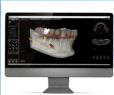

A：視診では不可能な部位もビジュアルに観察することが可能　　B：スキャンボディを植立した状態でのスキャニング　　C，D：CT画像データと口腔内スキャンデータとのマッチング

図5 口腔内スキャナーによる三次元画像

現在市販されている主な口腔内スキャナーの特徴を**表1**に示す．

口腔内スキャナーを用いた光学印象は，従来のシリコーン印象材を用いた精密印象ならびに硬石膏で製作される作業用模型にとって代わるものであり，多くの利点と，現時点における問題点がある（**表2**）．

2・口腔内スキャナーのインプラント治療への応用

口腔内スキャナーによる光学印象によって口腔内の三次元画像としてデータ化することが能となり（**図5**），CTのデジタルデータを重ね合わせることによって軟組織の状態を把握することもできる（**図6**）．サージカルガイドを製作した結果では，モデルスキャナーより精度が高いことも報告されている．

また，スキャンボディ*を用いることによって，複雑であった精密印象採得を，口腔内スキャナーによる光学印象でストレスフリーに行うことが可能となり（**図7**），さらにエンコードヒーリングアバットメントを使用することによって，インプラント体の直径，長さ，ヒーリングアバットメントのエマージェンスプロファイル，高さなどが認識でき，隣在歯や対合

*スキャンボディ
口腔内または模型上でインプラントの位置情報を取得するために植立する装置で，光学印象する際に適用される．

PlanScan (Planmeca)	Trios3 (3Shape)	True Definition (3M ESPE)
不要	不要	必要
カラー（グレースケールも可）	カラー	モノクロ
×	○	○
ビデオシーケンス 10フレーム/S	ビデオシーケンス 25フレーム/S	ビデオシーケンス
三角測量	共焦点レーザー	ウェイブフロントサンプリング
STL	STL, DCM, UDX	STL

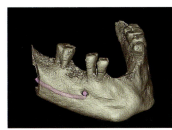
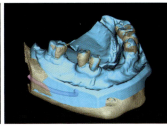
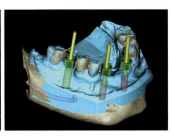

A：CTスキャンデータから得られた骨の三次元画像　　B：CTデータ（DICOM）とIOSデータ（STL）のマージング　　C：インプラント植立位置計画

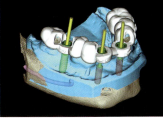
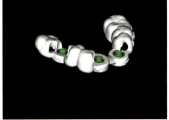
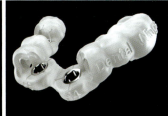

図6　CBCTデータと口腔内スキャニングデータの重ね合わせからサージカルドリルガイドを製作

D：サージカルガイドのデザイン　　E：デジタルサージカルガイド　　F：サージカルガイド

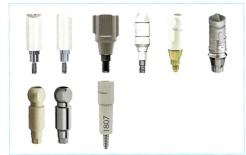
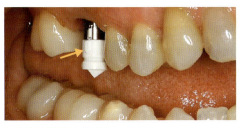

図7　口腔内スキャナーによるスキャンボディの光学印象〔バイオメット3iカタログより〕

A：各種インプラントシステムのスキャンボディ

B：口腔内に装着されたスキャンボディ

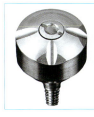
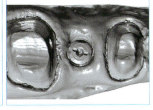

図8　骨内に埋入されているインプラントの情報が刻入されたエンコードヒーリングアバットメント

関係の情報から，いわゆる「モデルレス」で上部構造まで仕上げることが可能となる（図8）．

インプラント治療には，規格化された工業製品を用いることが多く，口腔内スキャナーはじめCAD/CAMテクノロジーの適用が最も好ましいと考える．

3. 3Dプリンターと立体模型

小久保裕司・大久保力廣

はじめに

　一般に3Dプリンターとは，3D-CADや3DCG，またはCT（CBCT）などのマルチスライスデータなどを画像処理したデジタルデータをもとに1層ずつ光硬化樹脂などの材料を水平方向に蓄積し，造形物を製作する出力装置のことである．造形方式は数種類あり，方式ごとに使用できる材料や特性が異なる．

　歯科における3Dプリンターによる立体模型には，主に歯列模型と顎骨模型がある．歯列の立体模型は，口腔内スキャナーにより採得した口腔内データまたは歯列模型をラボ用3Dスキャナーなどでデジタル化したデータから，通常はミリングか3Dプリンターにより製作される（図1）．また顎骨の立体模型は，CTのDICOMデータを三次元的画像処理により立体構築し，これを造形する．

　ミリングによる造形は樹脂の重合収縮や熱による変形が少ないため精度は高いが，工具のサイズや届く範囲に制約を受ける．また，3Dプリンターによる造形は素材が限定されるものの，複雑な形態や性状を付与することができる．そのため歯科でも，クラウン・ブリッジから部分床義歯のフレームワークや個人トレー，手術用顎骨モデル，矯正治療（矯正用マウスピース，リテイナーなど）の広い領域で導入されるようになった[1, 2]．

3Dプリンターの特徴と評価

1・インプラント治療における3Dプリンターの用途

　インプラント治療において3Dプリンターにより製作されるものとして，顎骨模型，サージカルガイド，研究用模型，作業用模型，プロビジョナルレストレーションなどがある（図2）．これらの利点を表1に示す．

　従来は印象採得，石膏注入といった各ステップにおいて誤差の発生する可能性が常にあった．デジタル化により，口腔内スキャナーのデータをCADソフトに取り込み，デザイン終了後にCAMソフトにデータを転送，CAMにより製作するデジタルワークフローは誤差の発生率を著しく低下させ，精度は格段に向上する．今後は3Dプリンターの小型化，低価格化によって，現在のCAD/CAMセンターにデータを送付して模型や装置を製作するシステムから，1医院内での製作を可能とするチェアサイドタイプの3Dプリンターの普及が予想される．

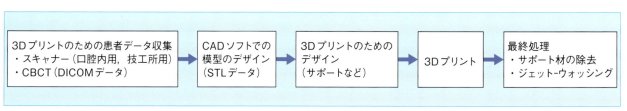

図1　3Dプリンターによる立体模型の製作

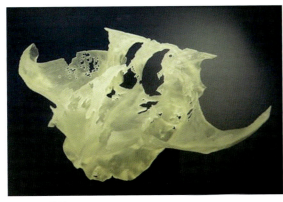
A：顎骨模型

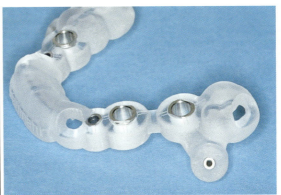
B：サージカルガイド

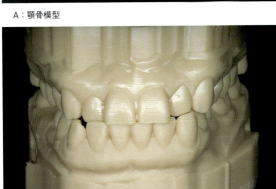
C：研究用模型

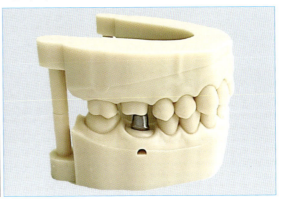
D：作業用模型

図2　インプラント治療において3Dプリンターで製作されるもの

表1　インプラント治療における3Dプリンターの利点および欠点

利点	欠点
①CADとの連動による製作時間の短縮 ②製作ステップの減少 ③データのデジタル保存 ④三次元的模型による術前シミュレーション ⑤模型破折の可能性の減少 ⑥模型の高い耐久性	①3Dプリンターのコスト ②材料のコスト ③材料管理が必要 ④操作に熟練を要する

2・3Dプリンターによる積層造形の仕組み

　表2に3Dプリンターの代表的な積層造形の工法を示す．本項ではこれらのうち光造形3Dプリントを中心に解説するが，その長所と短所を表3に示す．

　光造形3Dプリントの代表的な技法であるSLA（stereo lithography apparatus）とは液体樹脂のプールにレーザービームを照射し，1層ずつ硬化させて造形する技術である．下層部より大きい面積の上層部を硬化させるときはサポート材による支持が必要であり，造形後にはサポート材の除去が必要となる（表4）．歯科領域において多用されているマルチジェットプリンティング（multi jet printing：MJP．ストラタシス社）は，積層ピッチが細かいため精度が高く，複合材料を用いた造形も可能なことが特徴である（図3）．しかし，太陽光で劣化が起こり，光硬化樹脂を使用するため耐久性が低いことが欠点である．

　さらに光造形3Dプリンターのシステムは，①液状の光硬化樹脂を噴射，②UVライトで硬化，③プリントブロックのX，Y方向に移動，造形トレーはZ方向に移動して積層すると

表2 代表的な積層造形工法

積層法	加工材料と積層ピッチ
FDM (fused deposition modeling)（熱溶解積層方式）	熱可塑性樹脂使用 積層ピッチ0.1〜0.3mm
SLA (stereo lithography apparatus)（光造形方式）	紫外線硬化樹脂使用 積層ピッチ0.05〜0.015mm
MJP (multi jet printing)（光造形方式）	紫外線硬化樹脂使用 積層ピッチ0.016〜0.032mm
SLS (selective laser sintering)（粉末焼結方式）	粉末材料：ポリアミド 積層ピッチ0.1〜0.15mm
CJP (colour jet printing)（粉末固着式積層方式）	石膏粉末材料使用 積層ピッチ0.1mm

表3 光造形3Dプリンターの長所・短所

長所	短所
①造形スピードが速い ②精度が高い ③複雑な造形が可能 ④表面が滑らか	①耐候性が低い ②直射日光に当たると劣化する ③造形後の後処理が必要（サポート材除去，未硬化樹脂の洗浄など）

表4 代表的な積層光造形工法の特徴

	FDM	SLA	MJP
利点	①最終レベルのプラスチックパーツを物性や機械特性を再現しオンデマンドで製作可能 ②高い耐久性と強度 ③カラーバリエーションが豊富	①微細で高精密な造形 ②滑らかな表面 ③造形時間が短い	①多様な素材を混ぜ合わせることが可能 ②多様硬度の造形 ③さまざまな色の造形 ④比較的高精度の造形
欠点	①滑らかな表面ができない	①太陽光で硬化が進み，壊れやすくなる ②造形後の最終処理が必要 ③二次硬化が必要 ④造形後の変形が大きい ⑤装置や材料コストが高価	①太陽光で劣化が起こる ②耐久性が低い

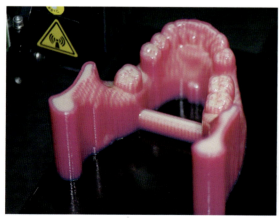

A：積層終了時

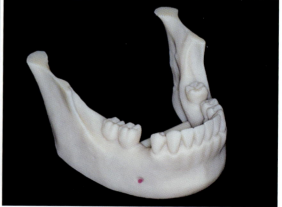

B：ジェット・ウォッシング後

図3 マルチジェットプリンターで製作した歯列・顎骨模型

いうものである．積層ピッチは小さいため滑らかな表面仕上げとなり，透明樹脂の組み合わせにより可視化モデルを製作でき，ショア硬さを変えることによりゴムライクの表現も可能であり，たとえば下顎管や歯肉付き作業用模型の製作もできる．

3・3Dプリンターによる製作物の精度

3Dプリンターで製作した模型の精度に関しては，レビュー論文から，従来の石膏模型と比較し臨床的には許容範囲とされている[3]．一方でCamardellaら[4]は，口腔内カメラとSLAで製作した模型は，アルジネート印象から製作した従来型の石膏模型と比較して精度は劣っていたと報告している．さらに，歯列模型のデザイン（ホースシュー＋バー付タイプ）によって精度は異なり，MJPはSLAより精度が高かったとしている[5]．Zhangら[6]は印象後に製作した石膏模型とこれを口腔内スキャナーでスキャンして3Dプリンターで製作した模型の精度を比較し，臼歯部での誤差はやや認められるものの，0.1mm以下であったと述べている．

またストラタシス社は，Polyjetという光硬化性の液体フォトポリマーをジェット噴射させ，それを硬化させて非常に薄い膜として積層させることにより三次元造形させる技法を提供している．最小14μmの積層でインクジェットプリンターのようにマルチカラープリントも可能としている．このような，新しい3Dプリンター技術の開発も今後期待される．

デジタルトータルソリューションにおける3Dプリンターの可能性

1・出力装置としての3Dプリンターの要件

パーソナルコンピュータを用いたデジタルトータルソリューションによるインプラントのサージカルガイドシステムは，入力装置（口腔内スキャナーやCT装置などによるデジタルデータ採得），画像処理（インプラント埋入シミュレーションソフトなどの画像処理ソフトウェア），出力装置（3Dプリンターなど）のバランスが大切である．入力装置の精度が高くても，出力装置の精度が低ければ，3Dプリンターの精度が制約される．また，画像処理の方法によっても3Dプリンターの出力結果に影響が及ぶが，最終的には3Dプリンターの性能に左右される．

2・デジタルとアナログの融合による技術の向上

現状では，前歯部と臼歯部に混在した多数歯欠損治療のための複数インプラント埋入用のサージカルガイドにおいて，デジタルの入力・画像処理・3Dプリンターの精度が高くても，臨床において取り外しが困難な場合があったり，誤差を発生する場合がある．今後はインプラント埋入手術の安全性をさらに高めるため，デジタル技術の単独進歩に頼るだけでなく，デジタル技術と，長い歴史をもつ補綴分野のアナログ技術とのたがいの長所を補ったフュージョン技術にも期待がもたれる．

また，インプラント治療に用いられるサージカルガイドも多くは3Dプリンターにより製作されている．精度はミリングより劣るが，積層ピッチが小さく設定できるため，表面性状を含め高い再現性が可能である．メーカーによってはシミュレーション時に歯列とサージカルガイド内面のスペースを設定（オフセット値）することが可能なため，臨床において術者の要望に応じて適合性の微調整ができる（図4）．

CBCTが歯科医院に急速に普及したように，今後インプラント治療がデジタルトータル

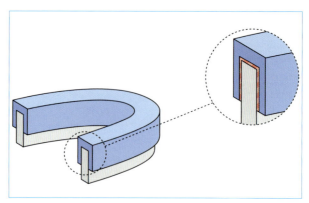

図4　オフセット値の測定
歯列とサージカルガイドのスペース(赤)を設定し，適合度を調整できる．

　ワークフローとなり，これらに対応できる歯科技工所と歯科医院はデジタルデータの送付のみで完遂できる時代になりつつある．しかし，3Dプリンターで製作した作業用模型におけるベニアリング，咬合やコンタクトの確認，微調整の必要性も残されている．これらは使用する機器，選択する材料によっても異なるため，歯科技工士の技術や経験に依存することとなる．

　3Dプリンターは，近い将来には精度，速度が大幅に向上し，樹脂から金属にも対応可能となることから，歯科医療の中で大きなウエイトを占め，治療，技工の効率化に大きく寄与することになるであろう．

References

1) Kasparova, M. et al.：Possibility of reconstructiion of dental plaster cast from 3D digital study models. *BioMed. Eng. Online*, **31**：12〜49, 2013.
2) Dawood, A. et al.：3D printing in dentistry. *Brit. Dent. J.*, **219**：521〜529, 2015.
3) Fleming, P.S. et al.：Orthodontic measurements on digital study models compared with plaster models：a systematic review. *Orthod. Craniofac. Res.*, **14**：1〜16, 2011.
4) Camardella, L.T. et al.：Accuracy of sterolithographically printed digital models compared to plaster models. *J. Orofac. Orthop.*, **78**：394〜402, 2017.
5) Camardella, L.T. et al.：Accuracy of printed dental models made with 2 prototype technologies and different designs of model bases. *Am. J. Orthod.Dentofac. Orthop.*, **151**：1178〜1187, 2017.
6) Zhang, F. et al.：Validity of intraoral scans compared with plaster medels：An in-vivo comparison of dental measurements and 3D surface analysis. *PLoS .One*, **11**：e0157713doi, 2016.

2章 Characteristic

ガイデッドサージェリーシステムの特徴

1. インプラント・ガイデッドサージェリーとは

水木信之

◻ ガイデッドサージェリーの必要性

1・補綴主導型インプラント治療実現のために

　近年インプラント治療は，歯科欠損補綴の1つとして，義歯・ブリッジと同様に確固たる地位を築いてきた．時代とともにインプラント治療に対する患者のニーズも多様化されており，機能的・審美的な観点だけでなく「痛くなく，腫れずに，早期に嚙める」快適で安心なインプラント治療を求める声が高まってきている．そのためには術前の検査・診断および治療計画の立案が最重要課題である．

　この考え方は補綴主導型インプラント治療（restorative-driven implant treatment）として導入され，最終上部構造を想定して審美的・機能的で清掃性を考慮した最適な位置にインプラントを埋入する治療計画を立案する．しかし，この概念に基づいてインプラント埋入手術を行っても，治療計画を正確に手術野に反映させることは難しく，術後にインプラントの埋入位置を検証すると，予定どおりに埋入されていないことも少なくなかった．そこで補綴主導型インプラント治療実現のためには，治療計画を正確に術野に反映させるためのコンピュータ支援による低侵襲手術，すなわちガイデッドサージェリーが必要となる．

　インプラント治療に対する関心の高まりとともに，熟練した歯科医師のみならず，経験の浅い歯科医師もインプラント治療を行う機会が増えているが，ガイデッドサージェリーを行うことで，歯科医師の経験にかかわらず，高い信頼性と予知性をもった正確かつ迅速で安全なインプラント手術が可能になるといえる．

2・患者・歯科医師双方に安全・安心なインプラント治療実現のために

　インプラントの手術は他の口腔外科手術と比較して，正しい検査・診断および治療計画に沿って進めれば，決してリスクの高いものではないと考えられていた．しかし残念なことであるが，インプラント治療の医療過誤がメディアなどで報道され，数年前にはインプラント埋入手術時の口底出血による死亡例がマスコミに大きく取り上げられた．

　安全・安心なインプラント治療の成否にかかわる要因として，患者と歯科医師の双方から問題点が挙げられている．2011年の独立行政法人国民生活センターの報告[1]によると，歯科インプラント治療に関して患者側から寄せられた相談の中では，手術に関連する「痛み・腫れ・化膿・炎症・麻痺・違和感・出血など」の身体的危害を受けたというものが上位を占めていた．一方，2012年の公益社団法人日本顎顔面インプラント学会の報告[2]によると，歯科医師側にとってのインプラント手術関連の重篤な医療トラブルは，「下歯槽神経損傷（第1位27.8％），上顎洞内インプラント迷入（第2位15.0％），上顎洞炎（第3位14.5％）」などが上位を占めていた．

　インプラント埋入手術での非可逆的障害を残す可能性がある合併症として，最も頻度が高いのは下歯槽神経損傷である．また，重大な損傷を引き起こす可能性がある合併症は，口底部への動脈損傷による大量出血である．これらの合併症は本来避けるべき大きな問題であ

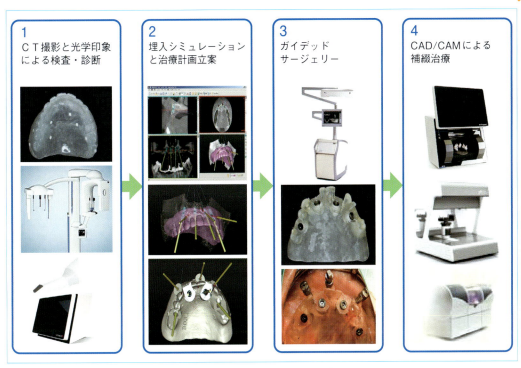

図1　デジタルデンティストリーによるMI（minimal intervention）インプラント治療の流れ

り，このような神経や動脈の損傷を防ぐためにも，ガイデッドサージェリーの応用はきわめて有用である．公益社団法人日本口腔インプラント学会のインプラント治療指針[3]では，「安全・安心のインプラント治療」を推進しており，そのためには適切な検査・診断と治療計画に基づいた正確なインプラント埋入手術が必要であり，その手段としてガイデッドサージェリーが推奨されている．

今日デジタル技術の発展には目を見張るものがあり，歯科医療界にもその波が押し寄せてきている．これらはデジタルデンティストリーによるインプラント治療として推進され，患者側からの快適で安心な治療と，歯科医師側からのトラブルを回避した安全なインプラント治療が求められている．

これらを臨床の場において成功裏に実践するためには，
①CT（CBCT）撮影と光学印象による検査・診断
②埋入シミュレーションと治療計画立案
③ガイデッドサージェリー
④CAD/CAMによる補綴治療

までの一連のデジタルデンティストリーによるMI（minimal intervention）インプラント治療の流れの構築が重要と考える（図1）．

ガイデッドサージェリーの成立・普及要件

1・アナログからデジタルへの変遷

1990年代から現代までのインプラント治療の検査・診断と治療技術における，アナログからデジタルへの変遷を**表1**に示す．

1990年頃までは，パノラマX線を用いた二次元の検査・診断が主流であり，オッセオイ

2章 Characteristic　ガイデッドサージェリーシステムの特徴

表1　インプラント治療におけるアナログからデジタルへの変遷

～1900年	～1995年	～2000年
・パノラマX線を用いた二次元の検査・診断 ・オッセオインテグレーションの確立 ・外科主導型インプラント治療	・医科用CT機器による三次元の検査・診断 ・インプラント手術の適応症拡大（骨造成術・上顎洞底挙上術・腸骨海綿骨骨髄移植術・下歯槽神経移動術など） ・インプラント用のCT解析ソフト（Denta Scan）の開発	・インプラントシミュレーションソフト・シムプラントの日本初導入と販売 ・シムプラント研究会 ・シムプラントによるコノメーターとミリングマシーンを用いた新しいサージカルステント製作法[5] ・補綴主導型インプラント治療

ンテグレーションの確立とともに外科主導型インプラント治療が行われていた．

1990年代前半になると，大学病院を中心に医科用CT機器による三次元の検査・診断が行われるようになり，インプラント手術の適応症拡大として，骨造成術・上顎洞底挙上術・腸骨海綿骨骨髄移植術・下歯槽神経移動術などが行われるようになった．また，インプラント用のCT解析ソフト（Denta Scan）が開発され，顎骨の横断面画像が検査・診断されるようになり，二次元の画像を三次元的に多平面再構成することが可能となった．

1990年代後半になるとパーソナルコンピュータ（PC）の普及によりインプラントシミュレーションソフトウェアが開発され，1996年にわが国で初めてSIMPLANT（以下シムプラント）が導入販売された．筆者はシムプラント（ver.3）の第1号を横浜市立大学医学部に導入するとともに，シムプラント研究会を立ち上げて全国の大学病院・関連病院と連携して，CT撮影による検査・診断の重要性を伝え，CT撮影施設の開拓に努めた[4～6]．当時はシムプラント画像上にシミュレーションされたインプラント埋入位置を実際の手術に再現する方法が模索されており，筆者はコノメーターとミリングマシンを用いた新しいサージカルガイド製作法を考案し[7]（図2），これが現在の技工操作により製作されるサージカルガイドの原型となっている．この頃より最終上部構造からインプラント埋入位置を逆算して考える補綴主導型インプラント治療が行われるようになってきた．

2000年代前半になると，サージカルガイドの光造形法（ステレオリソグラフィー）による製作が開始され，光造形モデルによるモデルサージェリーが行われるようになった．当初は切開剥離して骨上に設置する複数の骨支持型サージカルガイドであったが，その後歯牙支持型や粘膜支持型のサージカルガイドが開発された．筆者はわが国初のセーフガイド（フルガイドシステム）を臨床応用した[8]．またナビゲーションシステムも開発され，筆者は全国に先駆けてIGIシステムを導入して臨床応用した[9]．

2000年代後半になると，歯科用CBCTの開発と普及により，三次元画像表示（ボリュームレンダリング）が可能となり，各種インプラントシミュレーションソフトウェアとサージカルガイドが開発販売された．また光学印象装置の開発により，CT撮影データ（DICOMデータ）と光学印象による石膏模型データ（STLデータ）をマッチングする方法が開発され，補綴主導型の精度の高いサージカルガイド製作が可能となった．

2010年代前半では，各種CAD/CAM技術の開発と普及とともに，低コスト・小型化の3Dプリンター技術や口腔内光学印象装置が開発された．サージカルガイドもデジタルデータから直接3Dプリンターまたはミリングシステムにより製作されるようになり，時間・費用の削減や材質の選択肢も広がった．

2010年後半から現在にかけては，歯科医療界ではさらにデジタル化が進み，3Dプリンター技術や口腔内光学印象装置の進歩と普及によって，デジタルのオープンシステム化と，より進化したデジタルソリューションへの流れが加速し，産業界でも第四次産業革命（AI〔人

～2005年	～2010年	～2015年	2016年～
・サージカルガイドの光造形法（ステレオリソグラフィー）による製作開始 ・光造形モデルによるモデルサージェリー ・セーフガイド（フルガイドシステム）の日本初導入[8] ・ナビゲーションシステムの開発とIGIシステムの日本初導入[9]	・CBCTの開発と普及（DICOMデータ） ・三次元画像表示（ボリュームレンダリング） ・各種インプラント・シミュレーションソフトとサージカルガイドの開発と販売 ・光学印象装置の開発と普及（STLデータ） ・CT撮影データ（DICOMデータ）と光学印象による石膏模型データ（STLデータ）のマッチング開始	・各種CAD/CAM技術の開発と普及 ・低コスト・小型化3Dプリンター技術の開発 ・口腔内光学印象装置の開発 ・各種サージカルガイド製作法の発展（3Dプリンター・ミリングシステム）	・3Dプリンターや口腔内光学印象装置の進歩と普及 ・デジタルのオープンシステム化と，より進化したデジタルソリューションへ ・産業界でも第四次産業革命の時代が到来（AI・IoT）

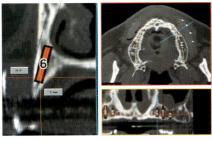

A：術前の埋入シミュレーション画像

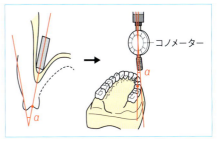

B：シミュレーション画像から1歯ずつ埋入方向を計測

図2 シムプラントによる顎骨内部情報を付与した新しいサージカルガイド[7]

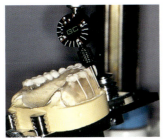

C：1歯ずつコノメーターで埋入方向を計測

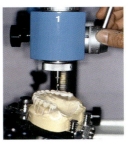

D：計測した方向に1歯ずつミリングマシンで開穴

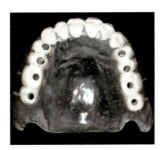

E：埋入方向が規制されたサージカルガイド

工知能〕・IoT〔モノのインターネット〕）の時代が到来している．

2・CT撮影と光学印象による検査・診断

　2000年頃より歯科用CBCTが開発され，現在は小型化・低価格の機械が普及することで，歯科医院にも導入されるようになった．CT撮影により得られた三次元での顎骨の骨形態（骨量）や骨質を検査・診断する技術により，鼻腔・上顎洞・下顎管・オトガイ孔などの解剖学的な位置関係が正確に把握可能となり，適応症の拡大として骨造成術・上顎洞底挙上術・下歯槽神経移動術などの手術も行われるようになった[10]．さらに光学印象による技術が飛躍的に向上したことで，インプラント治療の精度と安全性も大幅に改善された．

　撮影されたCT画像は，標準フォーマットであるDICOMデータとして保存される．また，口腔内の歯牙歯列・形成窩洞・支台歯形態・石膏模型などをレーザーなどの光により計測する印象採得法を光学印象といい，標準フォーマットであるSTLデータとして保存される．

　CT撮影と光学印象による検査・診断から，三次元解析ソフトによるインプラント埋入シミュレーション，サージカルガイド製作過程とガイデッドサージェリーまでの欠損形態別ワークフローを表2に示す．有歯顎（単独歯欠損〜複数歯欠損）の場合は，従来法ではまず診断用テンプレートを製作し，それを口腔内に装着してCT撮影を行っていた．その後撮影されたCTデータ（DICOMデータ）とモデルスキャナーにより光学印象したワックスアップ付き石膏模型データ（STLデータ）をソフト上で重ね合わせてマッチングする方法が取られ

2章 Characteristic　ガイデッドサージェリーシステムの特徴

表2　サージカルガイド製作過程とガイデッドサージェリーまでの欠損形態別ワークフロー

		診断用テンプレート製作	CT撮影	ワックスアップ付き石膏模型	光学印象	データ変換およびデータ作成	ソフトウェアで計画	サージカルガイド製作	ガイデッドサージェリー
有歯顎（単独歯～複数歯欠損）	診断用テンプレート従来法	必要　X線不透過性診断用テンプレート	1回撮影	不要	不要	データ作成			
	石膏模型光学印象法	不要	1回撮影	必要	必要　モデルスキャナー	データ作成　石膏模型マッチング		サージカルガイド完成	
	口腔内光学印象法			不要	必要　口腔内スキャナー	データ作成　デジタル模型			
無歯顎（多数歯欠損）	CTダブルスキャン法	必要　X線不透過性診断用テンプレート	CT撮影　ダブルスキャン（1回目）　ダブルスキャン（2回目）			データ作成		サージカルガイド完成	

ている．さらに現在では，口腔内スキャナーを用いた光学印象法のデジタル模型データ（STLデータ）により，ワックスアップ付き石膏模型が不要となっている．

また無歯顎（多数歯欠損）の場合はCTダブルスキャン法が行われている．まず診断用テンプレートを製作し，それを口腔内に装着した状態でのCT撮影（1回目）データ（DICOMデータ）と，診断用テンプレートのみのCT撮影（2回目）データ（DICOMデータ）を重ね合わせてマッチングする方法である．

光学印象によるマッチング法においては，①CT撮影時の診断用テンプレートが不要，②初診時のCT撮影データがインプラント埋入まで使用可能，③診断用テンプレート製作の費用・時間を省略，④CT撮影データ（DICOMデータ）と石膏模型（デジタル模型）光学印象データ（STLデータ）のマッチングによる精度向上によって，咬合状態を把握したうえでの補綴主導型インプラント治療計画が可能，⑤光学印象した石膏模型（デジタル模型）のデジタルデータがあれば設計変更が随時可能，⑥記録することにより将来のデジタルデータ解析が可能であることなどの有用性がある．これにより補綴主導型インプラント治療による精度の高いサージカルガイドが製作可能となり，低侵襲で安全なガイデッドサージェリーが行われるようになった．

3・インプラント埋入シミュレーションと治療計画立案

補綴主導型インプラント治療では，最終上部構造を考慮して審美的・機能的で清掃性を考慮した最適な位置にインプラントを埋入する治療計画を立案する．そのためには術前からのインプラントシミュレーションソフトウェアでの検査・診断と治療計画立案が重要である．

現在わが国で販売されている代表的なインプラントシミュレーションソフトウェアおよび後述するサージカルガイドシステムの一覧を**表3**に示す．これらはインプラント治療計画の診断用ソフトウェアとして開発され，現在では検査・診断，治療計画立案，ガイデッドサージェリー，CAD/CAM補綴までの一連の流れのデジタルソリューションとしての一翼を担っている．

各種インプラントシミュレーションソフトウェアは，いずれもDICOMファイル出力可能な各種CT機器に対応し，CTデータをDICOMデータとしてソフトウェアに取り込み，最終上部構造を考慮した模型とマッチングさせることで補綴主導型インプラント治療の計画を立案する．各種ソフトウェアによりその機能は多少異なるが，多彩な三次元画像表示が可能である．その機能をいくつか挙げると，骨形態と骨質（CT値）のチェック，骨造成領域へのボリューム計測，粘膜厚み・歯肉形態の表示，金属アーチファクトの除去，サージカルガイドのプレビュー表示，バーチャルティース機能による補綴装置の設計などである．

インプラント埋入の治療計画では一定のルールを把握しておく必要があり，特にインプラント周囲の骨幅，インプラント・インプラント間の距離，インプラント・天然歯間の距離は埋入位置を決める重要な要素である．また，インプラントやアバットメントの長さ・直径・方向・深度・本数・位置を3D画像で計画することで，解剖学的な危険部位を把握し，インプラント間での埋入位置や補綴装置に関する干渉チェック機能なども有している．解剖学的構造の解析として，下顎管の走行と描画，上顎洞の形態と距離などを立体的に計測する機能も有している．また術前のインプラント埋入治療計画データと術後の埋入データを重ね合わせて確認可能な検証システムをもつソフトウェアも開発されている．

各種インプラントシミュレーションソフトウェアは，顎骨の骨形態（骨量）と骨質を考慮しながら，最終上部構造から最適なインプラント埋入位置を計画し，外科と補綴両面からインプラント埋入シミュレーションと治療計画立案を可能としている．このように検査・診断と綿密な治療計画に時間と手間をかけることで，実際のインプラント埋入手術時に必要な多くの判断から解放され，安全性の確保と手術時間を短縮することが可能となった．さらに，歯科医師・歯科技工士・歯科衛生士・コデンタルスタッフとのコミュニケーションツールとしての情報交換を行う機能なども兼ね備えていることは，インプラント治療全体の流れの可視化につながり，患者へのインフォームドコンセントにも有用である．

ガイデッドサージェリーの概要

ガイデッドサージェリーとは，従来の術者の腕や勘に頼る手術ではなく，科学的な顎骨情報を踏まえた検査・診断と綿密な治療計画に基づく正確で安全なMIインプラント治療を行うことを目的としている．CT撮影と光学印象により得られた検査・診断，三次元解析ソフトによる治療計画立案，それをもとにガイデッドサージェリーが行われる．

ガイデッドサージェリーは，システム的な分類として，動的な「ナビゲーションシステム」と，静的な「サージカルガイドシステム」の2種類に大別される．

1・ナビゲーションシステム

ナビゲーションシステムは，CT撮影から得られた情報をもとに，インプラント埋入の治療計画を立案した後，口腔内およびハンドピースに取り付けた発光ダイオードと赤外線カメラにより，ドリルの位置・深度・角度をリアルタイムで画面を見ながらインプラント埋入手術を行うシステムである．海外では数社の製品が臨床応用されているが，インプラント用として申請しているのは，わが国ではIGIシステム（IGS社）とナビデントシステム（ペントロン

2章 Characteristic　ガイデッドサージェリーシステムの特徴

表3　わが国の代表的なインプラントシミュレーションソフトウェアとサージカルガイドシステム

システム名	メーカー名/ソフトウェア名	・ガイド製作場所 ・納期 ・製作方法	支持様式	費用	シングルガイド	マルチガイド
SIMPLANT Guide	デンツプライシロナ/シムプラント	・DDSC-Tokyo（デジタルデンタルソリューションセンター東京） ・5日 ・光造形方式（3Dプリンター）	骨，粘膜，歯牙支持.	パイロットガイド　29,000円～ ユニバーサルガイド　39,000円～ セーフガイド　42,000円～	パイロットガイド 各種各社インプラントメーカーに対応 ファーストドリルのみ対応 チューブ内径：1.3mm, 1.5mm, 1.7mm, 2.0mm, 2.1mm, 2.2mm, 2.4mm, 2.5mm 深度コントロール可能なロングストップドリル（2.0mm）を使用可能	ユニバーサルガイド 各社各種インプラントメーカーに対応 複数のドリル径に対応 深度コントロール可能なロングストップドリルを使用可能
Nobel Guide	ノーベル・バイオケア・ジャパン/NobelClinician	・幕張プラント ・4～5日 ・光造形方式（3Dプリンター）	粘膜，歯牙支持	埋入本数に応じて 1本 25,000円 2～4本 37,000円 5本以上 62,000円	パイロットドリル用サージカルテンプレート 2.0mmのパイロットドリルに対応 メジャーインプラントメーカーにも対応可	
Straumann Guide	ストローマン・ジャパン/日本国内ストローマンガイド（海外coDiagnostiX）	・成田 ・5日 ・Polyjet方式（3Dプリンター）	骨，粘膜，歯牙支持	30,000円～ 1スリーブ増えるごとに＋2000円，上限40,000円		
SiCAT Surgical Guide OptiGuide	デンツプライシロナ/GALAXIS	・ドイツ ・7日 ・ミリング加工	歯牙支持	27,950円 （1ユーロ130円で計算した場合．送料含む）	パイロットスリーブシステム （ファーストドリルのみ対応） チューブ内径：1.1mm, 1.2mm, 1.5mm, 1.6mm, 1.8mm, 1.9mm, 2.0mm, 2.1mm, 2.2mm, 2.3mm	スリーブインスリーブシステム （任意の2サイズを選択可能） チューブ内径：1.6mm, 2.0mm, 2.1mm, 2.2mm, 2.3mm, 2.5mm, 2.8mm, 2.9mm
BoneNavi Surgical Guide	和田精密歯研/BioNa	・大阪 ・9日 ・光造形方式（3Dプリンター）	骨，粘膜，歯牙支持．暫間インプラントまたは上記の複合型．	34,000円～	各社ガイドシステムに対応可能．各社各種インプラントメーカーのドリルにも対応．	
Landmark System	アイキャット/Landmarker	・大阪 ・7日 ・光造形方式（3Dプリンター）	骨，粘膜，歯牙支持，暫間インプラントまたは上記の複合型．	シングル，マルチガイド 30,000円～ カスタムガイド 32,000円～	シングルガイド 1つのドリル径をサポート．ストッパー付ドリルで深度コントロール可能．各社各種インプラントメーカーに対応．	マルチガイド 複数のドリル径をサポート．埋入予定部位でガイド固定可能．ストッパー付ドリルで深度コントロール可能．各社各種インプラントメーカーに対応．

表4　ナビゲーションシステム

システム名	メーカー名（国）	備考
Navident System	ClaroNav inc.社（カナダ）	日本国内販売元：ペントロンジャパン株式会社
IGI System	IGS社（イスラエル）	日本国内販売元：株式会社アイジーエス
Vectorvision Compact	BrainLAB社（ドイツ）	
Treon System	Medtronic Navigation社（米国）	
NaviBase	RoboDent社（米国）	
VoNaviX	IVS Solutions社（ドイツ）	
MONA_DENT®	IMT社（ドイツ）	
VISIT Navigation System	University of Vienna（オーストリア）	

1．インプラント・ガイデッドサージェリーとは

フルガイド	・ガイドの高さ設定 ・スリーブの直径位置決定 ・スリーブ内径とドリルとの内径差	・診断用模型印象法 ・診断用ワックスアップとCTデータのマッチング	口腔内光学印象との連動	・オープンまたはクローズドシステム ・各種光学印象装置
セーフガイド 各社各種インプラントメーカーに対応： Dentsply Sirona, Camlog, 京セラメディカル, KENTEC, ZIMMER BIOMET, Straumann, Nobel Biocare, Bicon Dental Implants 他	ユニバーサルガイド ロングストップドリルを使用する場合，内径差0.05mm	・通法印象 ・DICOM＋STL（光学印象）	各種口腔内スキャナーに対応（STLデータ）	・オープンシステム ・STLデータ排出機能付きスキャナーであれば可能．
フルガイデッド用サージカルテンプレート ノーベルバイオケア社製インプラントのみ対応．	ガイドの高さ　10mm ガイデッドスリーブ高さ：3.5mm 直径：インプラントの直径により異なる． 内径差：インプラントの種類，直径により異なる．	・通法印象 ・DICOM＋STL（光学印象）	・IOSデータ（STLファイルまたはPLYファイル）とCT（DICOM）データをNobelClinicianでマッチング可能． ・対応機種：STLファイルまたはPLYファイルをエクスポート可能なIOS	・クローズドシステム
ストローマンガイド ストローマン社製のインプラントのみ対応．	スリーブの高さ：2mm, 4mm, 6mm 直径：6.3mm（内径5mm），3.8mm（内径2.8mm），直径3.2mm（内径2.2mm）	・通法印象 ・DICOM＋STL（光学印象）	3Shape TRIOS3	・オープンシステム ・STLデータ排出機能付きスキャナーであれば可能 D7Plus（推奨），CS2，3Shape
Bicon Dental Implants, BioHorizons, ZIMMER BIOMET, Camlog, Dentsply Sirona, KENTEC, Nobel Biocare, Straumann, 他27社	スリーブの高さ，直径は選択可能 内径差0.01mm	・通法印象 ・DICOM＋STL＋ssi（光学印象）	CEREC Bluecam, CEREC Omnicamのみ対応	・オープンシステム（一部クローズドシステム） ・STLデータ排出機能付きスキャナーであれば可能 CEREC Bluecam, Omnicam, inEOS Blue, X5
	症例ごとに設定	・通法印象 ・DICOM＋STL（光学印象）	各社口腔内スキャナと連動できるよう準備中．	・オープンシステム ・STLデータ排出機能付きスキャナーであれば可能
カスタムガイド 下記インプラントメーカーのガイドシステムに対応： HAKUHO, ブレーンベース, 京セラ, GC, ZIMMER BIOMET, KENTEC, BioHorizons, Neoss, bicon, camlog, Nobel Biocare	ガイドの高さ シングルガイド7mm〜10mm マルチガイド10mm スリーブ直径（対応ドリル） シングルガイド：1.6mm, 2mm, 2.75mm, 3mm マルチガイド：2mm, 2.75mm, 3mm	・通法印象 ・DICOM＋STL＋PLY（光学印象）		・オープンシステム ・STL・PLYデータ排出機能付きスキャナーであれば可能

ジャパン社）の2つである（**表4**）．筆者は2002年からIGIシステムを導入して数十例に臨床応用しその有用性を報告した[9]．

1）システムの仕組み（IGIシステムについて）

　IGI（Image Guided Implantology）システム（**図3**）とは，イスラエルのDenX社により開発された最先端コンピュータ技術によるインプラントのリアルタイム手術を可能としたナビゲーションシステムである．システムの概要を簡単に説明すると，術前にCT撮影した患者の画像データから，コンピュータで再構成された多平面および三次元画像により治療計画を立案した後，赤外線トラッキングシステムによるリアルタイム情報と，術前に撮影したCT画像情報を同調させることにより，リアルタイムのナビゲーション手術を行うという画期的なものである（**図4**）．赤外線トラッキングシステムの仕組みは，最新の赤外線LED追尾方式

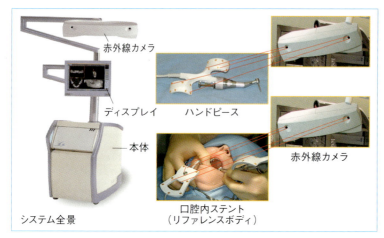

図3 IGI（Image Guided Implantology）システム
CT画像データから手術計画を立案した後，赤外線位置センサー搭載のナビゲーションシステムを用いて，手術を誘導しながらドリリングしてインプラントを正確な位置へ埋入する．

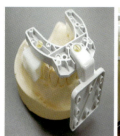
A：ホースシュー

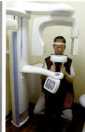
B：CT撮影

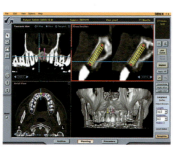
C：術前シミュレーション画像

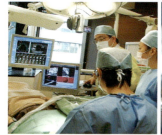
D：手術風景

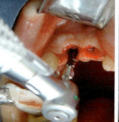
E：術中写真

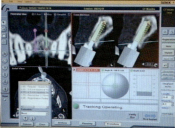
F：術中ナビゲーション画像

図4 IGIシステムによるナビゲーション手術
口腔内にセラミックボール17個を付与したホースシューを装着した状態でCT撮影を行う（A，B）．CT画像はDICOM形式でコンピュータ上に取り込まれ，多平面再構成および3D画像として表示され，そこでインプラント埋入のための治療計画を立案する（C）．
D〜Fはナビゲーションに基づくガイデッドサージェリー．

＊ホースシュー
セラミックボールを17個付与した馬蹄形の装置で，これを歯に装着してCT撮影後マッチングして正確な位置を同定する．

により，手術部にある歯に装着したホースシュー＊の位置情報を発信するリファレンスボディ（LED）と，術者が手にもつ専用ハンドピース（LED）の位置を，赤外線カメラで特定しながら正確な位置を同定する．位置特定誤差は，装置単独で±0.25mm（250μm）以下で，CT撮影誤差を含む総合誤差は±1.0mm以下である．

2）システムの精度

ナビゲーションシステムの文献的考察における精度について，Jungら[11]のシステマティックレビューでは，起始点（平均0.62mm，最大3.4mm），先端部（平均0.68mm，最大6.5mm），深度（平均0.32mm，最大1.43mm），角度（平均3.61°，最大20.43°）であった．またElianら[12]は，コンピュータ支援のナビゲーションシステムを用いた無切開でのインプラント手術の予知性を検討した結果，平均的誤差は1mm未満，角度的ズレは4°未満であったと報告している．

筆者はIGIシステムを用いてこれまでに数十例のナビゲーション手術を経験し，臨床的な知見を得た．当院での20症例の術前の治療計画と術後の埋入部位での精度を調べた臨床結

果においても，誤差はすべて1mm未満であった．

　適応症としては，ホースシューを歯に装着可能な症例であり，多数歯欠損や無歯顎症例でホースシューを歯に装着できない場合は適応外となる．利点としては，無切開または微小切開の応用，骨増生の低減または回避など，短時間に正確で安全なMIインプラント治療が可能なことである．特に歯槽骨の吸収が著明で上顎洞や下顎管までの距離が近接する症例では，合併症を避けた意図的傾斜埋入において利点が大きい．またソケットリフト術においても治療計画画面を見ながらリアルタイムに手術を行えるため，上顎洞穿孔の合併症も軽減された．筆者の経験からも，臨床的に大きな誤差を生じさせないためには，手術中に歯に装着しているホースシューの浮き動揺に注意して，ドリルをホースシューや歯に接触させて誤差が生じていないかどうかを常に位置確認することが重要である．

3）システムの展開

　ナビゲーションシステムは有用なシステムであるが，過去において広く普及されてこなかった経緯があることも事実である．機器の初期投資費用，術前準備と調整に手間と時間がかかること，専属のスタッフを要すること，治療計画画面を見ながらの埋入操作となるため手術の熟練を要することなどが理由である．

　近年のデジタル技術の進歩とともに時代も変遷し，近年国内でナビデントシステムも販売され，初期投資費用を抑えたコンパクトな機種として，歯科大学の臨床や教育現場でも使用されるようになってきた〔←41頁のColumn❶参照〕．今後に期待が高まるシステムである．

2・サージカルガイドシステム

　CT撮影した画像を治療計画した後，実際に埋入するインプラントの位置・深度・角度を規制したドリルガイドチューブが付いたサージカルガイドを製作し，これを用いて正確にインプラントを埋入する方法である．

1）システムの仕組み

　サージカルガイドの製作過程は表2に示したとおりである．有歯顎（単独歯欠損～複数歯欠損）の場合，従来法ではまず診断用テンプレートを製作してそれを口腔内に装着してCT撮影を行っていたが，現在ではCT撮影データ（DICOMデータ）と，モデルスキャナーまたは口腔内スキャナーにより光学印象した石膏模型（デジタル模型）データ（STLデータ）をソフト上で重ね合わせてマッチングする方法が取られている．また無歯顎（多数歯欠損）の場合はCTダブルスキャン法が行われている．この方法により種々の面で利点が多く精度に関しても大きく改善されている．

　現在国内で販売されている代表的なサージカルガイドシステムは表3に示したとおりであるが，これらはDICOMファイル出力可能な各種CT機器に対応し，CT撮影データをDICOMデータとしてソフトウェアに取り込み，顎骨の骨形態（骨量）と骨質を考慮しながら，最終上部構造から最適なインプラント埋入位置を計画し，外科と補綴両面からインプラント埋入シミュレーションと治療計画立案を可能としている．

　このように検査・診断と綿密な治療計画に時間と手間をかけることで，実際のインプラント埋入手術時に必要な多くの判断から解放され，安全性の確保と手術時間を短縮することが可能となった．さらに，歯科医師・歯科技工士・歯科衛生士とのコミュニケーションツールとして情報共有を図る機能なども兼ね備えていることは，インプラント治療全体の流れの可視化につながり，患者へのインフォームドコンセントにも有用である[13,14]．

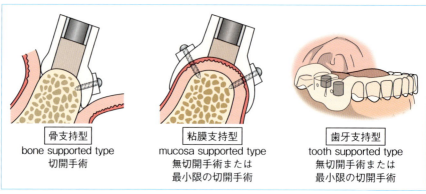

図5 支持様式別サージカルガイドと適応

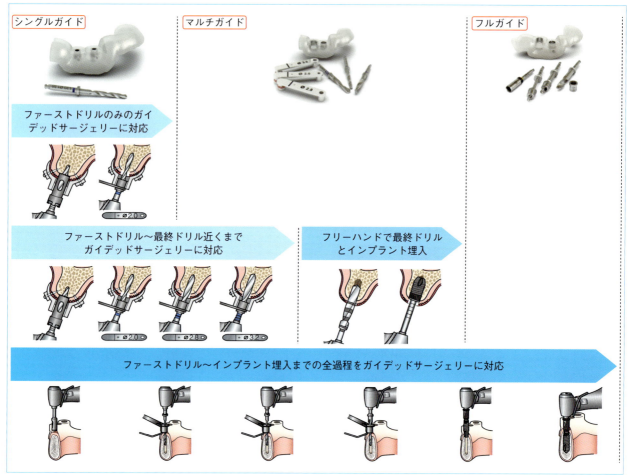

図6 各種サージカルガイドによる手術法

2）システムの分類

　サージカルガイドシステムは，支持様式の違いによって骨支持型・粘膜支持型・歯牙支持型の3種類に大きく分類され（図5），その複合型や暫間インプラント支持型も製作可能である．骨支持型では切開手術，粘膜支持型と歯牙支持型では無切開手術または最小限の切開手術が基本となる．

　製作法にはアナログ技工操作による切削加工，3Dプリンター（光造形方式やインクジェット方式など），ミリングによる機械切削加工などがある．現在多くが光造形方式で製作されており，最近では各種3Dプリンターの開発と普及によるインクジェット方式や，デジタルデータから直接サージカルガイドを削り出すミリングシステムなど，製作期間・材質・費用

表5 ガイデッドサージェリーの適応症

- サージカルガイドシステムは，すべての欠損症例に低侵襲手術が適用可能．
- ナビゲーションシステムは，多数歯欠損や無歯顎でホースシューを歯に装着できない場合は適応外となる．
- 特に解剖学的に制約のある症例
  （上顎洞・鼻腔・下顎管付近への傾斜埋入，歯間が狭い，隣在歯の歯根が傾斜など）
- 審美領域や抜歯即時埋入など精度を要するピンポイント埋入
- 低侵襲手術を要する症例（高齢者・有病者など）
- 即時・早期荷重を要する症例

表6 ガイデッドサージェリーの利点と欠点

	利点	欠点
歯科医師側	・CT撮影による精密な検査・診断により解剖学的リスクを回避 ・補綴主導型インプラント治療計画が可能 ・治療計画をサージカルガイドにより正確に手術に反映でき，三次元的に正確なインプラント埋入が可能 ・低侵襲手術が可能（短時間・無切開手術・最低限の切開手術・骨移植術回避など） ・データの共有により治療計画の標準化とチーム医療が可能	・CT機器購入で設備投資費用がかかる ・ナビゲーション機器や手術機器の初期投資費用がかかる ・サージカルガイド製作の費用がかかる ・治療計画立案の標準化がなく，術者の知識と経験に頼らざるをえない ・術前の準備に時間と手間がかかる ・ヒューマンエラーが発生する可能性がある ・軟組織への検査・診断と治療計画が困難
患者側	・コンサルテーションとインフォームドコンセントの明確化 ・治療計画と手術のビジュアル化で説明が理解しやすい ・低侵襲手術のため患者の心身的負担の軽減（不安・痛み・腫れ・出血が少ない） ・手術後の合併症の軽減 ・手術後即時または早期に咀嚼機能の回復が可能	・治療計画どおりに手術が奏効しないことがあるため，患者へのインフォームドコンセントはあらゆる可能性を想定して説明する（無切開手術・即時荷重・合併症など）

面などで利便性が向上している．

またサージカルガイドシステムは，手術方法の違いによっては大まかに，①最初のファーストドリルのみサージカルガイドを使用し，その後はフリーハンドで通法の数種類のドリルで形成してインプラントを埋入する方法（シングルガイド），②最終ドリル近くまでサージカルガイドを使用し，その後サージカルガイドを外してフリーハンドで最終ドリルを形成してインプラントを埋入する方法（マルチガイド），③すべてのドリル形成からインプラント埋入までをサージカルガイドで行う方法（フルガイド），の3種類に分類される（図6）．

3・ガイデッドサージェリーの適応症と利点・欠点

ガイデッドサージェリーの適応症を**表5**に示す．

ガイデッドサージェリーの利点および欠点を**表6**に示す．この方法により歯科医師側と患者側の双方に大きな利点がもたらされる．

2章 Characteristic　ガイデッドサージェリーシステムの特徴

表7　ナビゲーションシステムとサージカルガイドシステムの比較

	ナビゲーションシステム	サージカルガイドシステム
費用	機器導入の初期費用が大きい.	シミュレーションソフト購入費用とサージカルガイド製作費用
適応症	ホースシューを歯に装着可能な症例のみ適応であり，多数歯欠損や無歯顎でホースシューを歯に装着できない場合は適応外となる.	全症例に適用可能.
準備と手術時間	準備に時間がかかる. 手術時間も本数により時間がかかる.	準備も手術時間も短時間で可能.
経験と介助	経験・熟練を要する. 専属のスタッフ介助を要する.	初心者でも可能. 専属のスタッフ介助不要.
治療計画	途中で変えられる.	途中で変えることはできない.
誤差 (Jung, 2009)	起始点（平均0.62mm，最大3.4mm） 先端部（平均0.68mm，最大6.5mm） 深度（平均0.32mm，最大1.43mm） 角度（平均3.61°，最大20.43°）	骨支持ガイドで特に誤差が大きい. 起始点（平均1.12mm，最大4.5mm） 先端部（平均1.2mm，最大7.1mm） 深度（平均0.32mm，最大1.43mm） 角度（平均4.67°，最大12.2°）

　最後に，ナビゲーションシステムとサージカルガイドシステムの臨床応用に関しての比較を表7にまとめる．前述したが，ナビゲーションシステムでは機器導入の初期費用が大きくかかることと，適応症例が限定されること，術前準備と手術に時間がかかること，専属のスタッフを要すること，術者の熟練を要することなどが臨床応用に際しての特徴としてあげられる．ただし，小数歯欠損症例による無切開手術の意図的傾斜埋入や，下顎管や上顎洞底の位置をリアルタイムに診断しながらドリリングする場合などでは利点も大きい．

References

1) 独立行政法人国民生活センター：歯科インプラント治療に係る問題—身体トラブルを中心に．2011年12月22日公表．
2) 公益社団法人日本顎顔面インプラント学会学術委員会トラブル調査作業部会：「インプラント手術関連の重篤な医療トラブルについて」調査報告書．日本顎顔面インプラント学会誌，11(1)：29～39, 2012.
3) 公益社団法人日本口腔インプラント学会：口腔インプラント治療指針2016.
4) 水木信之：SIM/Plantの特徴と有用性—術前診断および治療計画への臨床応用—　クインテッセンス・デンタル・インプラントロジー，5(3)：18～25, 1998.
5) 水木信之，藤田浄秀：SIM/Plant™によるインプラント・シミュレーション—術前の診査・診断ならびに治療計画立案について．インプラント・シミュレーションの臨床 SIM/Plant™の応用（水木信之ほか編）．クインテッセンス出版，東京，19～37, 1998.
6) 水木信之：SIM/Plant™の臨床応用．先端医療シリーズ・歯科医学1．歯科インプラント（末次恒夫，松本直之編）．先端医療技術研究所，東京，150～156, 2000.
7) 水木信之，早川浩生：SIM/Plantによる顎骨内部情報を付与した新しいサージカルステント．QDT Year Book '99. クインテッセンス出版，東京，106～110, 1999.
8) 水木信之：コンピュータ・ガイデッド・インプラントロジー—ミニマム・インベイシブ・サージェリーへの提言．ザ・クインテッセンス，23(5)：53～60, 2004.
9) 水木信之：IGIシステムによるリアルタイム・ナビゲーションシステムの最先端．クインテッセンス・デンタル・インプラントロジー，11(3)：29～34, 2004.
10) 水木信之：SIM/Plantを用いた下歯槽神経移動術の術前診査と術式．歯科医療，22(1)：19～30, 2000.
11) Jung, R.E.et al.：Computer technology applications in surgical implant dentistry：a systematic review. Int. J. Oral Maxillofac. Imp., 24(7)：92～109, 2009.
12) Elian, N. et al.：Precision of flapless implant placement using real-time surgical navigation：a case series. Int. J. Oral Maxillofac. Imp., 23(6)：1123～1127, 2008.
13) 水木信之，水木さとみ：コンピュータ支援によるインプラント治療—上下顎全部欠損症例へのボーンアンカードフルブリッジ補綴と歯科衛生士のかかわり．歯科衛生士ベーシックスタンダード インプラント（末瀬一彦，水木信之ほか編）．医歯薬出版，東京，127～138, 2015.
14) 水木信之：納得のいく治療を受けるために知っておきたいインプラント．NHK出版，東京，2016.

Column ❶
最新のインプラント埋入手術ナビゲーションシステム NaviDent

尾関雅彦

ナビゲーション手術が求められる背景

　近年の歯科医学におけるデジタルデンティストリーの発展と普及には目ざましいものがある．インプラント臨床においてもデジタル技術を活用したコンピュータ支援型インプラント手術（computer aided dental implant surgery）は，安全で確実性の高いインプラント埋入手術を行うためには不可欠なものとなっている．

　たとえばインプラントの術前検査で撮影した顎骨のCTから得たDICOMデータをパソコンに入力し，各種のインプラント診断用ソフトを用いてパソコン画面上で顎骨を三次元的に構築し，シミュレーション手術を行うことは，インプラント臨床における術前準備として日常的になっている．このようなコンピュータ支援型インプラント手術には，静的診断（static image navigation）と動的診断（dynamic image navigation）に基づくものがある．

　静的診断に基づくインプラント埋入手術は，いわゆるサージカルガイドシステムによるガイデッドサージェリー（computer-guided surgery）であり，各種のインプラント診断用ソフトを用いてパソコン画面上で行ったシミュレーション手術のデータから，CAD/CAMを用いて製作したサージカルガイドに従って埋入窩を形成しインプラントを埋入する．サージカルガイドシステムによるガイデッドサージェリーの有用性が高いことは，一般に広く認められている．しかしながら術中にリアルタイムにドリルやインプラント体の位置を知ることができないために，特に顎骨形状が複雑なインプラント難症例では，サージカルガイドを用いての埋入窩形成やインプラント埋入が適切に行えない場合もある．

　動的診断に基づくインプラント埋入手術はいわゆるナビゲーションシステムによるガイデッドサージェリー（computer-assisted navigation surgery）で，顎骨内における埋入窩形成時のドリルや埋入時のインプラント体の位置がパソコン画面上の顎骨断面像にリアルタイムに映し出され，視覚的に診断しながらのインプラント埋入手術を行うことができる．顎骨の頬舌的幅径が狭小であったり複雑な形状であるため，CAD/CAMで製作したサージカルガイドシステムによるガイデッドサージェリーではインプラント埋入手術が難しかったり，不安を感じる症例では，動的診断を行うことができるナビゲーションによるインプラント埋入手術が有用となる場合もある．

ナビデントによるナビゲーションシステム

　医科領域においては，ナビゲーションを用いた外科手術は，脳神経外科では1990年代から，また耳鼻咽喉科や整形外科では2000年代から盛んに行われている．また歯科インプラント手術への応用は2000年代から報告されるようになっている．

　昭和大学歯科病院では2017年5月にナビゲーションシステムとしてNavident（ナビデント：ClaroNav社．カナダ）を導入し，2018年9月までに1歯欠損から部分欠損ならびに無歯顎まで45症例に対してナビゲーションを併用してのインプラント埋入手術を行ってきている．ここではナビデントによるナビゲーションシステムのしくみについて解説する．

1）ナビデントの構成要素

　ナビデントは光学式ナビゲーションシステムであり，構成要素は，①診断用ソフトが内蔵されたナビデント専用パソコン，②カメラボックス，③ナビステント，④ジョウタグ，⑤ドリルタグの5つである（図A）．

　③のナビステントは術前のCT撮影時と埋入手術時に患者の口腔内に装着するが，残存歯列とはできるだけ緊密な適合性を有している必要がある．④のジョウタグはナビステントと一体化させて埋入手術時に使用し，患者の顎骨とパソコン画面上の顎骨像を正確に位置合わせ（レジストレーション）するために用いる．⑤のドリルタグは埋入手術時のドリルやインプラント体の位置をとらえ，その動きをトラッキングするために使用する．ジョウタグとドリルタグの外表には，光学式位置センサー（カメラ）が認識しやすいように白色と黒色のゼブラ模様のマーカーが貼り付けられている．

2）ナビデントの操作手順

　（1）最初に患者の残存歯列と緊密に適合するナビステントを製作する．

2章 Characteristic ガイデッドサージェリーシステムの特徴

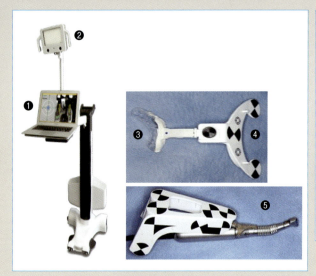

図A　ナビデントの構成要素
❶:ナビデント専用パソコン，❷:カメラボックス，❸:ナビステント，❹:ジョウタグ，❺:ドリルタグ．

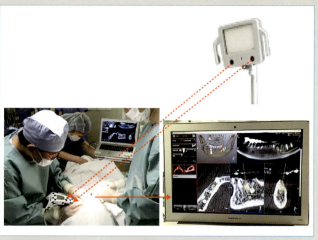

図B　ナビデントによるナビゲーション手術
カメラボックスの2つのカメラ(光学式センサー)がジョウタグとドリルタグを認識することで，埋入手術時における顎骨内のドリルやインプラント体の位置が検知され，パソコン画面上の顎骨に映し出される．

（2）術前検査における顎骨のCT撮影は，CTマーカーが連結されたナビステントを患者の残存歯列に装着して，スライス幅0.4mm以下でCBCTを撮影する．CTのDICOMデータをナビデント専用のパソコンに入力し，顎骨の三次元的立体像や断面像をパソコン画面上に再現してから，理想的なインプラントの埋入位置を手術前に設計しておく．

（3）実際の手術では，ジョウタグと一体化したナビステントを残存歯列に装着し，モーターハンドピースにドリルタグを連結する．カメラボックスの2つのカメラ(光学式センサー)がジョウタグとドリルタグを認識することで，埋入手術時における顎骨内のドリルやインプラント体の位置が検知される．ナビデント専用パソコンの顎骨像にドリルやインプラント体がトラッキングする様子がリアルタイムに映し出され，術前に設計したインプラントの理想的な埋入位置と一致しているかをリアルタイムに視覚的に診断できる(図B)．

万一ドリルやインプラント体があらかじめ計画していた軌道や深さから外れている場合には，警告アラームが鳴って術者に気づかせる安全機構が備わっているので，インプラント埋入手術の安全性と確実性を高めることができる．

術者と介助者は，手術野(埋入窩)とパソコン画面とを交互に見ながら埋入手術を行う．また手術中にナビデント専用パソコンやカメラボックスを操作する必要が生じることもあり，外回りの介助スタッフがいるとよい．

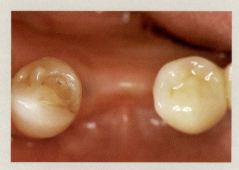

図C　術前の口腔内写真

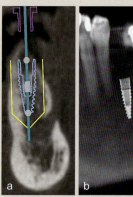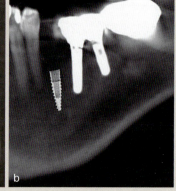

図D　術前のシミュレーション手術
a:骨頂は頬舌的幅径が狭小，直径3.3mm/長さ10mmのインプラント埋入が可能と診断した．
b:埋入窩形成時のドリルが隣在歯(|4)や遠心側のインプラント体に接触しないように留意する必要があった．

臨床例；ナビデントによるナビゲーション手術

患　者：62歳の女性．
主　訴：①|5 が欠損して噛みにくい．②インプラントによる補綴治療を希望．
既往歴：特記すべきものなし．全身状態は健康．
現病歴：1年前に残根状態であった|5 を抜歯した．
現　症：上下顎の咬合状態は良好．残存歯の歯周組織は健康．|5 部の顎堤粘膜は健常だが，歯槽頂の頬舌的幅径が狭小であった(図C)．
X線検査および静的診断：ノーベルクリニシャン(Nobel Clinician：NobelBiocare社，スウェーデン)を用いてのシ

Column ❶ 最新のインプラント埋入手術ナビゲーションシステム NaviDent

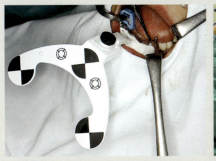

図E ナビデントによるインプラント埋入手術
ジョウタグと一体化したナビステントが下顎歯列に装着されている．

図F ドリルの位置をパソコン上で確認

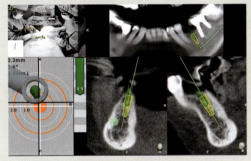

図G インプラント体の位置をパソコン画面上で確認しながら埋入
埋入時のインプラント体の位置を動的に診断できる．

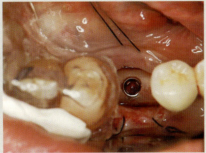

図H インプラント埋入直後
動的診断を行いながらインプラント体を埋入した．

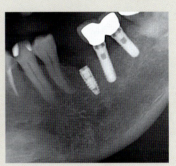

図I 埋入直後のX線写真
インプラント体は理想的な位置に埋入されている．

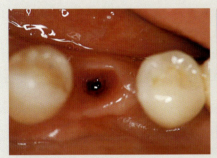

図J 最終補綴装置装着直前
インプラント周囲の歯肉は健康である．

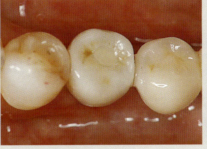

図K 最終補綴装置の装着
スクリュー固定性のジルコニアクラウンを装着した．

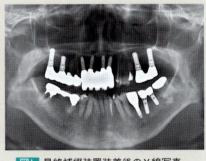

図L 最終補綴装置装着後のX線写真
インプラント体と周囲骨組織との間に透過像は認めない．

ミュレーション手術を行った．|5 の骨頂は頰舌的幅径が狭小．骨頂から3mm下方における骨体部の頰舌的幅径は5mm．骨頂から下顎管までの垂直的距離は14〜15mm（図D-a）．

診　断：|5 欠損部に直径3.3mm/長さ10mmまたは8mmのインプラント埋入が可能．

注意点：骨頂部の骨整形をしてから埋入窩を形成するために，下顎管を穿孔しないように注意する必要があった．また埋入窩形成時のドリルが隣在歯（|4）や遠心側のインプラント体に接触しないように留意する必要があった（図D-b）．

以上のことから，ナビデントによる動的診断を併用したインプラント埋入手術を計画した．

手術所見：静脈内鎮静法を併用した局所麻酔下で埋入手術を行った．ナイフエッジ状の骨頂を垂直的に3mm削合した後に，埋入窩形成時にナビステントにより切削ドリルの埋入位置と方向を確認しながら（図E），通法に従って頰側は骨縁下8mm，舌側は骨縁下11mmまで埋入窩を形成した（図F）．直径3.3mm/長さ8mmのテーパー型チタンインプラントを30Ncmで埋入し（図G, H），歯肉粘膜は縫合閉鎖した．

臨床経過：インプラント埋入手術後の経過は良好であった（図I）．埋入から4カ月後に二次手術を行い，即時プロビジョナルレストレーションを製作し装着した．埋入から7カ月後に最終補綴装置（ジルコニアクラウン）を装着した（図K, L）．今日にいたるまで装着後の経過は良好である．

2. サージカルガイドシステムによるガイデッドサージェリーの特徴

水木信之

　現在国内で販売されている代表的な各種サージカルガイドシステムについては，前項の表3（34頁）で，メーカー名，ソフトウェア名，サージカルガイド製作場所・納期・製作方法，支持様式，費用，手術様式，ガイドとスリーブ設定，各種印象法とマッチング法，口腔内外光学印象装置との連動，オープン・クローズドシステムなどを一覧にした．各システムそれぞれについての特徴および臨床応用については4章で詳述されるので，本項では，全システムに共通するインプラント埋入手術へのサージカルガイドシステム適用要件と評価をまとめる．

サージカルガイドシステムの特徴

1）CTデータの処理

　サージカルガイドシステムでは，有歯顎の場合はCT（CBCT）撮影データ（DICOMデータ）とモデルスキャナー（口腔内スキャナー）により光学印象した石膏模型（デジタル模型）データ（STLデータ）のマッチングによる方法がとられ，無歯顎（多数歯欠損）では診断用テンプレートを用いた2回のCT撮影（DICOM・DICOMデータのマッチング）を行うCTダブルスキャン法がとられている〔←前項の表2（32頁）参照〕．これにより，精度の向上と補綴主導型インプラント治療の流れが確立された．

2）サージカルガイドの製作場所と納期

　納期は，ミリングセンター拠点が国内にある場合は1週間ほどで，海外の場合は2〜3週間ほどかかる．また歯科医院内のミリング機器で削り出しを行える場合は1日でサージカルガイド製作が可能である．

3）サージカルガイドの製作法と種類

　製作方法は光造形方式が多く取り入れられており，最近では3Dプリンターの開発と普及によるインクジェット方式や，ミリング機械加工による製作も行われている．
　支持様式としては，①骨支持型，②粘膜支持型，③歯牙支持型の3種類が主で〔←前項の図5（38頁）参照〕，その複合型や暫間インプラント支持型も製作可能である．
　手術様式による分類としては，①ファーストドリルのみサージカルガイドに対応するシステム（シングルガイド），②最終ドリル近くまでサージカルガイドに対応するシステム（マルチガイド），③各メーカーのインプラントに対応したファーストドリルからインプラント埋入までの全過程をサージカルガイドに対応するシステム（フルガイド）がある〔←前項の図6（38頁）参照〕．

4）システムの導入とサージカルガイド製作

　費用に関しては，ソフトウェア導入費用として数十万円かかり，その後サージカルガイド製作費用として2万〜6万円かかる．歯科医院内のミリング機器で製作可能なサージカルガイドに関しては，機器導入費用として数百万円かかるが，その後は短時間・低コスト（数十

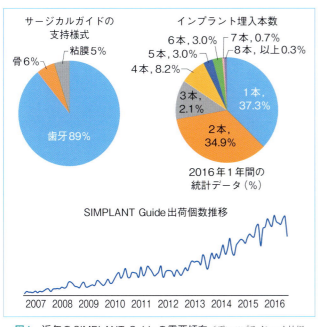

図1　近年のSIMPLANT Guideの需要傾向〔デンツプライシロナ社提供〕

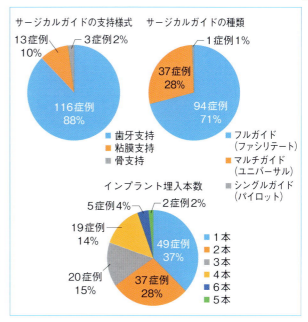

図2　当院におけるSIMPLANT Guideの使用データ（2014年7月から2017年6月までの3年間に行ったガイデッドサージェリー132件に基づく）

分・数千円）で製作可能である．

　最近では無料でダウンロード可能なソフトウェアと数千円で製作される安価なサージカルガイドも登場している〔←150頁のColumn❸参照〕．

5）サージカルガイドの形状

　サージカルガイドの高さやスリーブの設定では，高さを一定としているものから，高さを変えてドリルとキーの長さで調整しているものがある．また，臼歯部での開口量不足の対策として，側方からのドリル挿入スペースとして開口ガイド孔を設けているものもある．スリーブ内径とドリルとの内径差は各システムにより異なるが，0.01〜0.05mmである．

6）印象法

　印象法に関しては，通法の印象採得によって製作した石膏模型を，据え置き型の光学印象装置（モデルスキャナー）によって計測する光学印象が一般的となっているが，最近では各企業とも口腔内光学印象装置（口腔内スキャナー）とも連動するシステムを構築しており，オープンシステム化への波が急速に押し寄せてきている．これにより印象材と石膏を用いずに直接デジタル印象が可能である．

7）適応症の傾向

　近年のSIMPLANT Guideの需要傾向（デンツプライシロナ社提供）はここ数年で大幅に上昇しており，2016年度の統計調査では，支持様式として歯牙支持型が最も多く89％を占め，インプラント埋入本数別では1本欠損が最も多く37.3％を占め，1本または2本の少数歯欠損の合計が72％を占めていた（図1）．

　当院における2014年7月から2017年6月までの3年間のSIMPLANT Guideを用いた手術件数は132件で，その内訳は歯牙支持型が88％と最も多く，その中でフルガイドシステム（ファシリテート）が最も多く71％を占め，インプラント埋入本数別では1本欠損が最も多く37％を占め，1本または2本の少数歯欠損の合計が65％を占めていた（図2）．これは少数歯欠損症例が増加傾向にあることと関連していると考えられる．

サージカルガイドシステムによるガイデッドサージェリーの有用性

1・低侵襲の無切開手術をサポート

　ガイデッドサージェリーは骨形態（骨量）と骨質を考慮したインプラント埋入の基本（**3章**参照）に沿って行う．切開して歯肉粘膜弁を剥離する手術（切開手術）と，切開せずにガイド孔からパンチで歯肉粘膜を繰り抜いて行う手術（無切開手術）がある．無切開手術はドリリングをしている部位の骨形態を目視できない盲目的手術であるため特に注意を要する．無切開手術はすべての手技を正確に行えば理論的には成功するはずであるが，さまざまな誤差発生の要因があり，思わぬ合併症が起こる可能性があることも念頭に置くべきである．

　Fortinら[1]のサージカルガイドシステムを用いた無切開のインプラント埋入術の臨床研究では，疼痛に対する有効性が認められた．すなわちVAS*は切開手術においてより高い数値を示し，疼痛の軽減は無切開手術でより早く，疼痛を感じなかった人数は無切開手術のほうが多かった．不安と疼痛を取り除くことと治療の受容率を向上させるために，サージカルガイドを用いた無切開の低侵襲手術は有用であると報告している．

*VAS
visual analog scale. 痛みの程度を視覚的に評価するアセスメントツール．1本の直線上で，患者が感じている痛みの強さを指してもらい，その位置から痛みの程度を評価（数値化）する．痛みが強いほど数値が高くなる．

2・骨質と骨形態（骨量）の把握に基づく手術の実施

　下顎前歯部などのタイプ1の硬い骨質では，ドリルがぶれる可能性があるため，切削能力のあるドリル（ディスポーザブル推奨）を使用し，火傷予防のために注水孔または直接ドリルに注水する．手術前にサージカルガイドを削合して注水孔を大きく開けることも有用である．

　また上顎臼歯部などのタイプ4の脆弱な骨質では，初期固定を得ることが重要となる．そのため低速でのドリリングで径を少しずつ形成し，最終ドリル形成を皮質骨のみとするか，または埋入深度から少し上で止めるアダプテーションテクニックや，軟らかい海綿骨を圧縮することで骨を緻密にしていくオステオトームテクニックなどをガイド孔より併用する（**図3**）．

　埋入時は低トルク値から少しずつ埋入トルク値を上げていき，推奨トルク値で初期固定が得られるようにインプラントを埋入する．必要により，反対側の皮質骨をドリリングしてバイコーチカル支持で埋入固定する治療計画とすることもある．ドリリング時はガイド孔からデプスゲージを挿入して骨の状態をつねにチェックし，ドリリングによる骨穿孔などの合併症の併発時には，サージカルガイドを外して通法のフラップ手術に変更することが大切である．

　ガイデッドサージェリーではCT撮影により顎骨の中の情報を術前に把握でき，特に上顎洞底挙上術，チタンメッシュによる骨造成術，三次元的に埋入方向が難しい傾斜埋入術など

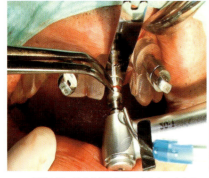

A：最終ドリル形成を埋入深度の少し上で止めるアダプテーションテクニック

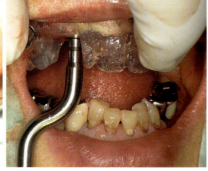

B：ガイド孔からのオステオトームテクニック

図3 脆弱な骨質での初期固定

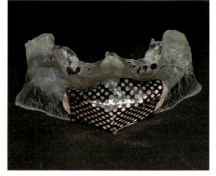

図4 顎骨の3D光造形モデルとチタンメッシュの屈曲

ではきわめて有用である．また術前に顎骨の3D光造形モデルとモデルサージェリーを用いることで，術前からチタンメッシュの屈曲や模擬手術が行え，実際の手術計画の準備と確認が可能である（図4）．インプラントを成功に導くためには，インプラント周囲の骨形態（骨量）と骨質とともに，軟組織粘膜の状態を把握することも重要である．アバットメントの歯肉貫通部位は，審美性だけでなく，清掃性にも大きく関わってくる．歯肉の状態が把握できることにより，骨移植や結合組織移植の可否など，インプラントの治療計画がより正確に行えるようになった．

3・適応症の拡大

わが国でのサージカルガイド使用頻度はインプラント手術全体の10％程度とまだ少ないが，ここ数年で安全面を配慮して大幅に増加している（図1）．最近ではサージカルガイドの不使用による重篤なインプラント事故がメディアなどで指摘されている．

前述したように，サージカルガイドは1～2本の少数歯欠損の歯牙支持型が最も多くを占めている．使用しているインプラントシステムのサージカルガイド専用キット（フルガイド）を持ち合わせていれば，ドリル形成からインプラント埋入までの全過程をフルガイドシステムで行え，無切開手術から切開手術まで幅広く対応可能である．また複数メーカーのインプラントを使用している場合では，フルガイドではないが，すべてのインプラントに対応可能なサージカルガイド（シングルガイドおよびマルチガイド）を使用することも，最初のインプラント埋入の位置決めと深度コントロールが可能であり，利点は大きいと思われる．

筆者は現在ほとんどの症例でガイデッドサージェリーによる安全で正確な低侵襲手術を行っている．骨形態（骨量）と骨質の検査・診断と，適応症を見極める目と必要な手術手技に熟練すれば，すべての症例に対して有用である．ガイデッドサージェリーでは，低侵襲のフルガイドによる無切開手術が最も威力を発揮するが，症例によってはあらかじめ骨移植術などを含めた切開手術による治療計画を想定し，埋入位置決めのファーストドリルのみサージカルガイドを使用し，その後サージカルガイドを外して歯肉粘膜を切開剥離することもある．臨床応用に際してはヒューマンエラーを考慮して2mmの安全域を設けているが，現行のCT撮影データ（DICOMデータ）と石膏模型光学印象データ（STLデータ）のマッチングによる精度の高い方法で行えば，臨床的に問題となるような誤差は回避できるものと考えられる．

4・手術のガイドツールとしての操作性向上

2014年度のITI第5回コンセンサス会議議事録のガイデッドサージェリーのガイドライン[2]を表1に示す．サージカルガイドはあくまでも車のナビゲーション同様に，手術をサポートする安全面でのガイド役ツールと位置付けている．

近年ではインターネットの普及によりデジタル環境サービスが揃い，データ専用インターネットシステムがクラウド上で送受信可能となっている．また，オンラインサポートも電話で双方のデータがPC画面上で遠隔操作しながら自動操作が可能となり，ユーザーである歯科医師にとって使いやすいツールとしてメリットも大きい．

サージカルガイドシステムの臨床評価

1・治療計画−埋入位置の誤差にみる手術の精度

今回，サージカルガイドシステムの精度と臨床実績についてのシステマティックレビュー

表1 ガイデッドサージェリーのガイドライン（2014年第5回ITIコンセンサス会議共同声明）

1. ガイデッドサージェリーは従来の適切な検査・診断と治療計画の補助手段である．
2. ガイデッドサージェリーは補綴主導インプラント治療とする．通法ワックスアップまたはデジタルワックスアップにより製作された診断用テンプレートを要する．
3. CBCT（DICOMデータ）とデジタルプランニング（STLデータ）とのマッチング．解剖・インプラント埋入・骨造生の有無などを検査・診断して上部構造設計を考える．
4. ガイデッドサージェリーの平均誤差を2mmとしたインプラント埋入の安全域を設定する．術中の安全確認のためにデンタルX線を要する．
5. ガイデッドサージェリーは無切開手術または切開手術どちらも可能．
6. 粘膜支持型・歯牙支持型・暫間インプラント支持型のサージカルガイドのみを使用．
7. 埋入精度の向上のためには，埋入窩形成からインプラント埋入まで全過程でフルガイドシステムを使用．
8. ガイデッドサージェリーは部分欠損から無歯顎まですべての症例に臨床応用可能．
9. ガイデッドサージェリーの適応症は，複雑な解剖部位，治療計画の補助，低侵襲手術，治療の選択肢に関する患者理解の向上に役立つ．

である過去の4つの文献[3〜6]を検討した（表2）．ここで述べられている精度は，インプラント埋入計画時と実際の埋入後の位置の誤差を三次元的に4つの指標（起始点・先端部・深度・角度）で調査したものである．起始点・先端部・深度での平均誤差をまとめると0.32〜1.63mmで，すべて2mm未満の誤差であり，角度に関しても平均誤差は3.61°〜5.42°ですべて8°未満であった．すべての患者において，計画と実際に埋入したインプラントの誤差は先端部のほうが起始点よりも大きかった．

支持様式の骨支持型・粘膜支持型・歯牙支持型・暫間インプラント支持型の誤差では，骨支持型が最も誤差が大きく，歯牙支持型が最も誤差が少ない結果であった．しかしながらここで特記すべきことは骨支持型の最大誤差であり，起始点で6.5mm，先端部で7.1mm，深度で4.20mm，角度で21.16°と大きな誤差が生じていた．これら大きな誤差を報告しているVrielinckら[7]（2003年），Di Giacomeら[8]（2006年），Kaltら[9]（2008年），Cassettaら[10]（2013年）らの文献を詳しく調べてみると，興味深いことに，最大誤差を生じた報告ではすべて臨床症例で骨支持型の複数ガイドが使用されており，誤差の原因は骨支持型の複数ガイドの不適合とドリリング時の動揺によるものと考えられている．

2・成功率と合併症

臨床実績に関しては，1年経過時のインプラント残存率が97.3％と高い成功率でガイデッドサージェリーの有用性が示された．ただしいくつかの文献で，合併症に関しても述べられていた．

手術時の外科的合併症として，開口量の制約によりサージカルガイド挿入不可，サージカルガイドの位置の不適，骨造成の追加，ドリルの骨穿孔，治療計画の変更（インプラントサイズ変更など），サージカルガイドの破損，メタルチューブの脱離，インプラント初期固定不良などがあげられていた．補綴的合併症としては，前期と後期で分かれており，補綴装置の不適合，大きな咬合調整，補綴装置の破損，スクリューの緩みなどが挙げられていた．これら合併症とトラブルシューティングに関しては，5章で詳細を述べることとする．

3・ガイデッドサージェリーにおける誤差発生要因

今回のシステマティックレビューでは，ガイデッドサージェリーの誤差に影響を与える要因としては以下のことが導き出された（表3）．

Valenteら[11]は，インプラント治療計画と実際の埋入位置を三次元的に比較し，ガイデッドサージェリーの誤差を検討した．その結果，どの方向にも平均誤差は2mm未満，角度は

表2 サージカルガイドシステムの精度と臨床実績についてのシステマティックレビュー

システマティックレビュー	文献のメタ解析	ガイドシステム	インプラント残存率（期間）	起始点の誤差(mm) 平均	起始点の誤差(mm) 最大	先端部の誤差(mm) 平均	先端部の誤差(mm) 最大	深度の誤差(mm) 平均	深度の誤差(mm) 最大	角度誤差(°) 平均	角度誤差(°) 最大	合併症
Tahmasebら[3] (2014) 2014年第5回ITIコンセンサス会議	臨床実績に関する文編14編・精度に関する論文24編（2008～2013）（1996-補足）	静的ガイドシステム	97.3% (12カ月)	1.12	4.50＊	1.39	7.1＊	0.43	3.53○	3.89	21.16○	平均失敗率2.7% 術中もしくは補綴的合併症(36.4%) 手術中のサージカルガイド破損 インプラントの初期固定不良(1.3%) 治療計画の変更(2%) 骨造成の追加(2%) 補綴スクリューの緩み(2.9%) 補綴装置の不適合(18.0%) 補綴装置の破損(10.19%)
Asscheら[4] (2012) 2012年EAOコンセンサス会議	精度に関する文編19編（2004～2011）（1996-補足）	静的ガイドシステム	—	0.99	6.5△	1.24	6.9△	0.56	4.20△	3.81	24.9△	メタルチューブの脱離 サージカルガイドの破損
Schneiderら[5] (2009)	精度に関する文献8編，臨床実績に関する文献10編（1966～2009）	静的ガイドシステム	91～100% (12～60カ月)	1.07	4.7☆	1.63	7.1＊	0.44	1.94△	5.42	21☆	外科的合併症(9.1%) 開口量の制約によりサージカルガイド挿入不可(2.3%) サージカルガイドの破損(0.7%) 初期の補綴的合併症(18.8%) 補綴装置の不適合(7.2%) 大きな咬合調整(4.3%) 後期の補綴的合併症(12%) 補綴装置の破損(2.8%) スクリューの緩み(2.8%)
Jungら[6] (2009) 2009年第4回ITIコンセンサス会議	精度に関する文献19編，臨床実績に関する文献13編（2001～2007）（1996-補足）	静的・動的ガイドシステム全体	96.6% (12カ月)	0.74	4.5＊	0.85	7.1＊	0.32	1.10	4.0	20.43	平均失敗率(3.36%) 術中合併症(4.6%) 開口量の制約によりサージカルガイド挿入不可 インプラントの初期固定不良 骨造成の追加
		静的ガイドシステム	—	1.12	4.5＊	1.2	7.1＊	0.32	1.43	4.67	12.2＊	
		動的ガイドシステム	—	0.62	3.4	0.68	6.5	0.32	1.43	3.61	20.43	

☆：Vrielinckら[7]（2003）骨支持，複数．　＊：Di Giacomeら[8]（2006）骨支持，複数．　△：Kaltら[9]（2008）骨支持，複数．　○：Cassettaら[10]（2013）骨支持，複数．

表3 誤差に影響を与える要因

有意差なし	有意差あり（前記載項目の誤差が有意に少ない）
・上顎と下顎 ・無歯顎と部分欠損 ・サージカルガイド製作法	・無切開手術と切開手術 ・フルガイドでのインプラント埋入とフリーハンドでのインプラント埋入 ・歯牙支持型・粘膜支持型・暫間インプラント支持型と骨支持型 ・粘膜支持での粘膜ピンありと粘膜ピンなし ・模型・死体研究と臨床研究

8°未満であり，手術には起こりうるエラーを想定して，十分な安全域を確保して実行されるべきであると述べている．

Asscheら[12]は，ガイドスリーブとドリルによる誤差について，内径差が大きいほど，ガイド高径が高いほど，使用するドリルが長いほど，スリーブの位置が骨から離れるほど，誤差が大きくなることを報告している．ガイドスリーブは各ドリル外径よりもわずかに大きい内径のシリンダーが装着されており，ドリリング時にわずかなずれが生じてインプラント先端部で誤差が起こる可能性がある．ドリルはガイドチューブ内で多少の角度が変えられ，ガイドチューブの下縁から骨面までは少し距離があるため，この間でドリルの位置のズレは大きくなる．実際の手術では，開口量の制約があることや器具が口唇方向からしか挿入できないため，ドリル挿入時にはドリルが前方傾斜しやすく，ドリルの先端は予定位置よりも遠心

表4 ガイデッドサージェリーにおける誤差発生の可能性

検査	CT撮影・光学印象	治療計画	サージカルガイド製作	外科手術	補綴
・印象採得 ・石膏模型の膨張	・各種CT機器(医科用CT・歯科用CBCT) ・画像処理(DICOMデータ)(平均0.2mm未満) ・アーチファクト(メタル・モーション) ・データ処理過程(平均0.5mm未満) ・石膏模型の光学印象 ・診断用テンプレートの不適合	・各種ソフトウェア ・CT撮影データ(DICOMデータ)と光学印象の石膏模型データ(STLデータ)のマッチング操作 ・治療計画 ・診断用テンプレートの位置	・製作方法(0.1〜0.2mm) ・各種支持型(骨・粘膜・歯牙・暫間インプラント) ・模型上でのサージカルガイドの適合不良 ・材質の変形 ・スリーブの位置	・口腔内でのサージカルガイドの適合不良 ・サージカルガイドの装着位置(CT撮影時の診断用テンプレートとの位置関係) ・固定ピンの設置 ・骨の状態とドリリング形成時およびインプラント埋入時 ・シリンダーとドリルの間隙 ・シリンダーの装着位置 ・ドリル時のサージカルガイドの動揺 ・ヒューマンエラー(間違ったドリル長径、バーストップの設置など)	・CAM製作(0.1〜0.2mm) ・補綴装置の適合不良 ・材質の変形

に傾く可能性がある．また顎堤の隆起が低く骨質が硬くナイフエッジの場合，ドリリング時にドリルがぶれて骨の斜面を滑り側方へ流れることで誤差が生じやすいので注意を要する．

　Behnekeら[13]は，単独歯欠損・片側遊離端欠損・中間歯欠損・多数歯欠損でガイデッドサージェリーの誤差を比較したところ，多数歯欠損で最も誤差が大きく，単独歯欠損で誤差が最も低かった．また各種システムについても検討し，ドリル形成から埋入までをフルガイドシステムを用いた場合とフリーハンドで最終ドリル形成とインプラントを埋入した場合では，フルガイドシステムで最も誤差が少なく，フリーハンドで最終ドリル形成とインプラントを埋入した場合で誤差が大きかったと報告している．

　Sarmentら[14]は，CT撮影した顎骨模型で，右側には旧来のサージカルガイドを用い，左側には立体模型をCT撮影して製作した光造型のサージカルガイドを用いてインプラントを埋入した．インプラント埋入後に顎骨模型をCT撮影し，当初の計画とのインプラントの位置関係を比較した結果，旧来のサージカルガイドを使用した場合は，光造型のサージカルガイドを使用した場合よりも測定値のばらつきと誤差が大きかったと報告している．結論としては，光造型のサージカルガイドの使用は，歯科医師が手術中に下さなければならない苦痛を伴う多くの決断から解放され，インプラント埋入手術の精度は大幅に改善すると述べられている．

　Van de Veldeら[15]は，インプラント手術経験のある歯科医師，手術経験のない歯科医師，歯科学生を対象に，単独歯欠損ガム模型とそのCT画像を提示して無切開手術でのインプラント埋入実験を行った．その結果，多くの症例でドリルによる骨穿孔を認め，インプラント経験のある歯科医師と歯科学生の間に失敗率に有意差がなかったと報告している．結論としては，インプラント専門医でもフリーハンドでの無切開手術の誤差が大きく，十分な検査とサージカルガイドの使用は不可欠であると述べられている．

　ガイデッドサージェリーでの誤差発生の可能性を**表4**に示す．時間枠でみると，誤差は検査時，CT撮影・光学印象時，治療計画時，サージカルガイド製作時，外科手術時，補綴時のすべての過程で起こりうることを認識すべきである．小さな誤差が蓄積して最終的に大きな誤差が生じるため，誤差発生の可能性を常に意識して未然に防止することが大切である．

おわりに

　近年のインプラント治療におけるデジタル化の波は目覚ましく，患者と歯科医師の双方の成功のためにガイデッドサージェリーはきわめて有用と考えている[16〜19]．本章では，MIインプラント治療の概念に基づき，筆者が行ってきたガイデッドサージェリー，すなわちナビゲーションシステムおよびサージカルガイドシステムについて述べた．これらのシステムを使用する最大のメリットは，術前の検査・診断に役立つだけでなく，顎骨の内部情報を正確

に手術に反映させられることによって，無切開または微小切開の応用，骨増生の低減または回避など，短時間に正確で安全な低侵襲手術を行えることである．

　歯科医療界ではデジタルソリューションとしての流れが構築されてきており，今後は口腔内外光学印象装置の普及によりデジタル印象採得やデジタル咬合採得などが発展していくと考えられる．少数歯欠損においてはCBCT撮影（DICOMデータ）から口腔内外光学印象（STLデータ）のマッチングにより，インプラント埋入シミュレーション，サージカルガイド製作，CAD/CAM補綴までの一連のフルデジタルワークフローがすでに展開されており，さらなるデジタルソリューションの推進とともに，それらを取り巻くインフラの構築に期待がかかっている．患者がquality of lifeの担保として求める快適で安心なインプラント治療は，歯科医師（開業医・大学関係）から提供できる医療サービスと技術力・研究力，企業から提供できる最先端機器によるデジタルソリューションが統合されることで，デジタルデンティストリーとして確立する．患者のために，歯科医師，企業とのチーム医療により，安全・安心な患者主体のMIインプラント治療がなされていくものと確信している．

References

1) Fortin, T.et al.：Placement of posterior maxillary implants in partially edentulous patients with severe bone deficiency using CAD/CAM guidance to avoid sinus grafting：a clinical report of procedure. *Int.J.Oral Maxillofac. Imp.,* **24**（1）：96〜102, 2009.
2) Bornstein, M. M.et al.：Consensus statements and recommended clinical procedures regarding contemporary surgical and radiographic techniques in implant dentistry. *Int. J. Oral Maxillofac.Imp.,* **29**（Supple）：78〜82, 2014.
3) Jung, R.E.et al.：Computer technology applications in surgical implant dentistry：a systematic review. *Int. J. Oral Maxillofac. Imp.,* **24**（7）：92〜109, 2009.
4) Schneider, D.et al.：A systematic review on the accuracy and the clinical outcome of computer-guided template-based implant dentistry. *Clin. Oral Imp. Res.,* **20**（s4）：73〜86, 2009.
5) Assche, N. et al.：Accuracy of computer-aided implant placement. *Clin. Oral Imp. Res.,* **23**（s6）：112〜123, 2012.
6) Tahmaseb, A. et al.：Computer technology applications in surgical implant dentistry：a systematic review. *Int. J. Oral Maxillofac. Imp.,* **29**（Supple）：25〜42, 2014.
7) Vrielinck, L. et al.：Image-based planning and clinical validation of zygoma and pterygoid implant placement in patients with severe bone atrophy using customized drill guides. Preliminary results from a prospective clinical follow-up study. *Int. J. Oral Maxillofac. Surg.,* **32**（1）：7〜14, 2003.
8) Di Giacomo, G.A. et al.：.Clinical application of stereolithographic surgical guides for implant placement：preliminary results. *J. Periodont.,* **76**（4）：503〜507, 2005.
9) Kalt, G.and Gehrke,P.：Transfer precision of three-dimensional implant planning with CT assisted offline navigation. *Int. J. Comput. Dent.* **11**：213〜225, 2008.
10) Cassetta, M.et al.：Accuracy of two stereolithographic surgical templates：a retrospective study. *Clin. Imp. Dent. Relat. Res.* **15**（3）：448〜459, 2013.
11) Valente, F.et al.：Accuracy of computer-aided oral implant surgery：a clinical and radiographic study. *Int. J. Oral Maxillofac. Imp.,* **24**（2）：234〜242, 2009.
12) Assche, V. N. and Quirynen, M.：Tolerance within a surgical guide. *Clin. Oral Imp. Res.* **23**（4）：455〜458, 2010.
13) Behneke, A. et al.：Factors influencing transfer accuracy of cone beam CT-derived template-based implant placement. *Clin. Oral Imp. Res.* **23**（4）：416〜423, 2012.
14) Sarment, D. P. et al.：Accuracy of implant placement with a stereolithographic surgical guide. *Int. J. Oral Maxillofac. Imp.,* **18**（4）：571〜577, 2003.
15) Van de Velde, T. et al.：A model study on flapless implant placement by clinicians with a different experience level in implant surgery. *Clin. Oral Imp. Res.,* **19**（1）：66〜72, 2008.
16) 水木信之：インプラントサージカルガイドシステムの現在．QDT Art & Practice別冊/Digital Dentistry Year Book 2016．クインテッセンス出版，東京，16〜38，2016．
17) 水木信之．わが国におけるデジタルデンティストリーの現状と可能性―SIMPLANTによるデジタルトータルソリューション．歯科医療，**30**（3）：83〜94，2016．
18) 水木信之：インプラント診断・設計・手術支援への応用．基礎から学ぶCAD/CAMテクノロジー（日本デジタル歯科学会，全国歯科技工士教育協議会監修，末瀬一彦，宮崎　隆編）．医歯薬出版，東京，132〜136，2017．
19) 水木信之：インプラント・ガイデッドサージェリーの有用性．補綴臨床別冊/最新デジタルデンティストリー（末瀬一彦，宮崎　隆編）．医歯薬出版，東京，150〜165，2018．

【上記中，16〜19）は参考文献】

Column ❷
サージカルガイドおよびプロビジョナルレストレーション製作における技工上の留意点

森 勇樹・林 啓介・播本光平・山下恒彦

近年インプラント治療では，ガイデッドサージェリーの普及により，短時間で安全，しかもより正確な低侵襲手術が可能となり，MIコンセプトに基づいた包括的治療が行われるようになってきた．サージカルガイドを使用したガイデッドサージェリーによりインプラント埋入が行われたうえで製作される上部構造は，そうでない場合と比較して，審美的にも力学的にも相当有利になると思われる．

ここでは，サージカルガイド製作およびプロビジョナルレストレーション製作の技工について，マニュアル（従来型）・デジタル双方から考察を行うとともに，技工操作上の留意点について述べたい（図A）．

診断用ワックスアップの重要性

インプラント治療において主流となる考えの1つに，いわゆる補綴主導型インプラント治療（restorative-driven implant treatment）がある．そのためには最終的な補綴装置に与える理想的な形態・機能・審美性を考慮した診断用ワックスアップが必須となる．

検査・診断においては，スタディモデル・顔貌写真・口腔内写真を観察し現状を把握したうえで診断用ワックスアップを行うことが重要である．近年ではCAD/CAMシステムを使用し，デジタル画面上でワックスアップ（デジタルワックスアップ）を行い，またCTデータと模型や口腔内スキャンのデータを重ね合わせることで硬組織や軟組織が同時に三次元的に表示されるため，正確かつ容易に検査・診断することが可能となっている．

さらにデジタル化のメリットとして，作業時間の大幅な短縮はもちろんのこと，データを共有することにより，院内ラボでなくとも歯科医師と容易に連携をとることができる．

今回の症例では，従来の方法で診断用ワックスアップを製作した（図B）．

サージカルガイド製作の留意点

サージカルガイドの製作方法としては，一般的な填入レジン流し込み方式の従来法（図C）と，近年増えている光重合レジンを用いた3Dプリンティング方式（図D）が挙げられる．図Aで示したとおり，デジタル化により作業ステップを短縮することが可能となった．

どちらの方式によるサージカルガイド製作においても，留意点の一つとして挙げられるのが，診断用ワックスアップを忠実に再現することである．口腔内に装着した際に得たCT撮影データをマッチングすることにより理想的な最終上部構造の形態でのプランニングが行え，最適なインプラント埋入ポジションへと導くことが可能となる．模型と口腔内の誤差が生じる可能性があるため，無歯顎ではアンカーピン（図E），有歯顎ではインスペクションウィンドウ（図F）を付与し，歯との適合を確認することにより口腔内での誤差を最小限に留めることが重要である．

今回の症例では，3Dプリンティング方式でサージカルガイドを製作しており，無歯顎で粘膜支持となるためアンカーピンを使用している．

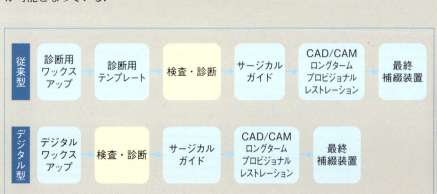

図A サージカルガイドを用いた治療における従来型とデジタル型のインプラント技工操作の流れ

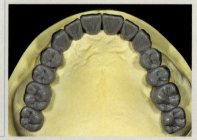

図B 従来法による診断用ワックスアップ

Column ❷ サージカルガイドおよびプロビジョナルレストレーション製作における技工上の留意点

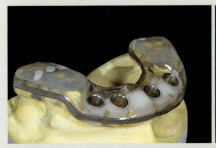

図C 填入レジン流し込み方式（従来法）により製作されたサージカルガイド

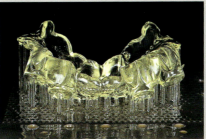

図D 光重合レジンを用いた3Dプリンティング方式により製作されたサージカルガイド

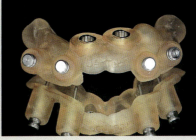

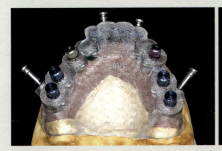

図E アンカーピンを付与したサージカルガイド

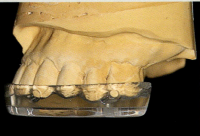

図F インスペクションウィンドウを付与したサージカルガイド

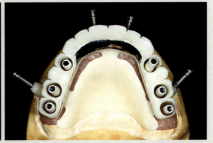

図G アンカーピンを用いたCAD/CAMロングタームプロビジョナルレストレーション

プロビジョナルレストレーション製作の留意点

　CAD/CAMシステムを用いてダブルスキャン・ミリングを行うことで，診断用ワックスアップの形態を忠実にプロビジョナルレストレーションに置き換えることができる．

　従来型では，技工用シリコーンパテで診断用ワックスアップのコアを採得し，副模型にてレジンを填入する．填入時のレジンのバリによるわずかな誤差が生じ忠実に再現するのが困難である．

　現在筆者らは，CAD/CAMマシンでマルチレイヤードカラーのPMMAを使用してロングタームプロビジョナルレストレーションを製作している．このプロビジョナルレストレーションでは，従来型と比較しても，吸水などによる変色，異臭などを抑制し，より審美的で，破折強度，longevity（永続性）において優位であることを臨床結果から証明している．

　即時荷重が行えるよう口腔内で固定できるようにテンポラリーシリンダー部を2.5mm程度空けておく．補強のためにCo-Cr合金にて補強線の製作を行う（図G）．

　インプラント埋入後プロビジョナルレストレーションを装着できるので，ワンデートリートメントが可能になり，患者の負担軽減につながる．

＊　＊　＊

　サージカルガイドの普及に伴い，インプラント埋入シミュレーションが容易になった．しかし，サージカルガイドの製作において最も重要なことは，口腔内でのパッシブフィットである．いかに完璧なインプラント埋入シミュレーションを行っても再現性が不十分であれば正確な位置に埋入することは困難である．また，サージカルガイドは材質上，変形が起こりやすく破折などのトラブルも考えられるため，剛性の高いレジンを使用し，口腔内での埋入時のたわみやドリリング時のレジン破折を防ぐことも重要である．

　インプラント治療のゴールを明確化し，良質なインプラント上部構造を製作する基礎となる最適なインプラントポジションを得るためには，ガイデットサージェリーはきわめて有効な選択肢であることは明白である．さらに進化するデジタルテクノロジーを利用したインプラント治療において，われわれ歯科技工士としての役割を理解し，積極的に治療に参加することが，今後さらに必要になると考える．

　稿を終えるにあたり，症例写真提供などのご協力をいただきました中谷歯科医院・堀内克啓先生，牧野歯科医院・牧野路生先生に心より御礼申し上げます．

References

1) 山下恒彦：ミニマルインターベンションコンセプトのインプラント治療における上部構造体製作の現在．補綴臨床別冊/ミニマルインターベンションインプラント．医歯薬出版，東京，64〜73．2008
2) 小久保裕司．コンピュータガイデッドサージェリーの基礎と現状を学び直す．クインテッセンスデンタルインプラントロジー，24(2)：46〜57，2017．
3) 菅井敏郎：コンピュータガイディングシステム．補綴臨床別冊/ミニマルインターベンションインプラント．医歯薬出版，東京，26〜39．2008

3章 Evaluation & Planning

ガイデッドサージェリーのための骨の評価と治療計画立案

1. 骨形態および骨質の評価
1) インプラント埋入における骨形態の評価および解剖学的留意点
―Incidental findingを見逃さない安全なインプラント治療のために―

金田　隆

はじめに

現代の口腔インプラント（以下インプラント）治療には，①補綴主導型（骨造成術などを含む）インプラント治療の実践，②治療期間の短縮化および患者負担の軽減，③リスクファクターの明確化，④審美性の追求，⑤医療安全を満たすことが求められている．これらの実践にはCT（CBCT）による正確な画像診断が必要不可欠とされている[1]．

一方，欧米では，被曝や，いわゆる"incidental finding（画像検査時の偶発病変．CT検査時にたまたま主訴部位以外の疾患が見つかること）"の病巣見逃しによる訴訟など，インプラント治療への適正なCT利用が問われている[1]．このような背景の中，CTデータを有効活用するために，インプラント術前検査のCTシミュレーションや，CTデータに連動した最終補綴装置装着へのCAD/CAMの応用を日常臨床で利用する歯科臨床医が全世界で増加している[1〜3]．失敗が許されないインプラント治療において，患者の現実のCTデータによるシミュレーションを用いた正確なガイデッドサージェリーは現代のインプラント治療に必要不可欠である．

本項では，ガイデッドサージェリーによるインプラント埋入時の骨形態の評価および解剖学的注意事項として，

①Incidental findingを見逃がさない，インプラント臨床に必要な鑑別診断とリスクファクターとなる疾患の画像診断

②インプラント・ガイデッドサージェリーに必要な解剖学的留意事項

を中心に述べる．

インプラント臨床に必要な鑑別診断とリスクファクターになる疾患

1・CT検査時に注意すべきインプラント治療のリスクファクターとなる疾患

1）放射線治療後の顎骨

放射線治療後の顎骨は，数年経過しても放射線性骨髄炎を継発する可能性があるので十分注意し，インプラント治療を行うか否かを慎重に検討する必要がある．頭頸部癌（特に上咽頭や中咽頭および口腔癌）治療により直接多量の放射線が照射された顎骨には，インプラント治療を施行しない選択肢も考慮する[1]．

2）骨粗鬆症

古くは禁忌とされていた同疾患は材料の進歩に伴い，近年では積極的なリスクファクターにはなっていない[4]．しかしながら，骨を作る能力が衰えているので，初期固定を得るまでの時間をやや長めにとるなどの配慮が必要である．また近年ではビスフォスフォネート製剤などの薬剤性関連顎骨壊死にも十分な注意が必要である．

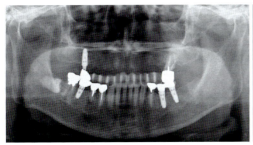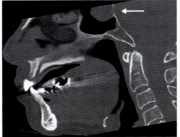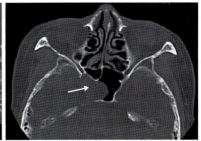

図1　インプラントCT検査時のincidental finding例
　患者は60歳代の女性．上顎前歯部のインプラント治療にて来院．
　CTにて下垂体に類円形の腫瘤がみられる（矢印）．専門医により下垂体腫瘍と診断された．

3）炎症性疾患

　上顎洞炎や骨髄炎などの炎症性疾患はインプラント治療後にこれら炎症症状を増悪させる可能性があるので注意をする必要がある．通常はこれら炎症性疾患の治療を優先し，その後にインプラント治療を行うことが推奨される．

2・Incidental findingについて

　画像検査時は主訴部位以外の異常所見も必ず検出し，患者に正確に報告しなければならない．

　主訴部位以外の疾患が偶然検出される，いわゆるincidental findingを見逃さない正確なCT画像診断は大変重要な時代となっており，撮像された領域の異常をすべて抽出する正確な画像診断が必要である[3]．欧米ではCT検査時の病変の見逃しによる訴訟が問題になっている．また近年はわが国においても医科病院でのCT見逃し，放置による死亡事故が報告された．

　現代のインプラント治療において主訴以外のさまざまな疾患や得られたCT検査結果は，患者に正確にすべて報告しなければならない．

　図1にインプラント検査時のincidental findingの症例を示す．本学の10,000件以上のインプラントCT検査の検討では，約15％ほどに何らかの他の疾患を伴うincidental findingがみられた．撮像された領域の異常をすべて抽出する正確なCT画像診断の重要性が今後さらに問われる時代になるであろう．

インプラント・ガイデッドサージェリーに必要な解剖学的留意事項

1・インプラント埋入における骨形態の評価のポイント

　本邦で最も使用頻度の高い平均的インプラントの大きさは，太さ4mm前後，長さ10mm前後である[6]．「太さ4mm前後，長さ10mm前後のインプラントが下顎管や上顎洞および鼻腔と適切な位置関係を保ちながら，顎骨に埋入・維持される」イメージをもつことが，口腔インプラント治療画像診断時に必要不可欠である．

　欠損部顎堤の形態は十分な頰舌的な幅があり，インプラント周囲に最低1mmの骨幅を持ち，下顎管，上顎洞，鼻腔などと余裕をもった位置関係（下顎管からは最低2mm離す）が必要である．

表1 日本人1,056人, 4,123部位（男性370名, 女性686名, 15歳〜87歳, 平均年齢56.1歳）の口腔インプラント埋入部位の歯槽骨高径・幅径（平均）

ブロック	高径平均(mm) ±SD	幅径平均(mm) ±SD
上顎前歯部（681部位）	14.8±3.8	4.3±1.9
小臼歯部（684部位）	11.1±5.5	5.7±2.3
大臼歯部（761部位）	6.7±5.4	7.9±3.1
下顎前歯部（181部位）	19.5±5.4	4.8±2.1
小臼歯部（551部位）	14.2±3.9	5.9±2.2
大臼歯部（1,265部位）	13.4±3.4	6.9±2.5

高径の平均は上顎小臼歯部と上顎大臼歯部で12mm以下であり, 幅径の平均は上顎前歯部, 上顎小臼歯部, 下顎前歯部, 下顎小臼歯部で6mm以下である.
［文献6)より］

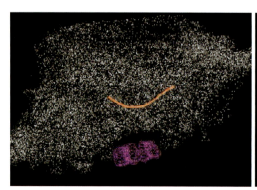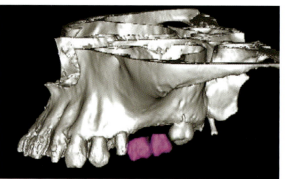

図2 上顎へのインプラント埋入時の注意点：顎動脈分枝の後上歯槽動脈の走行に注意！
後上歯槽動脈：上顎骨の下方1/3を走行する. 小児では軟組織に分布する. 無歯顎では歯槽堤が近くなる.

2・上顎のインプラント埋入における骨形態評価および解剖学的注意点

　本邦のインプラント治療希望患者の上顎臼歯の平均残存歯槽骨は高径が7mm前後, 幅径が8mm程度である6)（表1）. そのため, 比較的幅径はあるが, 長さ10mmのインプラント埋入のためには上顎洞底部までの歯槽骨高径が不足する症例が圧倒的に多い. したがって, 上顎大臼歯部インプラント埋入に不足する高径を確保するために, 術前CT検査から上顎洞底挙上術であるサイナスリフトやソケットリフトなどの骨造成術が必要な症例は本邦においては少なくないことを知っておくべきである. したがって, 画像診断時にはサイナスリフトやソケットリフトを困難とさせる, 上顎洞隔壁の有無や位置, および上顎洞炎の有無も画像診断時には大切である4).

　上顎は顎動脈の分枝である後上歯槽動脈の走行に注意し, 損傷に十分注意する（図2）. 後上歯槽動脈は小児では軟組織に分布し, 成人は上顎歯槽骨の下方1/3を走行し, 無歯顎は歯槽骨の吸収を伴うため, 上顎骨の下方1/3よりもさらに下方を走行することがある. CT前額断像にてこれら走行を十分注意して, 画像診断する. サイナスリフトなどの骨造成は後上歯槽動脈の下方で処理し, 損傷に十分留意するよう画像診断時に指摘することが肝要である.

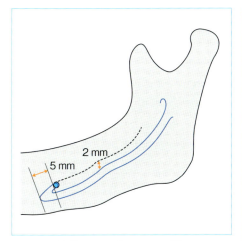

図3 下顎管とインプラントの距離
①下顎管から最低2mm離す.
②オトガイ孔からは近心方向は5mm離す→オトガイ孔からの解剖学的な折り返しに十分注意する.

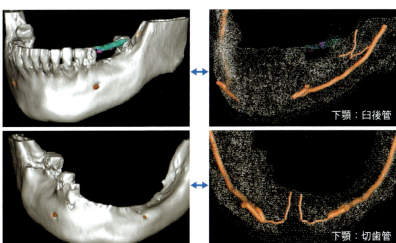

図4 下顎へのインプラント埋入時の注意点：インプラント埋入においては，神経損傷と出血に最大限の注意を！
①骨計測以外に下顎管，臼後管，切歯管などの有無も必ずCTで確認する.
②絶対に骨外にインプラントを穿孔させない．詳細な術前CT診断は必須！

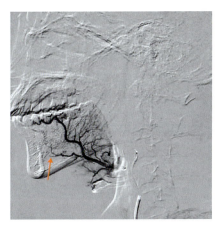

図5 舌の血管造影像（側面像）
下顎骨内側に沿うように走行する舌下動脈（矢印）の損傷は絶対に避ける.

3・下顎のインプラント埋入における骨形態評価および解剖学的注意点

　本邦の1,256部位の報告によると，下顎大臼歯相当部の高径は平均13mm前後であり，骨幅は7mm前後である．下顎管からは最低2mm離す必要性を考慮すると，危険を伴う症例は本邦において少なくないことがわかる．

　下顎のインプラント埋入時は下顎管からインプラントは最低2mm離し，オトガイ孔から近心方向は最低5mm離す（ループ状の折り返しを考慮）必要がある（図3）．顎骨の成長が終了した，成人の顎骨はオトガイ孔からの下歯槽神経の折り返しが生じるため，必ず避け，埋入時に下顎管やオトガイ孔の神経，脈管を損傷しないように十分注意する必要がある[3]．

　また，下顎では下歯槽管本体の損傷および下歯槽神経の分枝となる臼後管，切歯管および副オトガイ孔の位置にも注意する．CT連続画像にて下顎管と変わらない太さの臼後管，切歯管損傷は止血困難となるので十分配慮することが肝要である[4]（図4）．

　またインプラントが顎骨の舌側に絶対に穿孔しないように術前診断し，埋入時の舌およびオトガイ動静脈の損傷に十分配慮する必要がある[3]（図5）．

4・皮質骨の厚さ

特に上顎前歯部症例では，審美面での配慮が必要である．そのため前歯の審美面の鍵となる唇側の皮質骨の有無がインプラント治療時に重要である．CTにて唇側皮質骨の厚さもチェックし，咬合圧の方向も考慮した埋入位置も十分検討する必要がある．

5・ガイデッドサージェリー時のインプラントシミュレーションソフトの活用

インプラントシミュレーションソフトは骨造成時に必要な骨量も術前に正確に測定できるため，術前シミュレーションを繰り返し検討し，術中のリスクを回避することが必要である．インプラントシミュレーションソフトを使用することにより，1回のCT検査から得られるCTデータを頻回に使用し，失敗のリスクをできるだけ低くするCTデータ利用が今後も推奨される方法である．

＊　＊　＊

> **❗インプラント成功のポイント❗**
>
> ・インプラントガイデッドサージェリー：インプラント埋入時の骨形態評価および解剖学的注意点
>
> ① 現代口腔インプラントの治療術式を熟知
> ② インプラント体と神経，血管が安全な距離を保つCT読像
> ③ CTシミュレーションなども用いて最終補綴装置を考慮した治療計画
> ④ Incidental findingも含めたCT鑑別診断は必須
> ⑤ 骨外に決して穿孔させないインプラント埋入術

臨床医の先生方が適切な画像診断を用いることによって，より安全にインプラント治療が行えることに本項が少しでも役に立てば幸いである．

References

1) 金田　隆：インプラント治療におけるCT検査のポイント．基本から学ぶインプラントの画像診断（金田　隆編著）．砂書房，東京，70〜107，2008．
2) 金田　隆：インプラントCTシミュレーションの基本的事項．インプラントCTシミュレーションのすべて（金田　隆編著）．砂書房，東京，8〜23，2012．
3) 金田　隆：口腔インプラントの画像診断．口腔インプラントの治療指針（日本口腔インプラント学会編）．医歯薬出版，東京，2015．
4) Tsukioka, T. et al.：Assessment of relationships between implant insertion torque and cortical shape of the mandible using panoramic radiography：Preliminary study. *Int. J. Oral maxillofac. Implants*, 29：622〜626, 2014.
5) 金田　隆編著：口腔インプラント治療時に知っておくべきCT正常像，画像診断に学ぶ難易度別口腔インプラント治療．永末書店，京都，2014．
6) 関谷浩太郎ほか：64列MDCTを用いたインプラント術前検査における埋入予定部位の歯槽骨高径および幅径の検討．日本口腔インプラント学会誌，24：3〜9, 2011.

1. 骨形態および骨質の評価
2) 顎骨の構造および骨質

松尾 朗

はじめに

インプラント埋入手術に関連したさまざまな偶発症が社会的な問題となっている．これは，インプラントを顎骨内直視できない深部に埋入することが大きな原因である．それらを解決するために，近年コンピュータやインターネットの普及に端を発したデジタルテクノロジーの進歩に基づくコンピュータ補助診断(computer-aided diagnosis：CAD)・手術(computer-aided surgery：CAS)によるインプラントの診断および手術が驚くべき発展を遂げている．

サージカルガイドシステムによるガイデッドサージェリーは最も広く普及しているCAD・CASの1つであり，CT(CBCT)データをもとにしたシミュレーション(CAD)画像から製作されたサージカルガイドを使用してCAS手術を行う手技で，この適用によりインプラント手術の安全性と正確性が格段に向上する．しかし，五感を働かせやすくするバーチャルリアリティ手術[*1)]とは異なり，ガイデッドサージェリーでは，サージカルガイドに従って自動的に埋入するため，術中に実際の埋入部位を見ることができず，思わぬトラブルに遭遇する危険がある．

それらの危険性を回避する最良の方法は，術者が術前にCTデータを詳細に解析し，ガイデッドサージェリー中もシミュレーション画像を確認し，ドリルの感触を鋭敏に感じ現在位置を想像することである．そのためには，骨の構造的・質的特徴をよく把握し，それがシミュレーション画像にどのように表現されるか理解する必要がある．

骨の構成要素とインプラント治療のための構造・質的評価

1・骨を構成する成分

顎骨は単一な板でできているわけではなく，その構造は非常に複雑である[*]．骨粗鬆症などの骨代謝疾患研究では，骨に加わる力を受けとめることの可能な強さを「骨強度」という．「骨強度」は，よく鉄筋コンクリート建築に例えられるが，コンクリートの量および濃度にあたる「骨密度」と，鉄筋の部分の構造的な強さにあたる「骨質」を総合して決まると考えられている．

「骨強度」の研究は非常に進んでおり，2001年のNIHのコンセンサス会議において「骨密度」が約70％，「骨質」が約30％骨強度に影響していると明記されている．「骨質」は，骨の微細構造，コラーゲン架橋，マイクロダメージなどの要因が複雑に影響し決定される[2)]（図1）．

2・インプラント治療における骨の評価[*]

インプラント治療についても古くから骨構造の評価が行われている．中でも，Lekholmによる手指の感覚による評価[3)]や，MischのCTによる分類[4)]は，すでに一般的な指標となっており，インプラントの成功率との有意な相関が認められるとの報告が多数ある[5)]（図2）．

---

[*]バーチャルリアリティ手術
バーチャルリアリティ(VR)は，画像環境を実際にそこにあると感じさせるためのコンピュータ技術である．最近医療のさまざまな分野で話題になっている．
インプラントでも一部実用化されているナビゲーション手術などは，CADにより作られた仮想現実の画像を使い，実際に見える以上の情報が見えるためVR手術である．

[*]骨の構造
骨は皮質骨と海綿骨からなっている．表面を覆う皮質骨の厚みは2〜4mmで，骨全体の80％を占めており，非常に硬い．一方，海綿骨は約20％を占め，軟らかく，皮質骨より代謝が早いので，全身の骨代謝の影響はまず，海綿骨から受ける．

[*]インプラントにおける「骨質(bone quality)」
インプラント研究において使われる「骨質」という用語は，骨代謝研究ではむしろ「骨密度」にあたることが多く，注意が必要である．
多くのシミュレーションソフトで「骨質」として評価されているものは，あくまでCT値を皮質骨と海綿骨を分離せず平均値を算出したもので，厳密な意味での「骨質」とは異なる．また，基本的にデンタルCT(CBCT)はCT値の正確な評価ができず[6)]，それをもとに計算されたCT値(CBCT値)はあくまで参考値である．

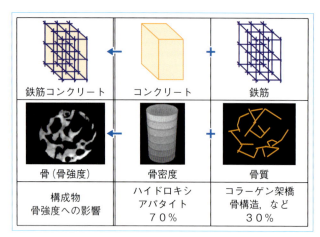

図1 骨強度の評価

骨の強度は，鉄筋コンクリート建築におけるコンクリートの量と濃度に例えられる骨密度と，鉄筋の部分の構造的な強さに例えられる骨質が総合し決まる．骨質は骨構造以外にコラーゲンの構成やマイクロダメージなども影響する．

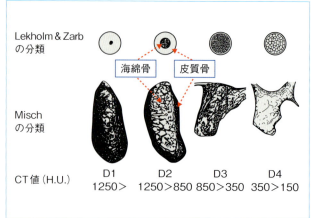

図2 インプラント埋入における骨構造評価

上段はLekholm and Zarbによる手指の感覚による分類，下段はMischのCTによる分類．

いずれもクラス1は硬くドリル時にオーバーヒートをきたしやすく，クラス4は軟らかくドリルがぶれやすい．

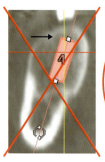 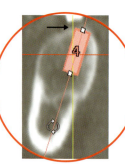 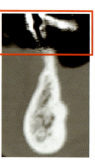 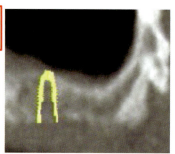

A：インプラント埋入のシミュレーションを行う際，不慣れな術者だとネックの位置の設定が甘くなりがちである．

B：シミュレーション上で埋入深度が狂えば，1サイズインプラントの長さが異なってくる可能性がある．

C：金属アーチファクトの多い症例では，ネックの正確な位置の設定は困難である（□）．

D：骨が脆弱な上顎大臼歯部でも，上顎洞底の皮質骨に維持を求めると良好な初期固定が得られる．

図3 埋入シミュレーションの際のネック位置の設定

ガイデッドサージェリーにおいて骨の構造と質を把握するための9つのヒント

1）インプラントのネックの位置の設定が手術成功のカギである！

筆者が若手医師にインプラント埋入のシミュレーション指導を行う際に強く感じるのは，インプラントネック位置の設定が甘くなりがちなことである．

シミュレーションで埋入深度が2mm狂えば，実際のサージカルガイドではそれ以上の違いが生じ，インプラントの長さが1サイズ異なる結果となる．また，金属アーチファクトの多い症例では，ネックの正確な位置設定が困難な場合も珍しくない．このような場合，サージカルガイドの深度はあくまで参考値として考え，さまざまな情報を総合し最終的な深度を決めなくてはならない（図3-A～C）．

2）サージカルガイドを使用すれば深部の皮質骨にも初期固定を求めることが可能である．

初期のオッセオインテグレーションインプラントでは，下顎前歯部にきわめて長いインプラントを下顎下縁の皮質骨に達するよう埋入することを推奨した時期もあったが，下縁の骨を穿孔させることで出血などのトラブルも多かった．確かに，歯槽頂に加え深部の皮質骨に

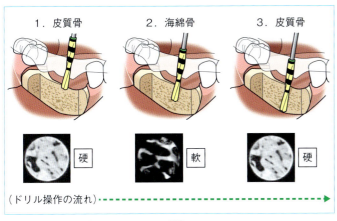

図4 ドリリング中の骨の硬さの感触
ドリリング中は，図のような流れで骨の感触をドリルの先端に感じるはずである．

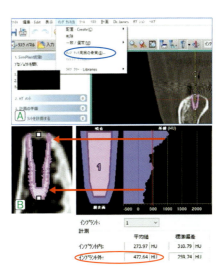

図5 シミュレーションソフトにおけるインプラント埋入部位の骨構造の把握
多くのシミュレーションソフトでは埋入部位周辺のCT値の表示が可能である（A：○）が，単にCT値の平均値（B：○）ではなく，歯槽頂から先端部までの骨の硬さの変化をチェックし，術前にドリルの感触をシミュレーションしておく（B：←）．

も維持を求めると初期固定が得られやすいことは事実である．

　ガイデッドサージェリーは正確な位置への埋入が可能であることから，たとえば骨が脆弱な上顎大臼歯部でも，上顎洞底の皮質骨に維持を求めれば良好な初期固定が得られる．著者もよく試みる手法である（図3-D）．

3）ドリリング中，常に骨の硬さを感じること！

　インプラント埋入の際，基本的なドリリングの感触は，皮質骨（硬い）➡海綿骨（軟らかい）➡皮質骨（硬い）の順に感じられるはずである（図4）．ガイデッドサージェリー実施の際は術者の五感を働かせにくくなるため，機械的にドリリングするのではなく，骨の感触をドリル先端に感じることが安全な手術への秘訣である[*]．

*ガイドを使用するとドリリングの際オーバーヒートしやすい！
　フリーハンドでは，硬い骨だとドリル先端が滑りがちで刺入位置がずれやすい．ガイドの使用によりその心配はなくなるが，位置がずれないため強い埋入圧でのドリリングが可能となり，オーバーヒート誘発の危険がある．また，外部注水だとガイドが邪魔して冷却水が到達しにくいことにも留意すべきである．

4）埋入部位の骨の内部構造を把握すれば，ドリルの感触が予想しやすい！

　多くのシミュレーションソフトでは埋入部位周辺のCT値の表示が可能である．埋入前にぜひ，CT値の平均だけでなく，歯槽部から先端部までの骨の硬さの変化をチェックし，ドリルの感触をシミュレーションしておくと術中安心である．なお，正確なCT値の把握には医科用CTが有利である（図5）．

5）歯槽頂の皮質骨は脆弱なことがある！

　初期固定に重要な歯槽頂の皮質骨は，抜歯直後は薄いことが多く[*]，サージカルガイド下の目視できない状況で強圧のドリリングをすると，骨が破壊される可能性がある．シミュレーション画像で最初に刺入する部の状態をチェックすると同時に，いつ抜歯されたかを事前に問診しておくことが重要である[*]（図6）．

*抜歯窩治癒過程による骨構造変化
　抜歯後6カ月程度までは，抜歯窩の治癒過程により骨の状態が大きく変化していく．CT撮影と埋入時期が1カ月も違うと骨の状態が大きく異なることがあり，注意が必要である．

6）骨内の硬化部に注意！

　長期の炎症の後に抜歯した部位では，固有歯槽骨（歯槽硬線の部分）が硬化し，非常に高いCT値を示すことがある．そのような場合，ドリリングの位置がずれて皮質骨に当たって

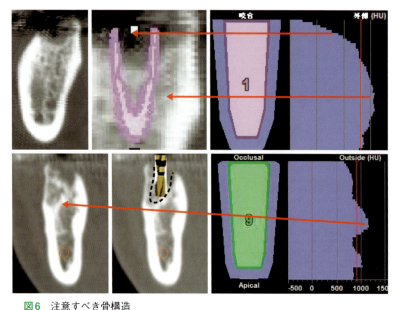

A〜C：抜歯直後は歯槽骨が薄く，骨が脆弱なことが多く，強圧のドリリングで骨が破壊される可能性がある．

D〜F：長期の炎症の後に抜歯した部位では，固有歯槽骨が硬化し非常に高いCT値を示すことがある．浅い位置にもかかわらず，皮質骨に当たったのかと錯覚するほど硬く，オーバーヒートの危険性も高い．

図6　注意すべき骨構造

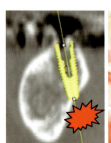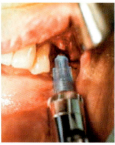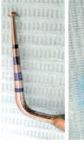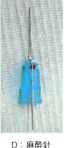

A：外側皮質骨外へのドリルの抜けが疑われる．
B：埋入窩に浸麻針を挿入し，ドリルの抜けの状態を確認している．
C：デプスゲージ
D：麻酔針

図7　術中ドリルが骨外に抜けた疑いがある場合の確認法

術中ドリルが上顎洞や外側皮質骨の外に抜けた疑いのある場合(A)，埋入窩から麻酔針やデプスゲージを挿入し，実際に抜けたかを確認する．筆者は細かく確認できる30Gの浸麻針を使用している(B〜D)．

いるのかと錯覚することもあり，オーバーヒートの危険性も高い．また，フリーハンドの埋入では，硬い部分を貫通させるため強圧でドリリングすると，抜けた瞬間に予想しない深度までドリルが達してしまうことがあり危険である．

サージカルガイドを使用すればそのようなアクシデントを避けることができるが，オーバーヒートの危険を避けるため，よく切れるドリルを使用し，ドリルステップを多くするほうが安全である(図6)．

7) 術中埋入窩から出血があっても冷静に対処すること！

埋入中，下顎管に当たったと思えない非常に浅い深度で，かなりの出血を認めることがある．これは，骨髄中の小動脈損傷の可能性が高い．このような場合は手早くインプラント埋入してしまえば特に問題ない．しかし，万一外側皮質骨を損傷し，ドリルが外側の軟組織に抜けた場合は要注意である．

サージカルガイドを使ったとしても，わずかでもドリルが骨外に抜けた疑いがある場合，必ず麻酔針などを埋入窩に挿入し，切削部が骨中に留まっていることを確認する．損傷が疑われる場合，切開剥離し必ず直視で確認すること(図7)．

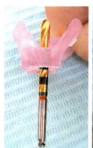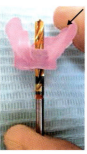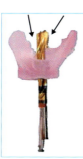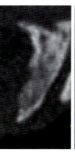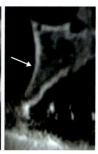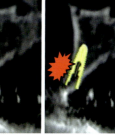

A：サージカルガイド内に自然にドリルを挿入した場合．

B：ドリルに無理な側方圧（矢印）を加えた場合．

C：AとBのスーパーインポーズ．先端は1mm以上ずれている（矢印）．

D, E：口蓋側が硬い皮質骨で，頬側に皮質骨を欠く症例．ドリル先端は皮質骨に沿って脆弱な骨の部分に向かって滑っていき（イ），予定埋入部位（ア）と位置がずれ，脆弱な骨を破壊する可能性がある．

F, G：ドリル先端付近が陥凹し，皮質骨が薄く脆弱な症例．正しい位置にドリルを進めても，骨破壊の可能性がある．

図8　側方圧によるドリル先端のずれの発生
ドリルに無理な側方圧が加わると先端の位置がずれる．

8）無理な側方圧が加わるとドリル先端の位置がずれる！

サージカルガイドは非常に精密にできている．しかし，側方に無理な力を加えると先端の位置がずれる可能性がある．たとえば，硬い皮質骨のすぐ内側をドリリングする場合，ドリル先端は皮質骨に沿って脆弱部に向かって滑っていき，位置がずれる可能性がある．上顎前歯部は，口蓋側がきわめて硬く厚い皮質骨でできていて，唇側は脆弱なため，ドリルが唇側にずれ，骨破壊の可能性がある（図8）．

9）正しい位置に埋入しても脆弱骨は破壊されることがある！

上顎前歯部はドリル先端付近で陥凹し，かつ，皮質骨が薄く脆弱なことが多い．正しい位置にドリリングを進めても，骨が脆弱であれば破壊される．損傷が疑われる場合，必ず麻酔針などで確認し，問題があれば切開剥離し直視で確認すること（図8）．

おわりに

ガイデッドサージェリーでは埋入部位の直視が困難なため，術者の五感を働かせにくくなる．画像情報から事前に構造的・質的評価を行い，それらの情報をもとに，ドリリング中に常に骨の感触を感じ，問題が生じた際に，躊躇なくサージカルガイドを外し明視野下で確認を行うこと，すなわち「**まず骨と対話すること**」が，ガイデッドサージェリーの危険を回避する最良の方法である．

References

1) Matsuo, A. et al.：Virtual reality head-mounted display for endoscopically-assisted implant surgery. *Brit. J. Oral Maxilofac. Surg.*, **56**：636〜637, 2018.
2) NIH Consensus Development Panel. *JAMA*, 285：785〜789, 2001.
3) Lekholm, U. and Zarb, G. A.：Patient selection and preparation. Tissue-Integrated Prostheses：Osseointegration in Clinical Dentistry (ed. by Branemark, P-I. et al.). Quintessence, Chicago, 199〜209, 1985.
4) Misch, C.E.：Bone density；A key determinant for clinical success. Contemporary Implant Dentistry, 2nd ed. Mosby, St Louis, 109〜118, 1999.
5) Shapurian, T. et. al.：Quantitative evaluation of bone density using the Hounsfield index. Int. *J. Oral Maxillofac. Implants*, **21**：290〜297 2006.
6) Araki, K. and Okano, T.：The effect of surrounding conditions on pixel value of cone beam computed tomography. *Clin. Oral Implants Res.*, **24**：862〜865, 2013.

2. インプラント治療計画立案
1) 治療計画の原理原則と難易度評価

月岡庸之

はじめに

現在，インプラント治療はそのシステムの進化や骨および軟組織の増生技術向上により補綴主導型の治療が可能となった．その背景にはCT検査によるインプラント埋入位置の三次元的な評価が大きく関与している．さらには今日歯科用CBCTの急速な普及により三次元画像分析ソフトの使用も増加していることが予想される．

本項では，治療に不可欠なCT検査を中心にX線検査を用いた難易度別インプラント治療の分類とその実際について臨床例を交え解説する．

治療計画の原理原則

1・CT検査によるインプラント治療に必要な解剖学的原則

1998年から2012年までの，インプラント治療における医科用MDCTおよび歯科用CBCTの利用についての論文数を見てみると，圧倒的に解剖学的構造について報告されているものが多い*．

インプラントは十分な骨への埋入を必要とすることから，顎骨の形態把握は不可欠な診断である．さらに注意を要する構造が脈管系で，神経や，動脈，静脈を損傷した場合には即座に重篤な障害，または生命にかかわる事態を引き起こす可能性が高くなる*．

1) 上顎インプラントの原則

上顎はその解剖学的特徴として切歯歯槽突起の上方に鼻腔があり，第二小臼歯付近から遠心側に上顎洞が広がっているため，インプラントの埋入に際して十分な骨量が不足することがある．さらには前歯部臼歯部どちらか，または両方とも吸収している顎堤に対してアプローチをしなければならないケースが多く，インプラントの長さと直径を慎重に考慮する必要がある．

注意を要する脈管としては，顎動脈の分枝である後上歯槽動脈があり（図1），筆者らの研

> *インプラント治療におけるCT利用に関する文献傾向
> 1998年から2012年のインプラント治療に対するX線検査の論文数の中で解剖学的構造に関しての論文はCTを利用した報告が圧倒的に多く，特にCBCTを利用した報告はMDCT（multi-detector row computed tomography）の3倍程度認められ，歯科用CBCTの世界的な急速普及が示唆されている．
> [Michael, M. et. al. JOMI, 29 (Suppl). 2014.]

> *上顎骨吸収の分類
> ジュネーブ大学での2006年の報告によれば，両側臼歯部が吸収している割合は49.43%で，前歯と両側臼歯部が吸収している割合は29.89%と，双方で79.32%に達していた．

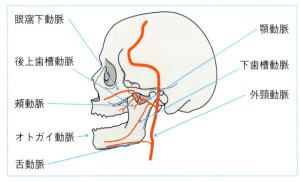

図1 後上歯槽動脈は外頸動脈の分枝

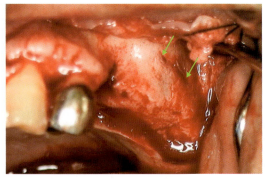

図2 上顎洞前壁に後上歯槽動脈が確認できる（48歳男性）

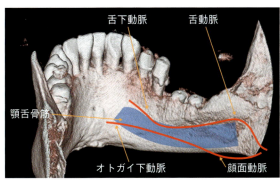

図3 下顎の解剖学的構造（骨系．VR〈volume rendering〉画像）

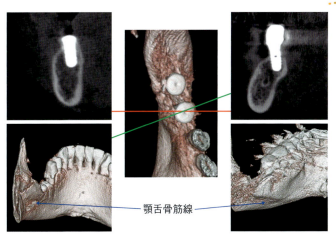

図4 顎舌骨筋線下方の顎骨形態の個体差
左側では顎舌骨筋線下方の広がりが少ないが，右側では大きい．個体差に注意．

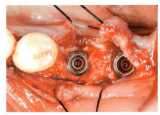
A：インプラント埋入時の咬合面観

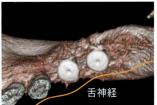
B：同部位埋入後のVR画像

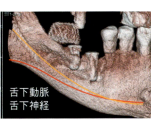
C：舌側から見たVR画像．インプラント先端は舌側に突出している．

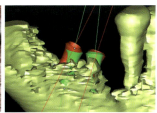
D：オブリークと撮影軸で埋入の角度は大きく異なる．

図5 オブリークライン診断の重要性

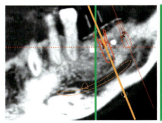
A：診断用ステントに沿って埋入軸で断面を診断する．

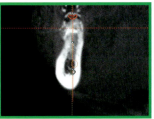
B：Aの緑線（撮影軸）で観察した下顎骨体断面．顎舌骨筋線下方の広がりは少なく見える．

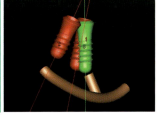
C：断面が異なるとインプラントの向きも大きく異なる．

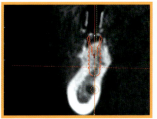
D：Aのオレンジ線（オブリーク軸）で観察した断面．顎舌骨筋線下方の広がりがよくわかる．

図6 オブリークラインの重要性
ビューワーのみでは危険！

*CTによる後上歯槽動脈の検出
64列MDCTを使用した後上歯槽動脈の描出の結果，10歳から89歳までの被験者においてその検出率は74.5％であり特に20歳以上においては94％の高い検出率を認めた．［64列MDCTを使用した後上歯槽動脈の描出．月岡庸之，金田隆，日本大学松戸歯学部放射線学講座，ITI World Symposium, Geneva, April 25, 2014.］

究でその出現率はMDCTを用いた場合94％と高く，臼歯部の欠損部位とその走行が一致する可能性がある[1]（図2）*．臼歯部位のインプラント埋入または骨増生時には同血管に接触しないよう注意を要する．

2）下顎インプラントの原則

下顎におけるインプラント治療の注意点としてはその顎骨形態にある．すなわち歯槽骨が基底骨より幅が狭く，顎舌骨筋線を境に顎舌骨筋下方には舌下動脈，オトガイ下動脈，舌下神経など，重要な脈管が走行している（図3）．

特に顎舌骨筋線より下方の広がりは固有差があるため，補綴的に妥当な位置にインプラントを配置した場合，症例によってはその先端が骨外に逸脱してしまう可能性もある（図4，5）．したがってインプラントの植立角度や埋入深度に注意を要する．

またその際，CT撮影軸ではなくインプラント埋入軸で正確に顎骨の形状を診断する必要がある．その点でもシミュレーションソフトによる診断は必須である（図6）．

図7 シミュレーションで分析できる項目

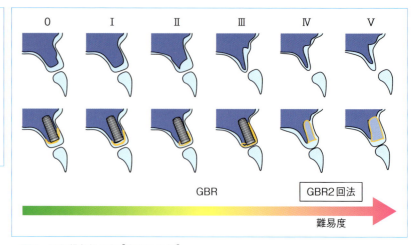

図8 硬組織欠損分類【空間の分析】
[Glauser, R. (1999), Hammerle, C. (2005). Orale Implantologie]

2・シミュレーションソフトを使用した治療計画の手順

　治療計画を立てるにあたり重要なことは各分析ポイントとその構築順である．この点についてはまだ明確に定義されたプロトコルは存在しない．筆者らは，従来報告されている科学的根拠と臨床経験から分析ポイントの定義を行い，またそのプロトコル組み合わせにて治療難易度分類の構築を試みた．

　分析ポイントはシミュレーションソフトで以下の順に行うものである（図7）．
　①空間の分析……埋入部位の骨組織および歯肉組織の量と形態の把握と評価
　②時間の分析……抜歯窩治癒時期による分類および荷重時期による分類
　③思考の分析……増生時期，荷重時期，補綴時期の組み合わせと順序立て．

1）空間の分析

　インプラント治療において周囲の十分な骨量は初期固定に有利である[2]．したがって埋入予定部位の骨形態の評価は治療方針に大きく影響する．しかしながら適正な埋入位置に顎骨が存在しないこともある．その場合骨増生（GBR）が必要となるが，顎骨欠損の形態別に対する適切な増生法はまだ十分な文献的評価がされてはいない[3]．したがって多くの研究者が従来から分類を試みている歯槽骨頂部の典型的な骨吸収の状態に応じたインプラント埋入と骨増生についての関係を理解して症例ごとに適切な処置を施行する必要がある．

　図8において欠損0～ⅠはGBR不要または少量ですむ形態，Ⅱ～ⅢはGBR1回法，Ⅳ～ⅤはGBR2回法の選択となる．当然骨吸収が大きくなるほど治療の困難度は増すことになる[4]．

　また現在ではシミュレーションソフトを使用することでインプラントショルダー周囲に必要な歯肉軟組織の量や位置も診断できる．CT撮影用の診断用テンプレートのマーカーの位置から歯肉の厚みを計測する方法（図9）や，ソフト上でCTデータ（DICOM）と三次元データ（STL）をマッチングさせ歯肉の厚みのみならず形態をも計測することが可能となっている（図10）．これはインプラントの埋入深度の決定と最終上部構造の形態決定に重要な役割を果たす．

　また審美領域の単独歯埋入においては，隣在歯との位置的関係によってインプラントが長期安定性を保つことが報告されている[5]．したがって診断においては，この三次元的な位置を考慮しながらインプラントのデザイン，直径，長さ，角度を決定する（図11）．

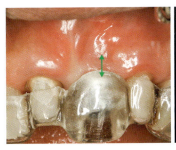
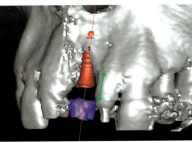
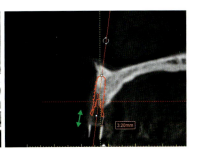

A：診断用テンプレート（アルミチューブ入り）の装着時．最後方歯肉ラインを確認できる位置を明示する．

B：アルミチューブの底面が歯肉の頂点を示す．

C：アルミチューブから骨までの間が歯肉の厚みとなる．

図9　軟組織の厚み計測【空間の分析】

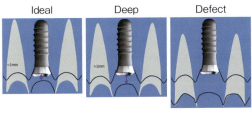

A：インプラント位置と周囲組織の関係〔Belser, 2007 ITI Treatment Guide Volume1〕

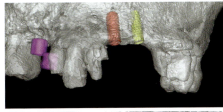

C：インプラントの適正な配置

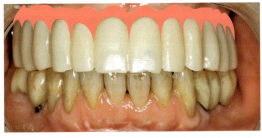

B：歯肉の厚みとインプラントとの位置関係を知ることは，補綴的に写真中のピンク部を付与する量の決定に直接関与する．

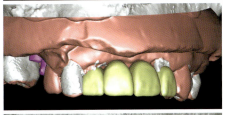

D：歯肉データとバーチャルワックスアップを載せた画像

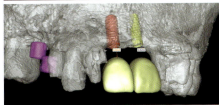

E：歯肉データを除去することで歯肉の厚みを計測する．

図10　軟組織欠損分類→最終補綴装置と歯周組織の調和【空間の分析】

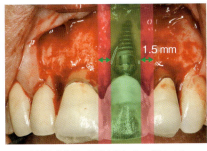
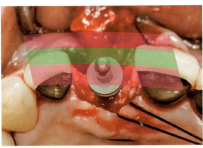
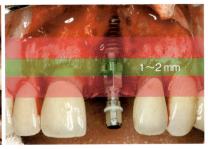

A：近遠心的位置：両隣在歯とインプラントショルダーは1mm以上空けること．

B：唇舌的位置：両隣在歯の切縁を結んだ線よりインプラントショルダーが出ないこと．

C：埋入深さ位置：最終補綴装置の歯頸線から2～4mmの位置にインプラントショルダーを設定すること．

図11　審美領域におけるインプラントの三次元的位置

2）時間の分析

インプラントの治療計画で次に必要となるのが治療時間の管理である．生体の治癒期間を把握したうえで適切なタイミングでインプラント埋入から荷重までを処置することにより正確な治療期間の予測が可能となる．

（1）CT検査を利用した埋入時期診断

インプラントを長期安定させるために骨量はどの程度必要であるかについて，まだ十分な

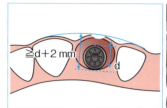 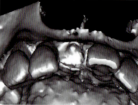 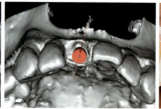 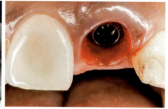

A：骨は4壁性．　　　　　B：CTで骨壁が4方向認められる．　　C：インプラントの埋入で全周が骨に覆われた．　　D：インプラントが即時埋入された．

図12 Type 1（即時埋入）【空間の分析】
即時埋入の場合，残存している骨は4壁性で，骨幅はインプラント直径より2mm多い状態でなければならない．

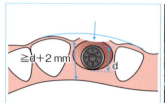 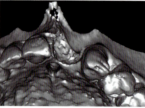 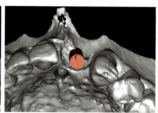 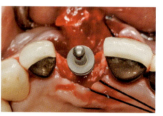

A：骨は3壁性．　　　　　B：CTで3壁性の骨欠損が確認できる．　　C：シミュレーションでインプラントの露出量を確認できる．　　D：インプラントが適正な位置に埋入された．

図13 Type 2（早期埋入；4〜8週）【空間の分析】
抜歯後4〜8週の場合，骨壁は3壁性以上が望ましく，粘膜治癒は良好に進行している時期なので，GBRは適切に行うことができる．

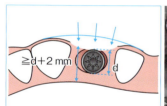 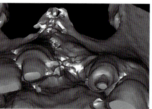 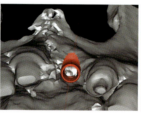 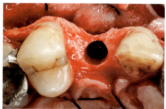

A：骨は2〜3壁性．　　　　B：骨は水平および垂直吸収している．　　C：シミュレーションによりインプラントは頬側の露出が予想された．　　D：インプラント床が適正に形成された．

図14 Type 3（早期埋入；12〜16週）【空間の分析】
抜歯後12〜16週の場合，骨壁は1〜2壁性の場合も多く，大規模な骨造成の導入が必要な症例もある．インプラント固定の基底骨は直径より2mm多い状態が望ましい．

＊抜歯窩の治癒時期によるインプラント埋入
Type 1…抜歯即時埋入：0週
Type 2…軟組織の治癒を伴った早期埋入：4〜8週
Type 3…部分的な骨治癒を伴った早期埋入：12〜16週
Type 4…遅延埋入：6カ月以上．

＊CTによる骨密度の評価のエビデンス
1998年から2012年のインプラント治療に対するX線検査の論文数の中で骨密度に関してはCBCTを利用したものでも数本しか発表されていない．
[Michael, M. et al. JOMI, 29（Suppl）. 2014.]

文献的考察は見当たらない．しかしながら現在必要とされる治療方針は補綴主導型であり，十分な骨量が存在するとしてもインプラントの必要埋入位置に骨量が存在するとは限らない．したがって治療計画の段階でインプラントの埋入に際しての骨量の確認とその過不足を三次元画像にて確認しておくことが望ましい．

インプラント埋入にあたり理想的骨幅は，頬側・舌側ともにその直径より1〜1.5mm必要とされている．また必要な骨高径は，粗糙表面構造をもつ現代のインプラントにおいて下顎8mm上顎10mmが埋入できるものが一般的とされている[6]．

多くの場合インプラントは抜歯窩に対して植立されるものであり，抜歯後の治癒期間に応じて骨形態は変化することを踏まえ，抜歯後の治癒時期分類に合わせインプラントの配置とGBRの有無を診断することで，抜歯前にインプラント埋入時期と全体治療計画の時間的配分を決定することができる＊．図12〜14に抜歯窩治癒の時間的分類と推奨される骨幅を提示する．

埋入してからは荷重までの期間が治療計画の時間的要因を左右する．現在の荷重プロトコルは即時荷重，早期荷重，通常荷重の3種類に分類される[7]（図15）．

荷重時期に影響を与えるのは患者の健康状態や咬合機能状態や歯周組織状態といった全体

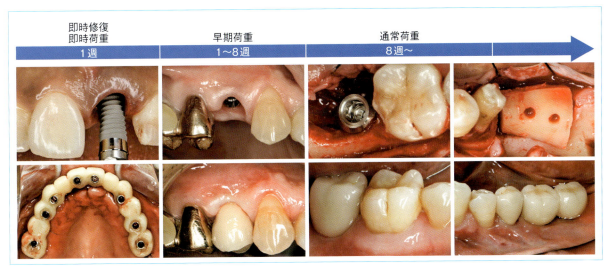

図15 インプラントの荷重時期分類【時間の分析】
　即時荷重：インプラント埋入後1週間以内になされる荷重，早期荷重：インプラント埋入後1週間から2カ月の間になされる荷重，通常荷重：インプラント埋入後2カ月を超えてなされる荷重．
　〔Espoito, M. et al.：Cochrane Database of Systematic Reviews 2007, issue2.〕

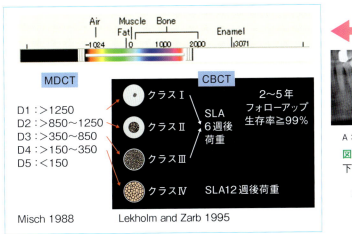

図16 CT値による骨質評価【時間の分析】
　〔Cochran, D. L. et al.：Clin. Oral Impl. Res., 13：144～153, 2002., Bornstein, M. M. et al.：Clin. Oral Impl. Res., 16：631～638, 2005.〕

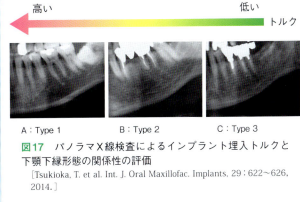

図17 パノラマX線検査によるインプラント埋入トルクと下顎下縁形態の関係性の評価
　〔Tsukioka, T. et al. Int. J. Oral Maxillofac. Implants, 29：622～626, 2014.〕

因子の他，計画されたインプラント部位の骨形態および骨量（骨密度）状態，インプラントのサイズと形状，インプラントの表面性状および初期固定性といった局所因子である（図16）．しかしながらCT検査による骨量（骨密度）評価についてはまだ十分なエビデンスは乏しく*，他のX線検査および上記の局所因子を併用して荷重時期の診断をすることを筆者らは強くすすめる．

特にパノラマX線検査による下顎下縁形態と上下顎のインプラント埋入トルクの相関関係は報告されており[8]（図17）*，骨梁の密度を反映しているISQ値と組み合わせると推奨荷重時期の予測は成り立つ．それらを踏まえX線検査から推測可能な荷重時期を簡易表とした（表1）．

3）思考の分析

シミュレーションソフト上で最終補綴装置のデータをCTデータにマッチングすればインプラントに必要な骨形態および歯肉形態を三次元的に把握できる．そのうえでインプラントの配置角度，埋入深度，種類を決定していけばよい（図18）．

さらには埋入予定位置の骨吸収度合いを確認し抜歯後の骨形態を予測することで，抜歯後

*パノラマX線検査によるインプラント埋入トルクと下顎窩縁形態の関係性の評価
　筆者らの研究[8]で明らかにしたことは，パノラマX線検査による下顎下縁の分類（MCI）Type1の正常皮質骨はType2とType3の非正常皮質骨と比較してインプラント埋入時のトルクが有意に高いことであった．この傾向は下顎のみならず上顎でも認められた．
　すなわちパノラマX線検査での下顎下縁形態はインプラント埋入トルクと関連することが示唆された．

3章 Evaluation & Planning　ガイデッドサージェリーのための骨の評価と治療計画立案

表1　X線画像からの推測荷重時期

		MCI T1	T2	T3
骨梁 C1 密	ISQ>70	早期	即時	早期
C2 中	60～70	即時	早期	通常
C3 粗	<60	早期	通常	通常
推奨	インプラント形態	STe ST SS	ST SS	ST

下顎骨下縁の分類：MCI1；上縁が明瞭なもの，MCI2；上縁が不明瞭なもの，MCI3；上縁が融解して見えないもの．
荷重時期と各指標の関係を，インプラント形態別に予測して分類した．使用インプラントはシリンダータイプ（シングルスレッド：SS），セルフタップタイプ（ST），テーパードタイプ（セルフタップテーパード：STe）の3種類とし，なおかつ表面構造は同一である．
本表から示唆されるように，MICに問題がなく骨梁形態が良好な場合は，高い安定性をもたらすセルフタップタイプやさらに高いトルクがかかるテーパードタイプのインプラントを使用し即時から早期荷重が可能だが，MICに問題があり骨梁形態が脆弱な場合は，むしろ高いトルクがかからないシリンダータイプのインプラントを使用し荷重まで十分に時間をかけていく必要があると考えられた．
［月岡庸之・金田　隆：X線画像を用いたインプラント荷重時期の推測．OJ 15thミーティング抄録集．2016．］

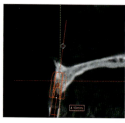 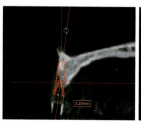 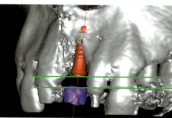 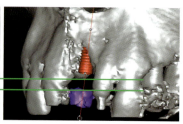

A：MPR（multi planar reconstruction；任意多断面再構成）によるティッシュレベルインプラントのデザイン

B：MPRによるボーンレベルインプラントのデザイン

C：3D画像でのティッシュレベルデザインの確認

D：3D画像でのボーンレベルデザインの確認

図18　シミュレーションソフトへの最新補綴位置情報の取り込み

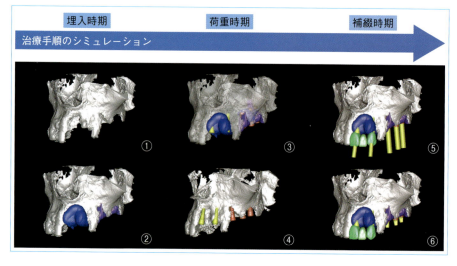

図19　シミュレーションソフトの使用【思考の手順】
①骨形態の把握
②インプラントサイトの改善
③インプラントの埋入時期（サイト増生後）
④インプラントデザインの確認
⑤バーチャルティースと荷重
⑥上部構造の選択
［Mecall, R.：The art of computer-guided implantology, 2009．］

　埋入時期，骨増生時期，荷重時期，最終補綴時期といった連続した治療の流れを組み立てることができる．これにより治療のワークフローの明確化として歯科医師のみならず歯科衛生士およびスタッフ，そして患者と情報の共有が容易に可能となる（図19）．

難易度分類評価

1・難易度分類とその評価項目

　前項で述べたようにインプラント治療は，埋入予定部位の評価，埋入時期を検討，増生量と方法の選択，荷重開始時期の決定，といった一連の流れを必要とする．それぞれの因子には治療が比較的容易なものから困難なものまで存在するため，実際の治療計画に際してはその因子をまとめた難易度別評価基準が必要となる．

2. インプラント治療計画立案　1）治療計画の原理原則と難易度評価

表2　難易度分類

	入門編 (Simple)	上級編 (Advance)	複合編 (Complex)
インプラント部位	臼歯部	前歯部 上顎洞の近接している臼歯部	複合部位 無歯顎
埋入時期	抜歯窩治癒後 16週以上	粘膜治癒後 8週後	抜歯即時
骨欠損	なし	小規模 水平的吸収のみ	大規模 垂直的吸収含む
荷重時期	通常 8週以上	早期 8週以内	早期から 即時

［金田　隆ほか編著：画像診断に学ぶ難易度別口腔インプラント治療．永末書店，東京，2014．］

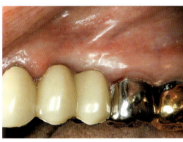

A：不適合ブリッジの使用により疼痛があった．　　B：パノラマX線写真．上顎左側ブリッジのポンティック部分の骨は良好な量と質を保っていた．

図20　CT画像診断に基づくインプラント治療例（上顎小臼歯部部分欠損症例）【入門編】
術前の状態．患者：65歳女性．主訴：上顎小臼歯が噛めない．全身状態：特記事項なし．

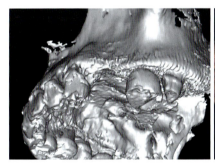 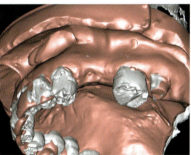 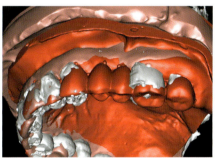

A：骨　　　　　　　　　　　　　B：歯肉　　　　　　　　　　　　C：最終補綴

図21　最終補綴情報のシミュレーションソフトへの取り込み

　　筆者らは，治療難易度を3群に分類し，インプラント部位，埋入時期，骨欠損，荷重時期それぞれの特徴的状態にあわせ，診断基準のポイントを簡素化した難易度分類を提唱し活用している（**表2**）[9]．この難易度分類を使用し，それぞれの特徴を把握することで，治療のリスクが確認でき治療計画を組み立てやすくなる．

　　［入門編］（Simple）…臼歯部位で骨欠損のない状態．埋入時期は十分に治癒している抜歯後16週以上．荷重時期も8週間以上たってからの通常荷重．

　　［上級編］（Advance）…前歯部位および審美部位または上顎洞が近接している臼歯部．埋入時期は抜歯後8週程度．骨欠損は小規模で水平吸収のみ．荷重時期は8週以内の早期荷重．

　　［複合編］（Complex）…前歯および臼歯部の複合欠損または無歯顎．埋入時期は抜歯即時埋入．骨欠損は大規模で垂直的欠損を含む．荷重時期は8週以内の早期荷重もしくは即時荷重＊．

*難易度の決定方法
①4項目中3個以上の場合は当該難易度の判断
②4項目中2個の場合は高い難易度の判断
③4項目中1個がより高い難易度にある場合は高い難易度の判断．

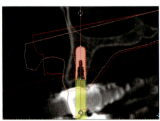 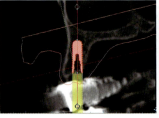 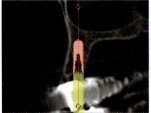 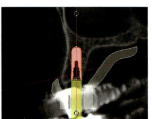

A:歯肉と最終歯冠形態の位置を考慮したインプラントの配置　B:歯肉との関係　C:骨内との位置確認　D:ガイドとの重ね合わせ

図22　MPR画像による距離計測と治療計画

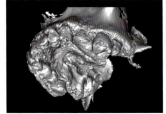 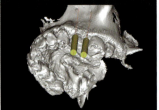 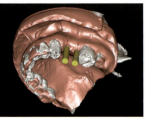 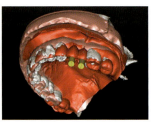

A:VRデータ　B:インプラントの植立方向　C:歯肉データによるインプラントの埋入深度確認　D:最終補綴装置とのインプラント植立方向の確認

図23　マスクデータを使用した3Dシミュレーション

表3　本症例の難易度分類【入門編】

	入門編 （Simple）	上級編 （Advance）	複合編 （Complex）
インプラント部位	臼歯部	前歯部 上顎洞の近接している臼歯部	複合部位 無歯顎
埋入時期	抜歯窩治癒後 16週以上	粘膜治癒後 8週後	抜歯即時
骨欠損	なし	小規模 水平的吸収のみ	大規模 垂直的吸収含む
荷重時期	通常 8週以上	早期 8週以内	早期から即時

［金田　隆ほか編著：画像診断に学ぶ難易度別口腔インプラント治療．永末書店，東京，2014．］

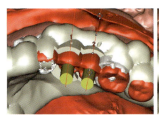 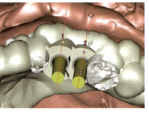

A:最終補綴装置に対してのインプラント軸の決定　B:ガイドが適正に作成されていることが確認できた．

図24　デジタルサージカルガイドの作成

2・難易度分類を使用した治療の実際

　ここでは難易度分類を用いた実際の治療の流れを提示してその活用例を供覧する（入門編の症例）．

　患者は65歳女性．|45 欠損．全身状態特記事項なし（**図20**）．診断用ワックスアップを作製して補綴的最終位置を決定する．それをスキャニングしてSTLデータへ変換しシミュレーションソフト上でDICOMデータから置換したVRデータと重ねる（**図21**）．

　補綴的に必要な位置にインプラントを配置してみると骨量が豊富で，パノラマX線検査においても下顎下縁形態が厚く（MCI 1）初期固定の獲得が容易である可能性が推測された（**図22，23**）．したがって難易度分類は，部位が臼歯部，埋入時期は抜歯後16週以上の十分に治癒した歯槽骨であり，骨欠損は認められない状態で，荷重時期はインプラント埋入後8週間を予定するため，［入門編］（Simple）となり，患者説明に基づく同意を受け治療を行うこととなった（**表3**）．

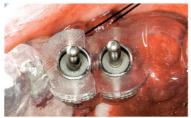
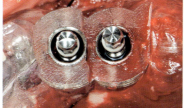
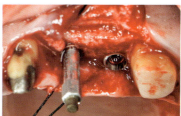

A：最終インプラント径をゲージで確認　　B：インプラントが適正に埋入された．　　C：ISQ値も高い値を示した．

図25　サージカルガイドを使用した埋入手術
　　　初期固定の獲得(ISQ値)：|4 ；74，|5 ；52．

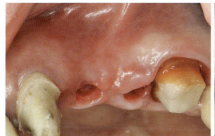
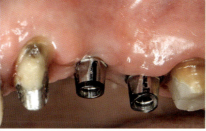
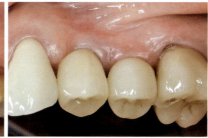

図26　印象時　　　　　　　図27　アバットメント装着時　　　　図28　最終補綴装置装着時

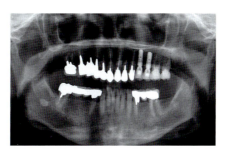

図29　術後のパノラマX線写真

　埋入に先立ちシミュレーションソフト上で決定したインプラント埋入位置を正確に再現するためデジタルサージカルガイドを作成した（図24）．埋入処置はそのサージカルガイドを使用して計画した位置にインプラントを埋入した（図25）．8週間の治癒期間後印象してアバットメントおよび最終補綴装置を装着した（図26〜28）．パノラマX線写真でも異常所見は認められず，現在も問題なく経過している（図29）．

References

1）Tsukioka, T. et al.：Multi-detector row CT findings of the posterior superior alveolar artery. ITI World Symposium, 2014.
2）Morton, D.：Genenarl principles for the pre-treatment assessment of and planning for parcially dentate patients receiving dental implants. ITI Treatment Guide Vol. 2. 2008.
3）Milinkovic, I. and Cordaro, L.：Are there specific indicateons for the different bone augmentation procedures for implant placement? A systemic review. *Int. J. Oral Maxillofac. Surg.*, 43：606〜625, 2014.
4）Glauser, R. and Hammerle, C.：Implantation und Augmentionstechniken. *Orale Implantologie*, 54：2005.
5）Buser, D. and Belser, U. C.：Achieving Optimal Esthetic Results. ITI Treatment Guide Vol.1. 2007.
6）Cordaro, C.：Preoperative Assessment and Planning. ITI Treatment Guide Volume7. 2014.
7）Espoito, M. et al.：Intervations for replacing missing teeth：different times for loading dental implants. Cochrane Database of Systematic Reviews issue2. Wiley, Chichester, 2007.
8）Tsukioka,T. et al.：Assessment of relationships between implant insertion torque and cortical shape of the mandible using anoramic radiography：preliminary study. *Int. J. Oral Maxillofac. Implants*, 29：622〜626, 2014.
9）金田　隆，月岡庸之：画像診断に学ぶ 難易度別口腔インプラント治療．永末書店，東京，2014.

3章 Evaluation & Planning　ガイデッドサージェリーのための骨の評価と治療計画立案

2. インプラント治療計画立案
2）骨移植および軟組織移植を伴う場合の治療計画

石川知弘

▢ はじめに

　インプラントを埋入するために必要な骨量がない場合，またインプラントの最終補綴装置を残存歯に調和させるためには，骨組織，軟組織の増大が不可欠である．このような症例では，既存の組織の範囲で治療を進める場合と異なり，組織のマネージメントに失敗すれば，治療を成功させることができない．術前に組織増大の難易度を知り，実現可能なゴールを設定し，治療期間中にも再評価をしつつ慎重に処置を進めることが重要となる．
　インプラントの補綴デザインとして，オーバーデンチャー，歯肉付固定式上部構造，クラウン・ブリッジの3種が考えられるが，本項では，組織の増大を必要とし，クラウン・ブリッジタイプの補綴を目指す場合においての治療計画について，症例を通して解説する．

▢ 治療ゴールの設定

　クラウン・ブリッジタイプの上部構造を計画するときは，CT撮影用の診断用テンプレートによって再現されている歯冠形態は残存歯と調和し，解剖学的なサイズであり，インプラントを埋入するための適切なスペースを有していることが重要である．複数歯欠損症例の場合，スペースの不足が審美的・機能的に問題を起こさず叢生を表現できるかを確認する（図1〜3）．

▢ 硬軟組織の増大量の確認

　必要な増大量を知り，その方法と難易度を知るためには，審美的で，機能的な上部構造装

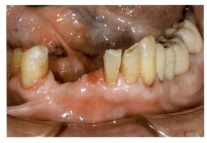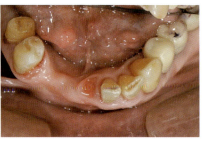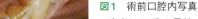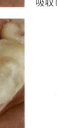

図1　術前口腔内写真
　患者は64歳の男性．歯列不正を認めるが，機能的な問題を起こさず，補綴が可能なため矯正治療は見送られた．下顎右側の欠損歯槽堤は吸収し，歯槽骨，軟組織の不足が予測される．

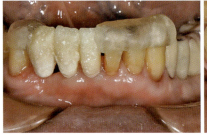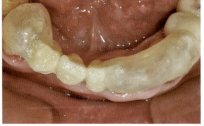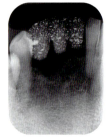

図2　診断用テンプレート製作
　診断用テンプレートによって歯槽堤全体にわたる水平的な欠損と，3|2 部では垂直的な欠損を認めた．

図3　術前デンタルX線写真
　3|2 間で垂直的な欠損を認める．

表1 インプラントの上部構造の形態を周囲の天然歯に調和させ審美性を獲得するために必要な，歯槽骨再生の水平的な基準と垂直的な基準

Horizontal Standard[4] 水平的基準	Vertical Height Standard[5] 垂直的基準
・At least 2mm at the platform on the buccal side （インプラントの唇側から最低2mm） ・FGM of future crown （将来のクラウンの歯肉辺縁）	・face, lips （顔貌・口唇から切縁，FGM，骨の位置を評価） ・contact area（IHB） （サージカルガイドのコンタクトエリアから3〜4mm） ・line connecting bone peaks of adjacent teeth （隣在歯の骨頂を結ぶ線） ・2〜3mm from platform （インプラントプラットフォームから2〜3mm）

着のために必要な組織増大のゴールを認識する必要がある．

1・硬組織増大の基準と確認

骨増生に関して，水平的な基準としてGrunderらは補綴的に適切な位置に埋入されたインプラントの唇側に2mm以上の骨が存在していることが重要であることを示した[1〜3]．これはアバットメント連結部で発生する骨のリモデリングに対抗し，唇側で組織の形態を維持することを目的としている．

またインプラントはサージカルガイドによって示される歯冠辺縁よりも，2mm程度内側に埋入されるため，増大された骨縁は歯冠辺縁（future crown margin）より唇側まで達することになる．複数歯欠損の場合，ポンティックエリアにおいても同様の増大が必要である．

また垂直的には，審美的に良好な隣在歯の欠損側隣接面の骨頂を結ぶライン，顔貌，口唇からの露出量，機能，審美を配慮したサージカルガイドのコンタクトエリアから3〜4mmの位置，適切に埋入されたインプラントから2〜3mm歯冠側，つまり隣接面で理想的に歯間乳頭を支持するためには，インプラントよりも高位に歯槽骨を再生し維持することが求められる．

重要なことは，これらの基準はどれか1つを満たせば同時にすべてが満たされるはずであり，そうでなければ，非現実的なゴールを目指していることになる（表1）[4,5]．

実際の増大量を知るためには，シミュレーションソフトにおいてインプラントを適切な位置に配置し，アキシャル画像で天然歯との距離，インプラントとの距離を評価，水平的な増大量を計測する（図4〜7）．

また水平的なスペースの評価として，骨レベルで，隣在歯とインプラント間が1.5mm以上，インプラント間が3mm以上の距離を確保できるかを確認する．歯冠幅径が小さい歯（下顎前歯，上顎側切歯）ではインプラントポジションがとても厳密となり，ミスが許されない．

2・軟組織増大の要件

軟組織に関しては，色調，性状，形態が最終的に良好な状態となるよう計画を立てる必要がある．メタルタトゥーによる色調の問題がある場合，抜歯，骨増生を行う前に除去しておくことが望ましい．吸収した顎堤は骨のみならず軟組織も失っている場合が多い．インプラントに限らず，個々の患者がもともと有する軟組織の条件は異なるが，実際にどの程度の不足が生じているかは骨欠損に対する処置後に明らかになることが多い（図12参照）．

また，骨増生の処置が目標に達しない場合も，軟組織によってリカバーされるチャンスがある．Stefaniniらは3mm程度の骨の裂開が認められても，軟組織の移植によって，機能と

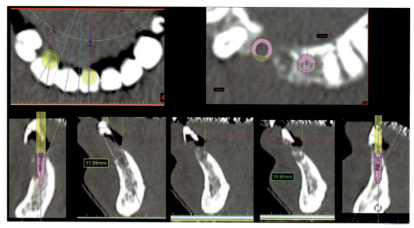

図4 インプラント部,コンタクトエリアのCBCTクロスセクショナル像

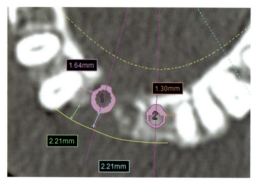

図5 CBCTアキシャル像による水平的増大量の検討
3̲|部では周囲に骨壁がなく不利な再生となることが予測される.

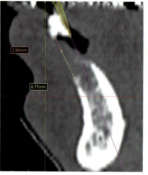

図6 3̲|近心コンタクトエリアのCBCTクロスセクショナル像
3̲|近心コンタクトエリア唇側骨縁では最大で垂直的に8mm以上の増大が目標となることが示されている.

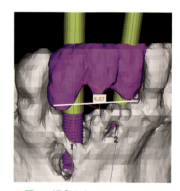

図7 埋入シミュレーション
隣接歯4̲|の近心と|1̲の近心の骨頂を結ぶラインからおよそ4mmの位置にコンタクトエリアがあり,処置が成功すれば,この診断用テンプレートが示す形態の上部構造を装着できることがわかる.

審美性が維持される可能性を示している[6].

　実際の臨床では,骨増生後の軟組織の性状,軟組織表面から目標となる外形までの距離,歯肉−歯槽粘膜境（MGJ）の歯冠側への移動量を計測すれば角化組織の不足量が計測される.軟組織の厚さは浸潤麻酔時,フラップを翻転した後に計測可能となるが,2mm以下の場合インプラント周囲の骨吸収が引き起こされることが示されている[7].

　インプラント周囲の軟組織の高さと幅の比率を計測することにより,天然歯よりもインプラントのほうが高さを獲得しにくいことが示されているが,より厚い軟組織のほうが,高さも得られる可能性も示されている.補綴装置の形態を調整して,インプラント周囲の軟組織形態を天然歯に近似させるためにも,より厚い軟組織が存在するほうが有利と考えられる[8〜10].

　実際の臨床では,インプラント治療で審美性を獲得する場合,軟組織の増大が必要とされることが多い.また,インプラントの位置,補綴デザインに配慮して軟組織の厚さを確保することも重要であろう[11].

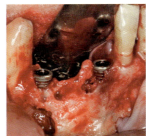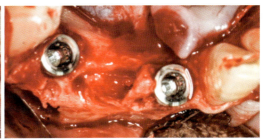

図8　インプラント埋入後の状態
垂直的な欠損が生じている．手術中に骨増大のゴールを知ることが重要である．

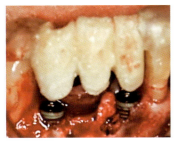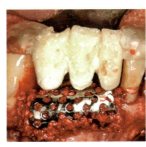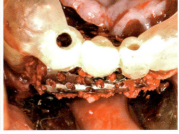

図9　サージカルガイドの適用
インプラントを適切なポジションに埋入することが最も重要であり，必要に応じてガイデッドサージェリーを応用する．
埋入後はサージカルガイドを用いて，インプラントのポジションが適正であることを確認し，もしずれが生じている場合はその修正が必須である．さらにサージカルガイドは手術中に骨増生の基準を示す役割を果たす．

図10　チタンメッシュの設置
自家骨とDBBM（脱タンパクウシ骨ミネラル）を混合して欠損部に移植し，チタンメッシュが設置された．サージカルガイドを設置することにより，メッシュが形成するスペースが骨造成の基準を満たしていることが確認された．

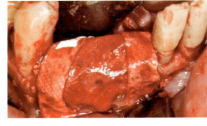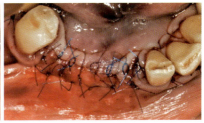

図11　縫合
移植部位全体を被覆できるようにコラーゲン膜を設置し，フラップが減張切開後，テンションフリーで縫合された．

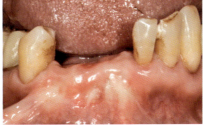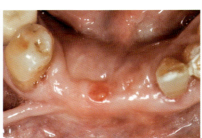

図12　6カ月後の状態
歯槽堤の形態は三次元的に改善しているが，歯槽頂部では角化組織が不足している．

再建方法の検討

現在主な骨増生処置として，①骨再生誘導法（GBR），②骨移植（bone graft），③骨延長（distraction osteogenesis），④矯正的挺出（orthodontic forced eruption）が挙げられる．

骨増生の方法についてこれまでに明らかな適応症を示すことは困難[12]で，実際の臨床では術者ごとに慣れた処置が採用される傾向があると思われる．

筆者の臨床では，骨増大を行う場合，他の処置と比較して侵襲が低く，汎用性が高いチタンメッシュとコラーゲン膜を応用したGBR，または非吸収性膜を応用したGBRが主な選択肢となる（図8～13）．それぞれ歯槽堤を三次元的に増大できることが示されている[13～15]．

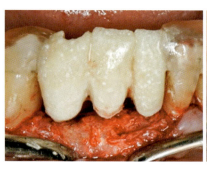
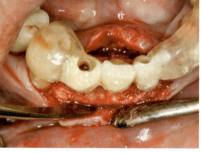

図13 組織の評価
チタンメッシュを除去し、再生した組織をサージカルガイドで評価すると、目標が達成されていることが確認された．

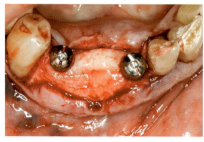
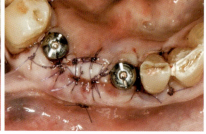

図14 ヒーリングアバットメント連結時
歯槽頂，唇側の軟組織の厚さ，角化組織の増大のためにインターポジショナルグラフトが選択された．

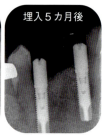

図15 GBR直後（左）とアバットメント連結後（右）のデンタルX線写真

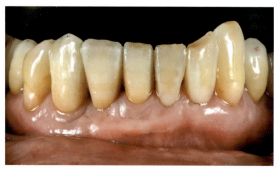
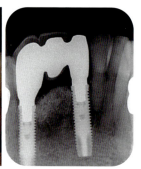

図16 治療後1年の状態
1と1の歯頸線の対称性は、コンポーネントの幅径が天然歯よりも大きいため限界があるが、残存歯に調和して、審美的・機能的な最終補綴装置が装着されている．

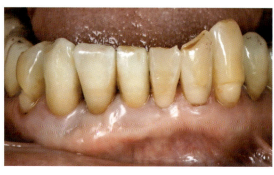
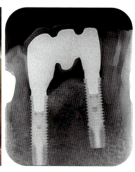

図17 治療後6年の状態
増大された組織は安定してインプラントと補綴装置を支持している．

　軟組織のマネージメントに関して、角化組織、厚さを増大するためには、口蓋、上顎結節からの遊離歯肉移植、結合組織移植が選択される[16]．角化組織を確実に増加させるためには遊離歯肉移植が優れているが、治癒後は周囲の組織との性状の差が大きく、審美エリアでは採用しにくい．結合組織移植は形態、厚さ、質の改善は可能であるが、移植片を被覆するフラップが壊死すると、移植された口蓋組織の性状を現し、周囲と調和しにくくなる[17, 18]．
　一部上皮を含んだ結合組織を移植するインターポジショナルグラフトは角化組織を増大しつつ厚さを増大できる[19]（図14〜17）．

おわりに

　組織の欠損がある部位へのインプラント治療は，何がどれだけ失われ，それを人工物で補うか，骨組織，軟組織それぞれ単独で補うか，もしくは骨組織，および軟組織両方で補うか，そしてそれが，実現可能かを慎重に判断することが重要である．精密に製作された診断用ステントを用いて，あるいは，目標となるモデルのSTLデータを取り入れてコンピュータシミュレーションを行うことが重要で，それによってスペースの評価，骨の増大量を事前に把握し処置の難易度を知ることができる．

　外科的な組織再建の限界[20]，患者の審美性への要求度，口唇からの組織の露出量[21]，に応じて補綴のデザインを決定し，治療を進めながら軟組織の増大量を診査し，慎重に処置を進めていくことが治療の成功につながる．長期的なメインテナンス中に発生しうる補綴的・生物学的な問題についても配慮しておくことを忘れてはならない．

References

1) Albrektsson, T. et al.：The long-term efficacy of currently used dental implants：A review and proposed criteria for success. *Int. J. Oral Maxillofac. Implants*, **1**：11〜25, 1986.
2) Berglundh, T. et al.：The soft tissue barrier at implants and teeth. *Clin. Oral Implants Res.*, **2**：81〜90, 1991.
3) Berglundh, T. and Lindhe, J.：Dimension of the periimplant mucosa.Biological width revisited. *J. Clin. Periodontol.*, **23**：971〜973, 1996.
4) Grunder, U. et al.：Influence of the 3-D bone-to-implant relationship on esthetics. *Int. JPRD*, **25**：113〜119, 2005.
5) Ishikawa, T. et al.：Three-dimensional bone and soft tissue requirements for optimizing esthetic results in compromised cases with multiple implants. *Int. J. Periodont. Restorat. Dent.*, **30**(5)：503〜511, 2010.
6) Stefanini, M. et al.：Transmucosal implant placement with submarginal connective tissue graft in area of shallow buccal bone dehiscence：A three-year follow-up case series. *Int. J. Periodonti. Restorat. Dent.* **36**(5)：621〜630, 2016.
7) Tomas Linkevicius, T. et al.：The influence of soft tissue thickness on crestal bone changes around implants：A 1-year prospective controlled clinical trial. *Int. J. Oral Maxillofac.Implants*, **24**：712〜719, 2009.
8) Nozawa, T. et al.：Biologic height-width ratio of the buccal supra-implant mucosa. *Eur. J. Esthet. Dent.* **1**(3)：208〜214, 2006.
9) Cardaropoli, G. et al.：Tissue alterations at implant-supported single-tooth replacements：a 1-year prospective clinical study. *Clin. Oral Implants Res.*, **17**(2)：165〜171, 2006.
10) Kan, J. Y. et al.：Dimensions of peri〜implant mucosa：an evaluation of maxillary anterior single implants in humans. *J. Periodontol.*, **74**(4)：557〜562, 2003.
11) Fu, J. H. et al.：Influence of tissue biotype on implant esthetics. *Int. J. Oral Maxillofac. Implants.* **26**(3)：499〜508, 2011.
12) Milinkovic, I. and Cordaro. L.：Are there specific indications for the different alveolar bone augmentation procedures for implant placement ? A systematic review. *Int. J. Oral Maxillofac. Surg.*, **43**(5)：606〜625, 2014.
13) dal Polo, M. R. et al.：Alveolar ridge reconstruction with titanium meshes：A systematic review of the literature. *Med. Oral Pathol. Oral Cir. Bucal.*, **19**(6)：e639〜e646, 2014.
14) Funato, A. et al.：A novel combined surgical approach to vertical alveolar ridge augmentation with titanium mesh, resorbable membrane, and rhPDGF-BB：a retrospective consecutive case series. *Int. J. Periodont. Restorat. Dent.* **33**(4)：437〜45, 2013.
15) Clementini, M. et al.：Success rate of dental implants inserted in horizontal and vertical guided bone regenerated areas：a systematic review. *Int. J. Oral and Maxillofac. Surg.*, **41**(7)：847〜852, 2012.
16) Thoma, D. S. et al.：Efficacy of soft tissue augmentation around dental implants and in partially edentulous areas：a systematic review. *J. Clin. Periodontol.*, **41**(Supple 15)：77〜91, 2014.
17) Karring, T. et al.：The role of gingival connective tissue in determining epithelial differentiation. *J. Periodont. Res.*, **10**(1)：1〜11, 1975.
18) Karring, T. et al.：Conservation of tissue specificity after heterotopic transplantation of gingiva and alveolar mucosa. *J. Periodont. Res*, **6**(4)：282〜293, 1971.
19) 石川知弘，船登彰芳：4-Dコンセプトインプラントセラピー――その検証と進化．第4回インプラント周囲組織のマネジメント．ザ・クインテッセンス，**36**(10)：152〜181，2017．
20) Coachman, C. et al.：Prosthetic gingival reconstruction in a fixed partial restoration. Part 1：introduction to artificial gingiva as an alternative therapy. *Int. J. Periodont. Restorat.Dent.* **29**(5)：471〜477, 2009.
21) Hochman, M. N. et al.：Maxillary anterior papilla display during smiling：a clinical study of the interdental smile line. *Int. J. Periodont. Restorat. Dent.*, **32**(4)：375〜383, 2012.

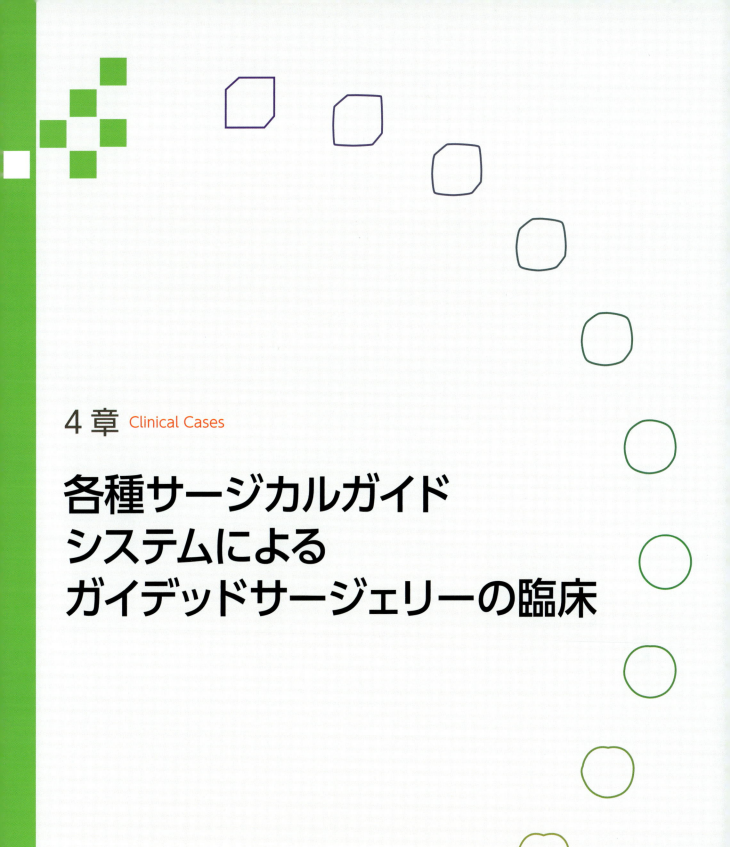

4章 Clinical Cases

各種サージカルガイドシステムによるガイデッドサージェリーの臨床

4章 Clinical Cases　各種サージカルガイドシステムによるガイデッドサージェリーの臨床

1. SIMPLANT Guideシステムと臨床

水木信之・神保 良

はじめに

　デジタルワークフローが主流となりつつある今日において，その出発点となるのがインプラント埋入手術の計画と，それを正確に実際の手術に移行するためのサージカルガイドである．その中でも最も早くから使用され数多くの実績を残しているシステムがSIMPLANT Guide（以下シムプラントガイド）システムである．

　フリーハンドでインプラントを埋入することは，症例あるいは術者の経験値の度合いによってはインプラントの予後を大きく左右するといえる．今日のインプラント治療は補綴主導型からさらに進化を遂げ，患者主導型，すなわちカスタムメイドが求められる時代であり，患者の咬合そして審美の再構築のために，インプラントがそれぞれの患者にとって三次元的に理想的な位置に埋入されることが標準的になっている．ガイデッドサージェリー導入前では，骨がある場所に外科主導型でインプラントを埋入すると，補綴設計が非常に複雑になり，たとえば審美領域でアクセスホールが唇側に開口してくる症例も多く存在する．

　シムプラントガイドシステムに関する論文は数多く発表されており，数多いガイデッドサージェリーシステムの中でもその正確性は証明されている．またデジタルソリューションを実践するうえでも，シムプラントは可能な限りデジタルワークフローが途切れないようにする特徴を有しており，現存するフェイシャルスキャナーや光学印象，CAD/CAMを駆使することでフルデジタルワークフローも現実のものとなりつつある．

　本項ではシムプラントガイドシステムの特徴を紹介するとともに，適用症例を通じてその可能性を考察したい．

SIMPLANT Guide システムとは

1・ソフトウェアの特徴

　シムプラントソフトウェアは，1996年にわが国で初めて販売されたインプラント治療計画の診断用ソフトウェアであり，現在ではデジタルソリューションとしての一翼を担っている．DICOMファイル出力可能な各種CT（CBCT）機器に対応しており，撮影されたCT画像データをPC画面に表示させて補綴主導型による正確なインプラント埋入の治療計画を行うことが可能である．

　デジタル機能の一部を紹介すると，透過表示・分割表示・ボリュームレンダリングなど多彩な三次元画像表示，骨質のチェック（CT値，Mischの骨質分類），骨造成領域へのボリューム計測，抜歯即時埋入のシミュレーション，歯肉形態厚みの表示，金属アーチファクトの除去，シムプラントガイドのプレビュー表示，バーチャルティース機能による補綴装置の設計，また解剖学的構造の解析として，下顎管の走行と描画，上顎洞の形態と距離などを立体的に計測する機能も有している．さらにインプラント埋入の治療計画では，インプラントメーカー100社1,000種類以上のリアルなインプラントとアバットメント表示が可能

であり，インプラントやアバットメントの長さ・直径・方向・深度・本数・位置をリアルな3Dカラー画像で表示し，インプラント間での埋入位置や補綴装置に関する干渉チェック機能なども有している．

特記すべき機能は，CT撮影データ（DICOMデータ）とワックスアップした石膏模型・デジタル模型（STLデータ）や，リファレンスポイントを10数カ所つけたCT撮影のダブルスキャンを行うことで，複数のレイヤーで重ね合わせることが可能となった．それにより硬組織・軟組織と上部構造の位置関係を三次元的に描写でき，顎骨の骨形態（骨量）と骨質を考慮しながら，最終補綴装置を想定したインプラント埋入位置を計画でき，外科と補綴の両面を考慮した補綴主導型のトップダウントリートメントを可能としていることである．

2・シムプラントガイドの特徴

シムプラントガイドは，日本国内での生産が初めて承認され，これまでに最も多く使用されている安全で精度の高いサージカルガイドであり，自社製品のみならず他社のインプラントメーカーのサージカルガイドも製作でき，国内ユーザーも多くカスタマーサポートも充実しており，インプラント業界をリードする先駆的な立場である．

シムプラントガイドの支持様式には，骨支持型・粘膜支持型・歯牙支持型の3種類があり，骨支持型では切開手術，粘膜支持型および歯牙支持型では無切開手術または最小限の切開手術が基本となる〔←2章38頁の図5参照〕．光造形法によりエポキシ樹脂で製作され，スリーブはステンレス鋼またはチタン合金である．

シムプラントガイドは，行われる手術方法の違いによりパイロット（シングル）ガイド・ユニバーサル（マルチ）ガイド・セーフ（フル）ガイドの3種類に分類される〔←2章38頁の図6参照〕．

パイロットガイドおよびユニバーサルガイドはさまざまなインプラントシステムに対応している．ガイド用スリーブから歯科医師がもっているドリルをそのまま使用することもできるが，深度コントロール可能なストッパー付きのロングストップドリルを専用のドリルキーと併用して使用することで利点が大きい．ガイド用スリーブの内径に対応するワイドとレギュラーの2種類のドリルキーとその内径も豊富なラインアップを取り揃えている．またドリルキーハンドルを使用して，患者の口腔内の最適な位置にドリリングをすることができる．

パイロットガイドは，最初のファーストドリルのみシムプラントガイドを使用し，その後ガイドを外してフリーハンドで通法の数種類のドリルで形成してインプラントを埋入する方法である．ユニバーサルガイドは，最終ドリル近くまでシムプラントガイドを使用し，その後ガイドを外してフリーハンドで最終ドリルを形成してインプラントを埋入する方法である．セーフガイドは，シムプラントガイドに対応した各社インプラント専用システムであり，ファーストドリルからインプラント埋入までをフルガイドシステムで行うことが可能である．

4章 Clinical Cases　各種サージカルガイドシステムによるガイデッドサージェリーの臨床

Case Presentations

Case ❶
上下顎全部欠損症例へのSIMPLANT Guide システムによる
ガイデッドサージェリー適用例

Patient
61歳の男性．
主訴は重度の歯周病による咀嚼障害および審美障害．
重度歯周病罹患により全歯抜歯術後，上下顎全部欠損（上下無歯顎）につき総義歯製作を希望．

Digital Work Flow on Treatment Process
① 検査・診断…CT撮影ダブルスキャン法（DICOMデータとDICOMデータ）のマッチング．
② 手術計画…シムプラントによるインプラント埋入シミュレーション（インプラント：アストラテックTX．下顎4本，上顎6本）と，シムプラントガイド製作（ファシリテート・フルガイドシステム・骨支持型）．
③ 埋入手術…下顎はリダクションガイドとシムプラントガイド，上顎はサイナスガイド一体型シムプラントガイドを用いたガイデッドサージェリー．
④ 補綴治療計画…1stプロビジョナル装着，印象採得，咬合採得，人工歯排列試適，ファイナルプロビジョナル装着．
　最終補綴装置は，CAD/CAMで製作したチタンフレーム（アトランティス・スーパーストラクチャー）＋上下顎とも3パーツからなる歯肉-歯冠一体連結冠（ピンク陶材築盛＆フルジルコニア冠〈セルコン．頰側に陶材築盛〉）とする．

治療の概要

患者は重度の歯周病による咀嚼障害を主訴に来院した．歯の動揺が大きく満足な食事がとれないことから，全ての歯を抜去した後に，固定性補綴装置によるインプラント治療を希望した．患者は早く噛みたい希望が強かったため，短時間で正確・安全に行うことを目的として，骨移植術と同時にサージカルガイドを用いた上下顎同時インプラント埋入手術を計画した．

ガイデッドサージェリーとしては，下顎は前歯相当部の歯槽骨が鋭縁であるためリダクションガイドを使用して平坦に削除してからシムプラントガイドを用いてインプラントを埋入，上顎は過吸収のためサイナスガイド一体型シムプラントガイドを使用して両側上顎洞底挙上術と前歯相当部チタンメッシュ再建後にインプラントを埋入する治療計画を立案した．そして歯科医師・歯科技工士・歯科衛生士・歯科助手・カウンセラーからなるチーム医療により綿密な治療計画と役割分担を開始した．

1）初診～歯周病罹患全歯の抜歯

初診時の口腔内写真とスマイルラインおよびパノラマX線写真を❶-1に示す．まずは重度の歯周病に罹患している上下顎すべての歯を抜去し上下総義歯を装着した．抜歯後の上下顎全部欠損のパノラマX線写真とCT画像を❶-2に示す．

2）CT撮影

印象採得・咬合採得・人工歯排列試適し，顔貌とリップサポートを検査しながらマッチングのためのガッタパーチャを10数個導入した診断用テンプレートを製作し（❶-3-A），口腔内に装着した．

CT撮影はダブルスキャン法で行った．まず口腔内に診断用テンプレートを装着して浮きがないようにバイトインデックスをしっかりと噛ませた状態で撮影し（1回目❶-3-B），次に診断用テンプレートのみを撮影した（❶-3-C，D）．1回目と2回目のCT画像を❶-4に示す．ダブルスキャンしたこれらのCT画像データ（DICOMデータとDICOMデータ）をシムプラント上でマッチングした（❶-5）．

3）インプラント埋入計画に基づくシムプラントガイド製作

次に，診断用テンプレートをもとに，補綴主導型によるインプラント埋入手術のシミュレーションを行った．下顎はオトガイ孔間の歯槽頂が鋭縁のため，切開剥離し

1．SIMPLANT Guideシステムと臨床

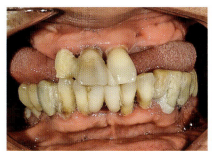
A：初診時口腔内写真

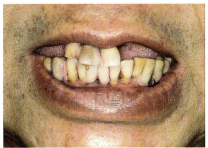
B：初診時スマイルライン

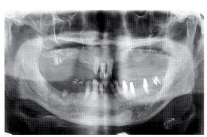
C：初診時パノラマX線写真

患者は61歳男性．重度歯周病により歯の動揺が著しくなったため，抜歯とインプラントによる全顎補綴を希望した．ダブルスキャン法でCT画像を撮影し，画像データをシムプラントでマッチングし，埋入計画を立てることにした．

1-1 初診時の状態

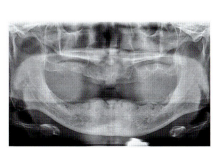
A：上下顎全部欠損のパノラマX線写真　　B：上下顎全部欠損のCT画像

1-2 上下顎全歯抜歯後の状態

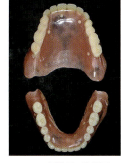
A：CT撮影用の診断用テンプレート

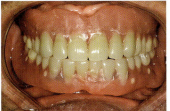
B：口腔内装着

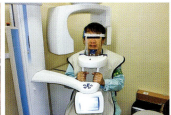
C：診断用テンプレートを口腔内に装着したCT撮影（1回目）

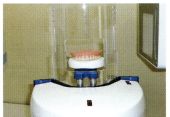
D：診断用テンプレートのみのCT撮影（2回目）

1-3 診断用テンプレート装着によるCT撮影

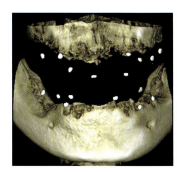
A：口腔内に診断用テンプレートを装着して撮影した（1回目）CT画像

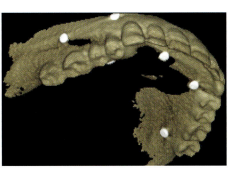
B, C：上下顎の診断用テンプレートのみのCT画像（2回目）

1-4 ダブルスキャン法によるCT撮影

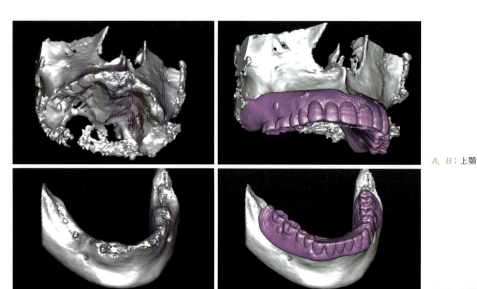

A, B：上顎

C, D：下顎

■-5 ダブルスキャンしたCT画像データ（DICOMデータとDICOMデータ）のシムプラント上でのマッチング

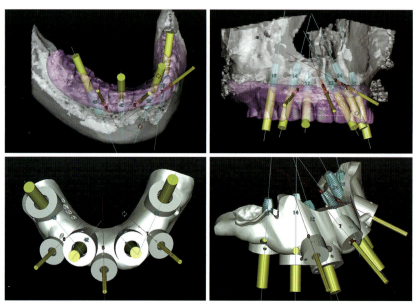

A, B：補綴主導型インプラント埋入のシミュレーションを行い，下顎に4本，上顎に6本のインプラントを埋入する計画を立案．

C, D：骨支持型シムプラントガイド製作のプレビュー画面

■-6 シムプラントによるインプラント埋入計画およびシムプラントガイドの設計

骨削除して平坦にした後に4本のインプラントを傾斜埋入する治療計画を立案した．

上顎は両側臼歯部間の骨量が過吸収のため，両側上顎洞底挙上術と同時に前歯相当部の骨欠損部にチタンメッシュによる骨再建を行った後に6本のインプラントを埋入する手術計画を立案した（■-6-A, B）．骨支持型のシムプラントガイド（ファシリテート）製作のプレビュー画像を作成した（■-6-C, D）．

患者に治療方針を説明しインフォームドコンセントが得られたので治療内容を確定した．上下顎のシムプラントガイドは，アストラテックTXインプラント専用の骨支持型シムプラントガイド（ファシリテート）を光造形法により製作した（■-7）．下顎には骨削除と同時にイ

ンプラントを埋入するための，骨削除範囲の指標となるリダクションガイドとインプラント埋入用シムプラントガイドの2つを製作した（■-7-A, B）．上顎には両側上顎洞底挙上術での正確な骨窓のデザインとインプラント埋入のためのサイナスガイド一体型シムプラントガイド（サイナスガイド）を製作し，前歯相当骨欠損部には骨モデル上であらかじめチタンメッシュを立体的に屈曲して準備した（■-7-C, D）．

4）インプラント埋入および骨造成

（1）下顎ガイデッドサージェリー

下顎では，歯槽頂切開して粘膜骨膜弁を剥離し骨面を露出させリダクションガイドを装着後，ピエゾサージェ

1. SIMPLANT Guide システムと臨床

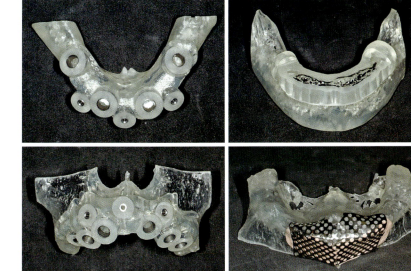

A, B：下顎．骨削除用のリダクションガイドとシムプラントガイドを製作した．

C, D：上顎．サイナスガイド一体型シムプラントガイドを製作し，前歯相当部には骨モデル上であらかじめ立体的に屈曲したチタンメッシュを付与した．

1-7 骨支持型サージカルガイドの製作

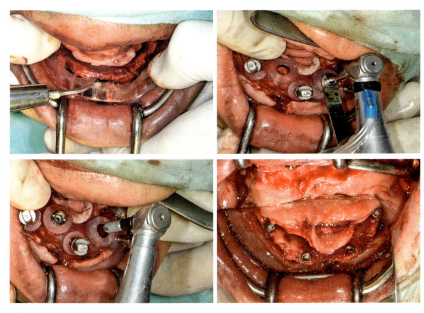

歯槽頂切開して骨面を露出させ，リダクションガイドを装着後ピエゾサージェリーにより上縁まで骨を削除した後，インプラント埋入用のサージカルガイドを装着して，インプラント4本を埋入した．

1-8 下顎ガイデッドサージェリー

リーによりリダクションガイドの上縁まで骨を削除し，平坦に整形した後インプラント埋入用のシムプラントガイドを装着して，インプラント4本を埋入するガイデッドサージェリーを行った（1-8）．骨質はタイプ1の堅固な骨であったため，1200 rpm注水下で行い，トルク35 Ncmで初期固定を得，オステル値はすべて70以上であった．

（2）上顎ガイデッドサージェリー

上顎では，歯槽頂切開して骨面を露出させ，開窓部印記用とインプラント埋入窩形成用とを一体化させたデザインのサイナスガイド一体型シムプラントガイドを装着し，上顎洞前壁から下縁まで約1 mmの位置で，シムプラントガイドに沿ってピエゾサージェリーにより骨窓の骨切りを行い，低侵襲で上顎洞粘膜に損傷を与えないように剝離挙上を行った後，インプラント6本を埋入するガイデッドサージェリーを行った（1-9）．

次に，下顎から採取した自家骨と人工骨（オスフェリオン）を混合して上顎洞底部に充填し，上顎前歯相当部の骨欠損部にも同様に移植を行い，チタンメッシュで再建した（1-10）．骨質はタイプ4の脆弱な骨であったため，700 rpm注水下でアダプテーションテクニックを施行し，トルク25 Ncmで初期固定を得，オステル値はすべて65以上であった．

5）二次手術

3カ月後，下顎はシムプラントガイドを目安にガイド

4章 Clinical Cases　各種サージカルガイドシステムによるガイデッドサージェリーの臨床

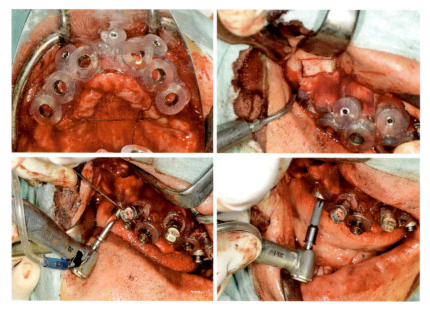

歯槽頂切開して骨面を露出させ，サイナスガイド一体型シムプラントガイドを装着し，上顎洞前壁から下縁までシムプラントガイドに沿ってピエゾサージェリーにより骨窓の骨切りを行い，上顎洞粘膜を剝離挙上させた後，インプラント6本を埋入した．

1-9 上顎ガイデッドサージェリー

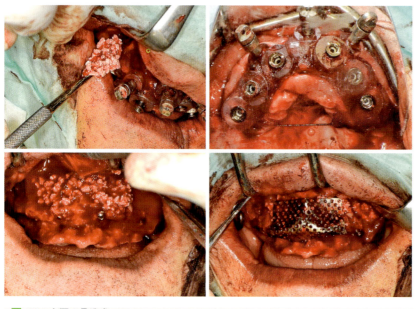

下顎から採取した自家骨と人工骨（オスフェリオン）を混合させて上顎洞底部に充填し，上顎前歯相当部の骨欠損部にも同様に移植を行い，チタンメッシュで再建した．

1-10 上顎の骨造成

チューブからパンチで繰り抜き，上顎は歯槽頂切開してチタンメッシュを除去すると移植骨の良好な骨造成が確認されたため，インプラント二次手術を行い，ヒーリングアバットメントを装着した（**1-11**）．

6）最終補綴装置の設計・製作〜装着

（1）1stプロビジョナルレストレーションの装着

歯肉貫通部に適切なユニアバットメントを装着した後，アバットメントレベルの印象採得，咬合採得，フェイスボウレコードを採得し，歯肉形態を付与した1stプロビジョナルレストレーションを装着し，審美性・機能性・清掃性を経過観察した（**1-12**）．

（2）ファイナルプロビジョナルレストレーション装着

アバットメントレベルの模型とメタルインデックス精密印象による模型を製作し，咬合器上で人工歯排列を行った後，ファイナルプロビジョナルレストレーションを装着し，スキャンフレームをレジンで製作して審美性・機能性・清掃性を確認した（**1-13**）．

（3）フレームの設計・装着，試適用上部構造の装着

レジンフレームをカットバックしてチタンフレームのCADデザインを作成し，ミリングで削り出してチタンフレームを製作して口腔内に試適し，試適用上部構造を

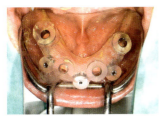 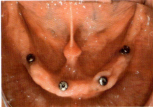 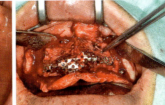 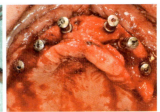

A, B：下顎．シムプラントガイドを目安にガイドチューブからパンチで切り抜いて二次手術を行う．

C, D：上顎．歯槽頂切開してチタンメッシュを除去すると移植骨の良好な骨造成が確認されたため，インプラント二次手術を行い，ヒーリングアバットメントを装着した．

1-11　二次手術

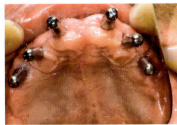 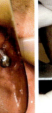 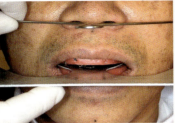 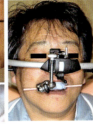 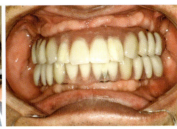

A：ユニアバットメント装着　　*B*：アバットメントレベルの咬合採得　　*C*：アバットメントレベルのフェイスボウトランスファー　　*D*：1stプロビジョナルレストレーション装着

ユニアバットメント装着後，アバットメントレベルの印象採得，咬合採得，フェイスボウレコードを採得し，歯肉形態を付与した1stプロビジョナルレストレーションを装着し，審美性・機能性・清掃性を経過観察した．

1-12　1stプロビジョナルレストレーションの製作・装着

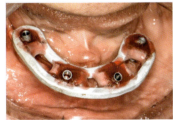 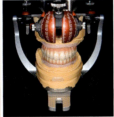 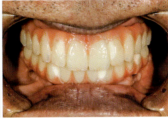 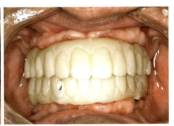

A：メタルインデックス精密印象　　*B*：人工歯排列　　*C*：ファイナルプロビジョナルレストレーション装着　　*D*：レジン製スキャンフレーム

アバットメントレベルの模型とメタルインデックス精密印象による模型を製作し，咬合器上で人工歯排列を行った後，ファイナルプロビジョナルレストレーションを装着し，スキャンフレームを製作して審美性・機能性・清掃性を確認した．

1-13　ファイナルプロビジョナルレストレーションの製作・装着

装着して経過観察した（1-14）．

（4）最終補綴装置の設計・製作

最終補綴装置の設計は，右側臼歯部 $\frac{6\sim4}{6\sim4}$，前歯部 $\frac{3\mp3}{3\mp3}$，左側臼歯部 $\frac{4\sim6}{4\sim6}$ の3パーツとし，歯肉－歯冠一体型のジルコニア冠のCADデザイン（頬側カットバック）を作成した．これをミリングで削り出して製作し，歯肉部にピンク陶材と歯冠部頬側に歯冠色陶材をマルチレイヤー法で築盛して仕上げた（1-15）．

完成した最終補綴装置は，チタンフレーム（アトランティス・スーパーストラクチャー）上に $6\sim4$・3 ∓ 3・$4\sim6$，$\overline{6\sim4}$・$\overline{3\mp3}$・$\overline{4\sim6}$ の上下顎とも3パーツによる歯肉－歯冠一体型ジルコニア連結冠（セルコン）である（1-16）．

（5）最終補綴装置の装着

1-17に最終補綴装置装着時の口腔内写真とスマイルラインを示す．患者は審美的にも機能的にもとても満足している．

術後のパノラマX線写真とCT画像では，術前シミュレーションした位置に，三次元的に正確なインプラント埋入が確認され，経過良好であることがわかる（1-18）．

4章 Clinical Cases 各種サージカルガイドシステムによるガイデッドサージェリーの臨床

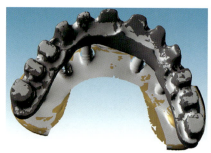
A：チタンフレームのCADデザイン

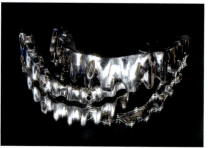
B：チタンフレームの削り出し

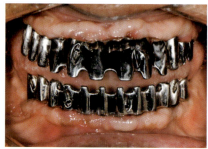
C：チタンフレームの口腔内装着

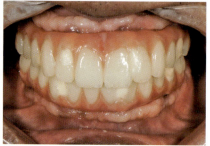
D：試適用上部構造装着

レジンフレームをカットバックしてチタンフレームのCADデザインを作成し，ミリングで削り出してチタンフレームを製作して口腔内に試適し，試適用上部構造を装着して経過観察した．

1-14 チタンフレームの製作・装着

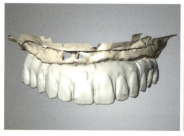
A：上部構造のCADデザイン

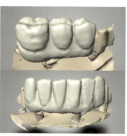
B：削り出された歯肉-歯冠一体型ジルコニア冠

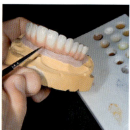
C, D：歯肉部および歯冠部頬側への陶材の築盛

上下顎とも3パーツ 6〜4・3⏉3・4〜6，6〜4・3⏊3・4〜6 で，歯肉-歯冠一体型ジルコニア冠のCADデザイン（頬側カットバック）を作成後，ミリングで削り出して製作し，歯肉部にピンク陶材，歯冠部頬側にマルチレイヤー法で歯冠色陶材を築盛して仕上げた．

1-15 最終補綴装置の設計・製作

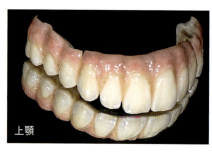
上顎

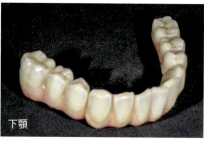
下顎

1-16 完成した最終補綴装置

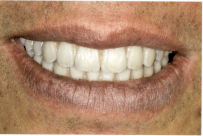

1-17 最終補綴装置装着時の口腔内およびスマイルライン

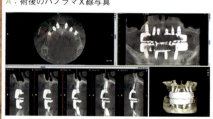
A：術後のパノラマX線写真

B：術後のCT画像

1-18 術後のパノラマX線写真とCT画像

Case ❷
下顎全部欠損症例へのSIMPLANT Guideシステムによる フルガイデッドサージェリー（即時荷重）適用例

Patient
65歳の男性．
主訴は下顎インプラント治療による咬合回復（上顎は臼歯部インプラント治療ずみ）．

Digital Work Flow on Treatment Process
① 検査・診断…CT撮影ダブルスキャン法（DICOMデータとDICOMデータ）のマッチング．
② 手術計画…シムプラントによるインプラント埋入シミュレーション（インプラント：デンツプライ・アストラテックEV．下顎に4本）とシムプラントガイド（フルガイド．粘膜支持型）製作．
③ 埋入手術…フルガイデッドサージェリー．プロビジョナルレストレーションを用いた即時荷重．
④ 補綴治療計画…荷重2カ月後に印象採得し，通法に従い補綴を行った．
　最終補綴装置はCAD/CAMで製作したチタンフレーム（アトランティス・スーパーストラクチャー）＋1ピースハイブリッドレジン連結冠．

■ 治療の概要

以前，上顎臼歯部へのインプラント治療により咬合回復を図った患者であるが，今回下顎残存歯が保存困難となったため，下顎にもインプラント治療を希望した（❷-1，2）．

1）CT撮影〜手術計画

Case 1と同様にダブルスキャン法でCT撮影を行い，シムプラント上で埋入の計画ならびにシムプラントガイド（粘膜支持型）の製作を行った（❷-3）．ここでは前歯部に粘膜ピン（フィクセーションスクリュー）を2本設計した．

骨幅があまりなく，かつ形態がいびつであったため，フリーハンドによるインプラント埋入は，1歩間違えば非常に危険であることがプランニングからも確認された（❷-4）．また本症例は残存3歯が動揺していることもあり，粘膜負担に頼るところが大きいため，粘膜貫通するフィクセーションスクリューを前歯部に設置した．なおCT撮影に使用した診断用テンプレートは，患者が使用していた義歯からトランスファーしたものである（❷-5）．

2）即時荷重のための準備

リジッドなプロビジョナルレストレーションを製作して即時荷重させるために，あらかじめ完成したシムプラントガイドを用いてガム付き模型を製作した（❷-6）．

これによってプランニングにおけるインプラントの位置関係，臨床的位置関係，そして模型上の位置関係は，理論上は完全一致しているはずであるが，実際は若干の

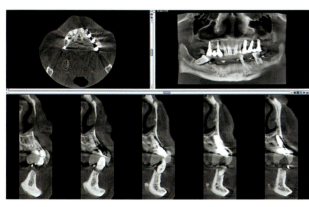

❷-1　術前CT診断

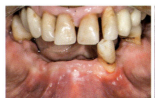 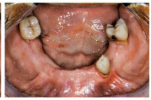

下顎残存歯は保存不可能なため全抜歯とした．

❷-2　術前口腔内写真

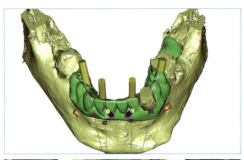

図2-3 ダブルスキャン後，オーバーレイを行いインプラント埋入部位を計画

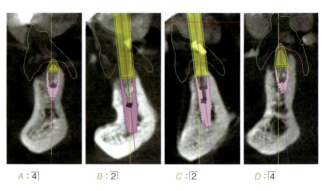

図2-4 クラウンダウンアプローチにのっとったインプラント位置の計画

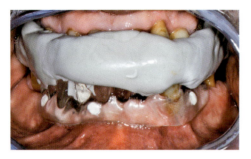

図2-5 診断用テンプレート装着によるCT撮影

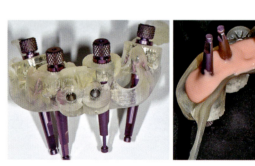

図2-6 完成したシムプラントガイドを用いたプロビジョナルレストレーション用模型製作

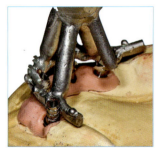

図2-7 メタルフレームの製作

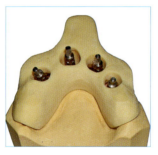

図2-8 個人トレー製作

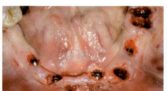

A：デンツプライ・アストラテックEVインプラント4本を埋入

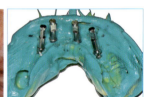

B：アバットメントレベルのオープントレー印象採得

図2-9 フルガイデッドサージェリーによるインプラント埋入

ズレが生じる可能性がある．そこで，あらかじめ設定した咬合高径，咬合平面で咬合器付着を行い，テンポラリーシリンダーEV間を連結するメタルフレームを製作するが（図2-7），ここではまだレーザー溶接は行わず，埋入後に行うことで手術時に生じた微小なズレに対応できるようにした．また個人トレーも模型上で同時に製作した（図2-8）．

3) ガイデッドサージェリー・即時荷重

オペ当日，フルガイデッドサージェリー下でデンツプライ・アストラテックEVインプラント3.6mm×13mmを1本埋入した後，残存3歯を抜歯した．その後，ユニアバットメントEVを粘膜の厚みに応じて高さを選択し，締結した．トルク25Ncm締結後，口腔内でアバットメントレベルオープントレー印象採得を行った（図2-9）．咬合器付着後メタルフレームレーザー溶接，プロビジョナルレストレーション製作を行い，即時荷重を行った（図2-10）．

4) 最終補綴装置の設計・製作〜装着

約2カ月後印象採得を行い，模型と口腔内の適合を石膏コアで確認した．ここで口腔内と模型上での誤差があ

1. SIMPLANT Guideシステムと臨床

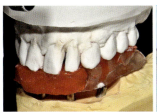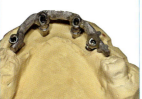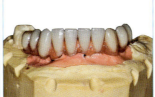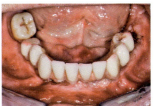

模型上でメタルフレームとテンポラリーシリンダーを溶接してプロビジョナルレストレーションを製作後，口腔内に装着して即時荷重を行う．

2-10 プロビジョナルレストレーションの製作・装着

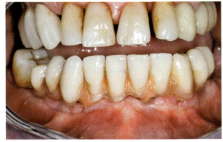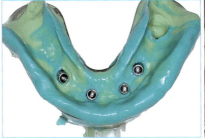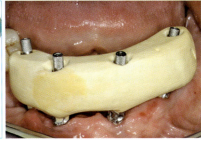

A：インプラント埋入2カ月後の口腔内　　B：印象採得　　C：模型と口腔内の適合を石膏コアで確認

2-11 印象採得

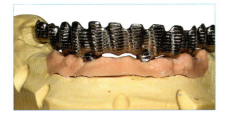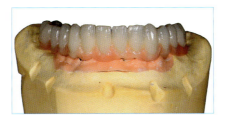

2-12 チタンフレームの完成（アトランティス・スーパーストラクチャーTi）　　**2-13 ハイブリッドレジン築盛による最終補綴装置完成**

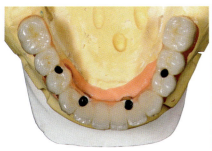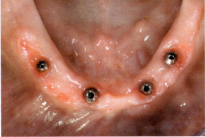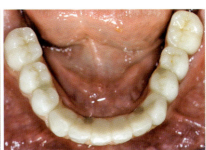

アクセスホールはコンポジットレジンで封鎖した．

2-14 最終補綴装置装着

れば石膏コアが割れてしまうので不適合を見落としにくい（2-11）．アトランティス・スーパーストラクチャーのチタンを材質として選択肢し，ミリングセンターにワックスアップしたワックスパターンを送付し，理想的なカットバックが施された状態のチタンフレームが製作された（2-12）．

その後ハイブリッドレジンを築盛し完成とした（2-13）．完成したフレームワークを口腔内で試適し，適合も問題がなかったため，スクリュー固定を行い，アクセスホール部分はコンポジットレジンで封鎖した（2-14）．手術直後と比べても軟組織が成熟していることがわかる．またユニアバットメントEVの深度も適切である．ここで装着前に再度25Ncmでユニアバットメント EVを締結する必要がある．

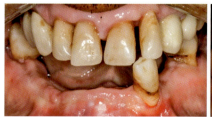

A：術前の口腔内正面観

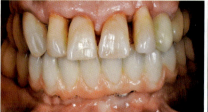

B：術後の口腔内正面観

2-15 術前・術後の口腔内正面観の比較

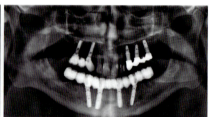

2-16 術後のパノラマX線写真

　術前と術後の口腔内写真ならびにデンタルX線写真を確認すると軟組織も成熟しており，さらに辺縁骨レベルも安定していることが確認される（**2**-15，16）．

　　　＊　　　＊　　　＊

　本症例では，シムプラントガイドシステムを利用してフルガイデッドサージェリーを行ったことで，プロビジョナルレストレーションをより簡便に，そしてより正確に製作することが可能となった．フルガイデッドサージェリー実施によって無切開でインプラントを埋入したことにより術後の腫脹も最小限に抑えられた．

　このようなフルマウスケースにおいては，残念ながらフルデジタルワークフローを実施することはまだ難しいものの，シムプラントを応用することによって，より正確なインプラント治療が行えるといえる．

おわりに

　昨今のインプラント治療の変遷は目まぐるしいものがあり，治療のコンセプトは日々進化を遂げている．その中でも，"デジタルソリューション"という言葉はどの学会に行っても提唱されており，今やデジタルワークフローを有さないインプラントシステムは存在しないと言っても過言ではない．

　一般的にデジタルワークフローという言葉を耳にすると，CT治療計画，ガイデッドサージェリー，あるいはCAD/CAMによる（アバットメント）デザインなどを連想すると考えられるし，われわれはこれらツールを利用してより正確なオーダーメイドトリートメントを実践しているといえる．

　しかし，デジタルワークフローという言葉が流行り言葉になっているものの，その可能性や利点と欠点，さらには現存するテクノロジーの限界などについて多くは知られていないのが現実である．デジタルソリューションによって治療のワークフローが，従来の外科，補綴のワークフローとは異なるものになる中，この技術をどこまで信用していいのか疑問に感じることもある．ただデジタルであるから従来の手法より正確であるといいきることは時期尚早であり，われわれユーザーサイドにも慎重さが求められる．

　シムプラントガイドシステムは単なる手術計画システムではなく，補綴設計の一翼を担うものでもあるといえる．本システムは常に進化を遂げており，オーダーメイドなインプラント治療を行ううえで必須になってくると考えられる．手術計画から補綴まで，シムプラントガイドシステムで行える時代がくる日もそう遠くはないといえる．

References

1) Mandelaris, G. A.and Rosenfeld, A. L.：Alternative applications of guided surgery：precise outlining of the lateral window in antral sinus bone grafting. *J. Oral Maxillofac. Surg.*, **67**（11）：23〜30，2009.
2) Nikzad, S.and Azari, A.：A novel stereolithographic surgical guide template for planning treatment involving a mandibular dental implant. *J. Oral Maxillofac. Surg.*, **66**（7）：1446〜1454，2008.

2. Dentsply SIRONA implant solutionの サージカルガイドシステムと臨床

草間幸夫

はじめに――筆者の臨床におけるサージカルガイド使用の変遷

筆者はインプラント治療を開始した1983年からさまざまなサージカルガイドを使用してきた．サージカルガイドを使わずにボーンドリブン*で埋入を行うときは，骨形態の把握のために，当然剥離の量も多くなり患者の侵襲は増えてしまう．GBR（骨再生誘導）やCTG（結合組織移植），FGG（遊離歯肉移植）などのオグメンテーション手術を行うにしても，事前に骨や軟組織の造成ボリュームを把握できなければ，移植骨や移植の結合組織の量の予定もつかず場当たり的な手術になってしまうなどデメリットは数知れない．

*ボーンドリブン
　最終の補綴ポジションに合わせた位置ではなく，骨量が十分にある部分に埋入する方法．大規模なグラフトなどを行わず，ポジションの補正は補綴的に解決する．

◆初期のサージカルガイド…パノラマX線検査に基づく深度（Z軸）のみのコントロール

当初は技工操作でCT撮影用の診断用テンプレートを製作してパノラマX線で2Dの検査を行い，解剖学的リスクを回避するような深度のコントロールのみを目的としたサージカルガイドを製作して手術を行っていた．

これは，下歯槽管や上顎洞などの解剖学的リスクの回避には一定の有効性があったが，三次元の軸性でいえば，上下方向のZ軸は担保されるが，水平方向のX軸，Y軸はサージカルガイドに使用するアルミの中空チューブのポジションから憶測するしかなく，上部構造に配慮したトップダウントリートメントにはほど遠いものであった．特に前歯部の審美的修復を目指すような症例では，頬舌的な埋入角度がわずかに1°未満ずれただけでも唇側の歯肉ラインが上下に大きく変化するので，そのようなサージカルガイドを継続的に使用することは不可能であった．

◆シムプラントシステムの導入…CT検査に基づくX, Y, Z軸の埋入シミュレーションが可能に

次にシムプラントのシステムが登場して，技工操作で製作した診断用テンプレートを使ってCT撮影を外部委託して撮影したCTのDICOMデータを得ることができるようになった．

シムプラントのソフト上でシミュレーションを行うことが可能になり，技工操作で製作した診断用テンプレートを使うことは同じであったが，X, Y, Z軸での埋入ポジションのシミュレーションが可能になり，診断用テンプレートの位置を修正してサージカルガイドを製作できるように進化した．また上顎洞底挙上術時の必要移植骨量やCT値によるHounsfield値による骨質の把握などができるようになり，手術の安全性は飛躍的に向上した．しかしそのポジションの正確性は，今考えると不十分なものであった．

◆SiCATシステムの導入…光学印象とCBCTのデータマッチングによりトップダウントリートメントの埋入シミュレーションが可能に

2008年にSirona社のCBCTであるGalileosを導入したことには理由があった．Cerec AC Blue-camにより口腔内光学印象で得た3DデータとGalireosで撮影したCT（CBCT）データを，ビュワーソフトでもあるGalaxisソフトウェア上でデータマッチングし，事前にCEREC ver3.86により欠損部に編集した補綴デザインをもとに，トップダウントリートメントコンセプトでインプラント体の埋入シミュレーションが可能になり，さらにそのデータを模型とともにドイツのSiCAT社（当時はSironaの傘下）へ海外宅配便で送ることで，正確なサージカルガイドを得ることができるようになった．

4章 Clinical Cases　各種サージカルガイドシステムによるガイデッドサージェリーの臨床

当時はCBCTのDICOMとCAD/CAMのSTLの位置合わせのためにCT撮影用の診断用テンプレートを使う必要があったが，これは精度を担保するうえで非常に重要なステップでもあった．

SiCATでは出荷前に精度を確認するためZeiss社のタッチプローブセンサー*を使ったベリファイチェック*が行われ，ガイドスリーブの三次元的ポジションの検証後に出荷される．またさまざまなガイドスリーブの選択が可能なため，正確なポジショニングを必要とする症例，各種のインプラントシステムに応じたガイドスリーブ，シンプルなパイロットドリル用のスリーブなどの選択肢が豊富で，デジタルソリューションの利便性を具現化したシステムであると考えている．

> *タッチプローブセンサー
> 　従前にノーベルバイオケア社の模型スキャナーであった『ピッコロ』や『フォルテ』などにも採用された，接触式センサーにより形態をデジタルデータにするシステム．

> *ベリファイチェック
> 　サージカルガイドをミリングマシンや3Dプリンターで造形した後に，スリーブを通してドリルの方向がシミュレーションどおり付与されているかをチェックするステップ．

> *ssiデータ
> 　デンツプライシロナ社製のCBCTにCerecのデザインデータをインストールするためのデザインフォーマット．「Open Galaxis」とよばれるライセンスの導入で，Cerecより直接書き込める．

デンツプライシロナ社の4つのサージカルガイドシステム

現行システムは，CAD/CAMシステムであるCEREC 3Dシステム（in Labシステム含む）と，同社の歯科用CBCT（Galileos, Orthophos SL, Orthophos XG-3D）を必要とする．CTにインストールする修復物データはssiデータ*とよばれ，CERECからの書き出し用ライセンス（Open Galaxis）が必要となる．

サージカルガイドは，①Classic Guide（以下クラシックガイド），②Opti Guide（以下オプティガイド），③Cerec Guide（以下セレックガイド），④Cerec Guide2（以下セレックガイド2）の4種類を選択できる．これらは埋入本数や，遊離端欠損か中間欠損か，金属アーチファクトの大小，口腔内光学印象か模型ベースか，外注か院内製作かなどの要因で選択される．以下，各システムについて紹介する．

1・クラシックガイド（Classic Guide）システム

クラシックガイドシステムは，X線造影性のあるマーカーの入った診断用テンプレートを口腔内に入れた状態でCT画像を撮影し，石膏模型を光学印象して得られたデータ上で補綴装置を設計し，Open Galaxisというライセンスにより書き出しを行い，CTデータにマッチングさせたうえで埋入シミュレーションを行うものである．

石膏模型とCD-Rに焼き付けられたシミュレーションデータは，ともにドイツのボンにあるSiCAT本社へFedexなどの海外宅配便にて送付して，SiCATのデジタルラボで製作されて，約9営業日までにサージカルガイドが送られてくるシステムである．

マーカーによって物理的にシミュレーションのポジションが高い精度で関連付けられるため，アーチファクトが多いケース，また遊離端やマルチプルケースのような困難ケースでも精度が担保される．たとえば無歯顎の場合は，パイロットインプラントを埋入することによりポジションの精度が担保される．最終的なスリーブの方向は接触性プローブのセンサーによってベリファイチェックが行われ（図1），精度が担保されたサージカルガイド（クラシックガイド）が届く．

サージカルガイドと後述のオプティガイドでは，さまざまなインプラントシステムに対応したスリーブシステムを選択でき，またアンカーピンの設定などアドバンスなサージカルガイド製作にも対応できる．

サージカルガイドのCT撮影→CERECによるバーチャルワクシング→データのコラボレーション→インプラント埋入シミュレーション→スリーブの設定→オーダーフォームのプリント→海外宅配便業者に集荷依頼，という一連の工程は，デンツプライシロナ社のサージカルガイド製作の基本の流れであり，その他のシステムにも共通するので，**表1**および**図2〜14**によりステップを追って紹介する．

2. Dentsply SIRONA implant solutionのサージカルガイドシステムと臨床

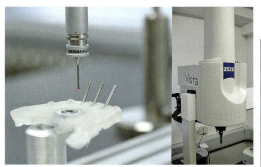

図1 接触性プローブのセンサーによるスリーブのベリファイチェック

表1 デンツプライシロナ社のサージカルガイドシステムにおけるガイデッドサージェリーの流れ（各システムにおいて共通）

① CT撮影の準備，撮影（図2, 3）
② CT画像による検査（図4）
③ 欠損部の光学印象からCADデザインのエクスポート（図5）
④ Galaxisインプラントへの.ssiデータのインストールとマッチング（図6〜8）
⑤ インプラント体の選択と埋入シミュレーション（図9, 10）
⑥ スリーブの選択と深度設定（図11）
⑦ オーダーフォームの作成とシミュレーションデータのCD-Rへの焼き付け
⑧ ⑦のCD-R，石膏模型，ラジオグラフィックガイドの梱包．海外宅配業者へ集荷依頼
⑨ サージカルガイド到着（約9営業日後）
⑩ ⑨のサージカルガイドを用いたインプラント埋入ガイデッドサージェリー実施（図12〜14）

■CBCT撮影の準備・撮影

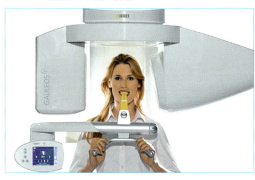

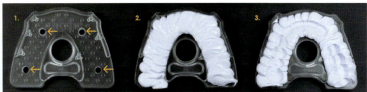

図2, 3 ラジオグラフィックガイドに咬合採得用のシリコーンを使い上顎歯列の圧痕をつける．口腔内で保持してガイド中央にあるホールにCTのガイドホルダーの先端が入り込むように位置決めをして撮影を行う．

■CBCT画像の検査

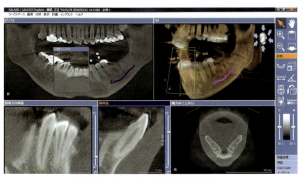

図4 CT画像上で下歯槽管の描記や骨のクロスセクションでの診査を行う．CT画像上にマーカーが写っているのが確認できる．

■石膏模型の欠損部の光学印象からCADデザインのエクスポート

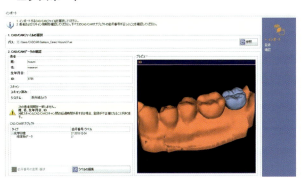

図5 スタディモデルを光学印象して欠損部にベースラインを引き，補綴設計を行う．そのデータをOpen Galaxisのライセンスを使って.ssiのフォーマットでCTへエクスポートする．

■Galaxisインプラントへの.ssiデータのインストールとデータマッチング

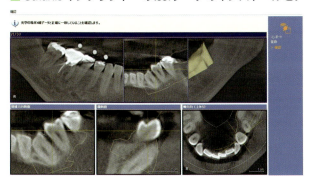

図6 CAD/CAMのバーチャル模型にマーカーをつけ，CTの該当歯にも関連させるマーカーをつける．3ポイント以上のマッチングポイントを付与してスーパーインポーズのメルクマールにすることで，両者の表面データをマッチングさせる．

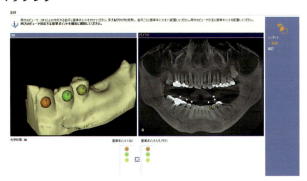

図7 CT画像の歯の外形とCAD/CAMの外形線がマッチングしているか確認する．

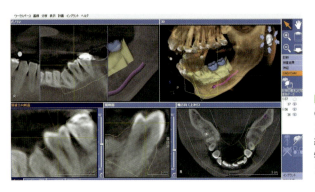

図8 CAD/CAMで編集した最終補綴のセットアップがCTデータとマッチングして可視化できた．これにより硬組織だけではなく軟組織の表面と修復物がポジショニングされるので，プランニングの精度を高めることができる．

■インプラント体の選択と埋入シミュレーション

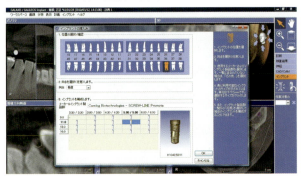

図9 次に，埋入するインプラント体の種類，直径，長さを部位ごとに選択する．

図10 インプラント体のポジションが決定した．クロスセクションで詳細な最終確認を行う．

■スリーブの選択と深度設定

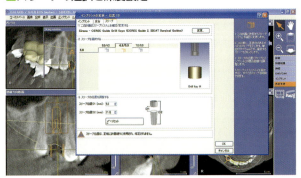

■サージカルガイドによるガイデッドサージェリー

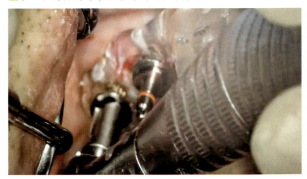

図11 目的に合った形状のスリーブを選択し，使用するドリルの長さをD2として設定する．スプーンキー（ガイド）を入れる場合は，キーの厚みが1mmあるのでD2はドリル長－1mmで設定する．

図12 サージカルガイド（クラシックガイド）には埋入ポジションのクロスセクションや詳細事項がプリントされてくる．インプラント体の長さ，直径，埋入深度を確認してから口腔内に試適する．

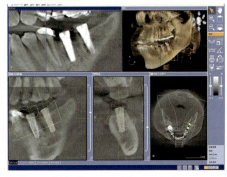

図13 埋入後のCT画像に，シミュレーション時のポジションをクロスセクションで重ねてみると，その整合性が高いことがわかる．

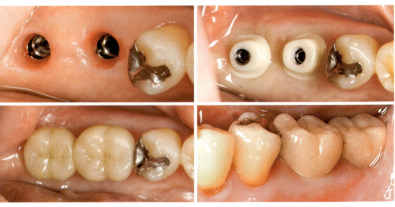

図14 免荷期間を経て通常印象からスキャンボディによるモデルスキャンを行い，マルチレイヤーデザインでinColis ZI mesoを削り出してシンタリングし，チタンベースに接着して締結しクラウンはe.maxCADのクラウンを縁上マージンで接着した．

2・オプティガイド (Opti Guide) システム

オプティガイドシステムは口腔内光学スキャンで得た3DバーチャルモデルとCTデータとのコラボレーションで作成されたシミュレーションデータをSiCATポータルサイトにアップロード後，7営業日内にSiCAT社からサージカルガイド（オプティガイド）が届くシステムである（図15〜18）．

石膏模型よりもガイドの物理的適合性に優れ，また模型を送る手間と時間が省略されるため利便性が高い．しかし金属修復の多いケースでは金属アーチファクトの影響で精度を担保できないケースもあり，適用ケースは限定される．金属修復が少なく片側の欠損に限定すれば精度は高い．これもクラシックガイドと同様に出荷前にベリファイチェックが行われている．セレックガイド，セレックガイド2と比較すると，精度に関する安心度はクラシックガイドに準ずるものと考えられる．

セレックガイド2の利便性から，現状では利用度は減っている．

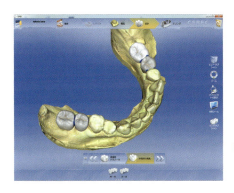

図15 口腔内光学印象から補綴デザインを作成して，.ssiデータでGalileosにエクスポートする．

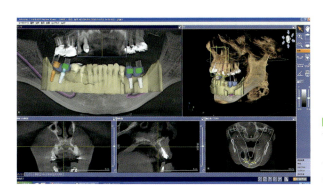

図16 .ssiデータとCTデータをコラボレーションさせインプラント体のポジションのシミュレーションとガイドスリーブの選択，および深度設定を行う．その後シミュレーションデータをSiCATのポータルサイトにアップロードすることで，手続きは完了する．

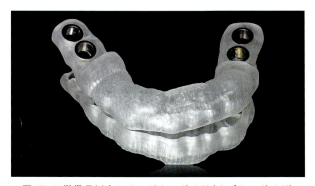

図17 7営業日以内にサージカルガイド（オプティガイド）がFedex便で送られてくる．これは3Dプリントではなく，大型の5軸ミリングマシンによる切削により加工されている．

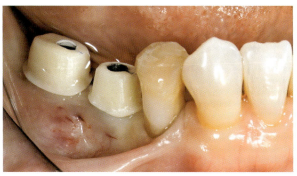

図18 このように周囲の残存歯にメタルが全くない症例では非常に精度の高いガイデッドサージェリーを完結できる．

3・セレックガイド (Cerec Guide) システム

セレックガイドは院内で製作できるサージカルガイドである．X線造影性があるマーカーが付いた，リファレンスボディとよばれる1歯用の小さい診断用テンプレートを，模型上で熱可塑性レジンを圧接して製作する診断用テンプレートに嵌め込み（図19），口腔内に入れてCT撮影を行うことでポジションを関連付けさせた後にシミュレーションを行う（図20, 21）．そのデータをCERECにインストールしてガイドボディを削り出し（図22），このガイドボディを撮影時の熱可塑性レジンのテンプレートのリファレンスボディの圧痕に嵌め込んで固定し完成させる（図23）．

中間欠損の2歯までという制限があり，リファレンスボディの圧痕へガイドボディを嵌め込む際の物理的な不安定さから，精度には若干の偏差があると思われるが，大きな偏差を経験したことはなく，臨床的には十分使用に耐える簡便なシステムである．また従来のライセンス（Open Galaxis）で製作できることで経済的なメリットがある．

セレックガイド2が使用できる現時点では，セレックガイドを使用する必要性がないため，現在は使用していない．

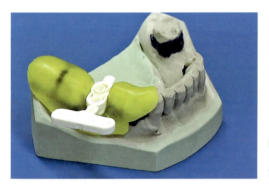
図19　熱可塑性レジンを歯列に圧接して製作した診断用テンプレートの欠損部分にリファレンスボディを圧接して設置する．

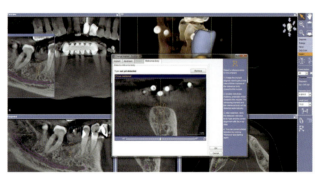
図20　リファレンスボディが入った診断用テンプレートを口腔内に装着してCTの撮影を行い，マーカーを検出してCTデータとリファレンスボディの位置関係をマッチングさせる．

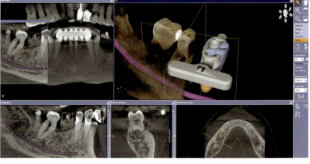
図21　マッチングするとリファレンスボディの表示もでき，埋入シミュレーションを行う．ガイドボディーのデザインができたらdxdデータをCERECへ書き出す．

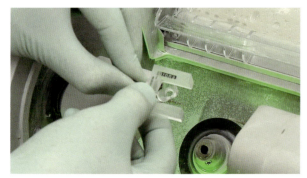
図22　リファレンスボディが嵌まり込む圧痕に替えて嵌め込むガイドボディを削り出す．

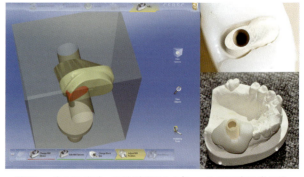
図23　ガイドボディを診断用テンプレートの圧痕に嵌め込んで，サージカルガイド（セレックガイド）を完成させる．

4・セレックガイド 2（Cerec Guide2）システム

セレックガイド 2 システムは オプティガイドシステムと同様に，口腔内光学印象のデータとCBCTのデータをコラボレーションした後に，CERECへシミュレーションデータをインストールして，院内ミリングマシンでサージカルガイド（セレックガイド2）本体を削り出すシステムである．

オプティガイド同様，金属アーチファクトの少ない症例が推奨される．片側1～2歯欠損への適用が推奨されるが，CT画像さえクリアであれば，筆者の臨床例では多数歯欠損でも問題がなかった．

今後はさらなる精度のアップも見越されているため，日常臨床で多く採用されると考えられる．セットアップはすべてソフトウェア上で行い，旧セレックガイドなどのような石膏模型などは必要がなく，また技工作業なども必要がない．

CT撮影と口腔内光学印象だけでほとんどの症例に対応できる．inLabソフトウェア上でも編集でき，MC-X5によるinCoris PMMAディスクからも削り出しができるので，両側にわたる症例にも対応できるため，現在筆者はクラシックガイドの適応症以外はすべての症例でセレックガイド 2 を使用している．以下，セレックガイド 2 システムによる臨床の流れを上顎単独歯欠損症例への適用例により示す．

■ Case Presentation

上顎単独歯欠損症例へのCerec Guide2システムによるガイデッドサージェリー適用例

Patient
56歳の男性．
主訴は 3| 欠損のインプラント治療．

Digital Work Flow on Treatment Process
① 検査・診断…光学印象による3Dデータと，CTデータのマッチング．
② 手術計画…セレックガイド 2 システムによるインプラント埋入シミュレーション（ネオスプロアクティブインプラントφ4mm×11mm，1本）と，CAD/CAMによるサージカルガイド製作（inCoris PMMA）．
③ 埋入手術…サージカルガイドにスプーンキーをセットしてドリリング後，形成窩に沿って埋入するガイデッドサージェリー．
④ 補綴治療計画…，アバットメントはチタンベースにセラミックスのメゾストラクチャーを接着して製作．メゾストラクチャー（inCoris ZI meso），プロビジョナルレストレーション（PMMAのTerioCAD）ともCAD/CAMにより設計/製作し，装着．最終補綴装置はVITA ENAMICクラウンとする．

■ 治療の概要

1）口腔内光学印象・CT撮影～両データのマッチング

患者は56歳の男性．3|を欠損しており，インプラントによる補綴治療を希望した(*1*)．

CT撮影を行い，口腔内スキャナーにより欠損部を撮影して3Dモデルを構築した．CADによって提案された対合歯や隣在歯と調和した上部構造のイメージのデータを.ssi形式にエクスポート後，CTにインストールして両データのマッチングを行った(*2～6*)．両データのス

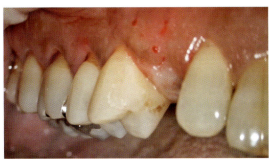

患者は56歳男性，3|の欠損へのインプラントによる欠損補綴を希望．

1 初診時

4章 Clinical Cases　各種サージカルガイドシステムによるガイデッドサージェリーの臨床

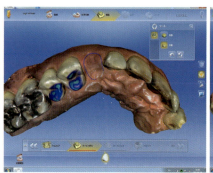

口腔内スキャナーにより欠損部を撮影して3Dモデルを構築する．このとき対合歯と咬合状態のデータも取得する．

2　3Dモデルの構築

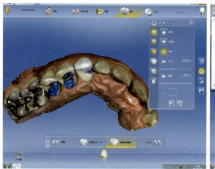

欠損部に対合歯や隣在歯と調和した上部構造のデザインプロポーザルが作成される．

3　上部構造のデザイン

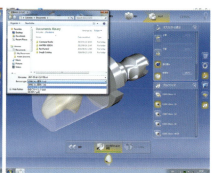

CADの修復物とイメージ双方のデータをCTにインストールするためのデータ(.ssiデータ)形式でエクスポートを行う．

4　CADデータのエクスポート

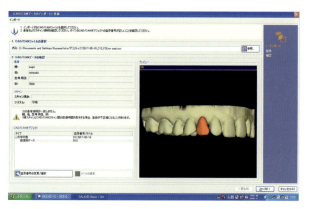

5　CADデータのCTへのインポート

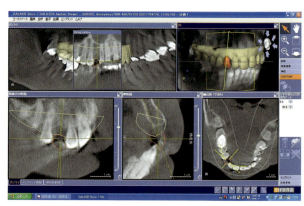

スーパーインポーズによる整合性は，確認画面でそれぞれの外形線の適合により視認できる．

6　CADデータとCTデータのマッチング

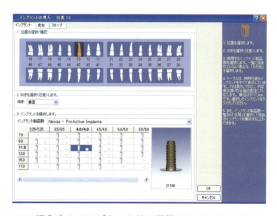

7　埋入するインプラント体の選択

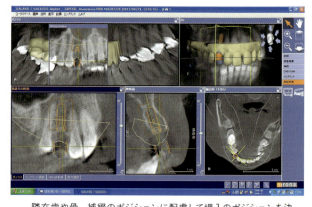

隣在歯や骨，補綴のポジションに配慮して埋入のポジションを決定する．

8　埋入ポジションの検討

パーインポーズ（重ね合わせ）の整合性は外形線同士の適合で確認できる．

2) インプラント埋入計画～サージカルガイド（セレックガイド2）製作

データのマッチングを確認後，インプラント埋入のシミュレーションを行う．インプラント体を選択し，隣在歯や骨，補綴装置の位置に配慮して，インプラント埋入ポジションを決定したうえで，ガイドスリーブの選択と深度設定を行った（7～9）．

シミュレーションが完了したら，データを.dxd（セレックガイド2本体の形のデータ）で書き出してCAMソ

2. Dentsply SIRONA implant solutionのサージカルガイドシステムと臨床

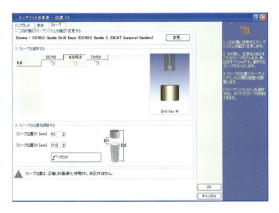

埋入ポジション確定後，ガイドスリーブの選択と深度設定を行う．シミュレーションが完了したらデータを.dxdデータ（ガイド本体の形のデータ）で書き出す．

9 ガイドスリーブの選択と深度設定

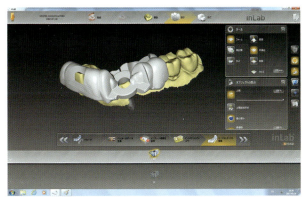

.dxdデータをCAMソフトにインストールしてサージカルガイドの外形設定を行う．

10 サージカルガイド（セレックガイド2）の外形設定

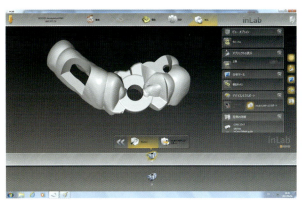

11 完成したセレックガイド2のデザイン

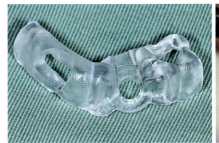

ミリングマシンでinCoris PMMAディスクからセレックガイド2本体を削り出して完成させる．口腔内光学印象で製作したガイド本体の適合性は非常に精度が高く，装着しても動くこともなくインスペクションウィンドウで適合精度が確認できる．

12 セレックガイド2の完成

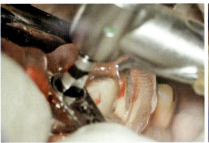

セレックガイド2にスプーンキー（スリーブ）をセットしてドリリングを行う．φ2.2からφ3.6までキーを差し替えて拡大する．

13 ドリリング

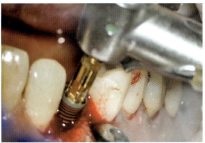

埋入窩の形成が完了したら埋入を行う．専用のサージカルガイドではないので，埋入時は形成窩に沿ってガイドによらず埋入を完了させる．

14 インプラントの埋入

フトにインストールしてセレックガイド2の設計を行い（10，11），ミリングマシンでinCoris PMMAディスクから削り出して製作した（12）．

3）インプラント埋入

セレックガイド2にスプーンキー（スリーブ）をセットしてドリリングを行う．φ2.2からφ3.6までキーを差し替えて拡大した．専用のサージカルガイドではないので，埋入窩の形成完了後，ガイドによらず形成窩に沿って埋入を完了させた（13～15）．

4）カスタムアバットメントの設計・製作

6週間の免荷期間を経てリエントリーし，インプラント体にスキャンポストとスキャンボディを装着した．スキャンボ

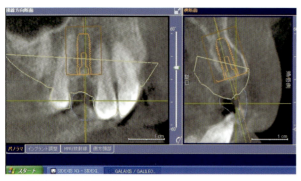

埋入前後の整合性は高い．

15 埋入計画時（左）と埋入後（右）のインプラントポジション

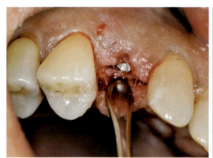

6週間の免荷期間を経てリエントリーを行う．舌側寄りにアーチ状の切開を入れ，最小限の剥離にとどめた．

16 リエントリー

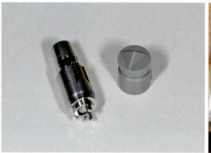

滅菌処理されている．

17 装着するインプラント用のスキャンポスト（左）とスキャンボディ（右）

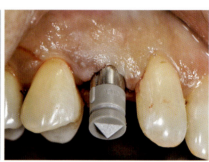

18 インプラント体へのスキャンポストとスキャンボディの装着

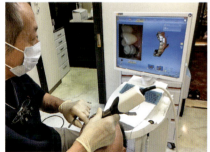

スキャンボディ装着状態の3Dデータを構築する．

19 口腔内スキャナーによるスキャンボディの撮影

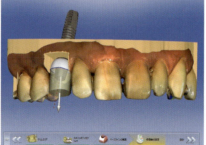

CAD上でチタンベースに接着して完成させるセラミックスのメゾストラクチャーを設計する．アクセスホールが唇面にやや出ているので，アバットメントとクラウンのマルチレイヤーとして設計し，すぐにミリングとジルコニアのシンタリングを行う．

20 メゾストラクチャーの設計

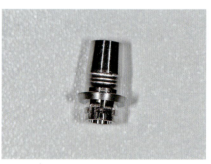

浅め埋入用にはワイドタイプ（写真）の選択もできる．今回はナロータイプを使用した．

21 最終補綴用チタンベース

ディを口腔内スキャナーで撮影し，3Dデータを構築後，チタンベースに接着するセラミックスのメゾストラクチャーをCAD上で設計した．本症例ではアクセスホールが唇面にやや出ているので，アバットメントとクラウンのマルチレイヤータイプとして設計し，ジルコニア製メゾストラクチャーのミリングとシンタリングを行うこととした（16〜20）．

チタンベースの上部にサンドブラストを行い，シンタリングおよび内面へのサンドブラストが完了したinCoris ZI-mesoのメゾストラクチャーと接着し，カスタムアバットメントが完成した（21〜29）．

2. Dentsply SIRONA implant solutionのサージカルガイドシステムと臨床

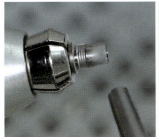
チタンベースの上部を50μmのアルミナ粒径で0.4barの圧力でサンドブラストする.

22 チタンベースのサンドブラスト

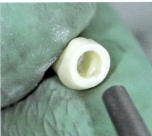
inCoris Zir-mesoのメゾストラクチャーのシンタリングは，デンツプライシロナ社のCEREC SpeedFireにより30分で完了する．調整は不要で，内面には27μmのアルミナ粒径で0.2barの圧力でサンドブラストを行う．

23 メゾストラクチャーの製作

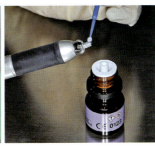
チタンベースの上部にリン酸エステル系モノマー配合のモノボンドプラスを塗布する．

24 チタンベースへのプライマー塗布

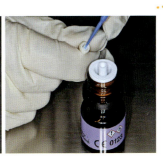
ジルコニアのメゾストラクチャーの内面にもモノボンドプラスを塗布する．

25 メゾストラクチャーへのプライマー塗布

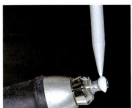
マルチリンクハイブリッド・アバットメント HO をチタンベースの上部に少量塗布する．

26 チタンベースへのレジンセメント塗布

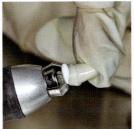
27 メゾストラクチャーの圧接

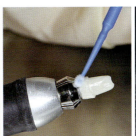
このセメントは化学重合なので硬化時間まで圧接を維持する．

28 余剰セメントの拭き取り

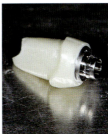
チタンベースと穴開きブロックのソリューションでは適合性度が非常によい(w：5μm, d：10μm)ことが多く報告されている．

29 カスタムアバットメントの完成

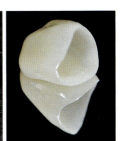
プロビジョナルレストレーションはPMMAのTerioCADをミリングして製作した．

30 プロビジョナルレストレーション

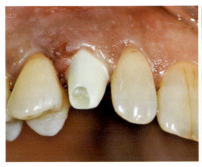
二次手術当日に最終のアバットメントとプロビジョナルレストレーションを装着した．製作時間は1時間だが，これ以降上部構造の脱着はしないですむという大きなメリットがある．

31 二次手術

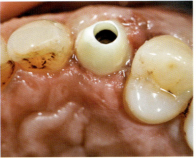
歯列と調和している．

32 咬合面観

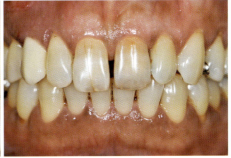
この後歯肉の落ち着きを待ち，アバットメントを修正形成してから最終補綴装置を完成させる．

33 術後

5) アバットメントとプロビジョナルレストレーションの装着～最終補綴装置装着

プロビジョナルレストレーションはPMMAのTerioCADをミリングして製作した（30）．

二次手術当日にアバットメントとともにプロビジョナルレストレーションを装着した．装着と同時に歯肉との調和が認められた（31～33）．製作時間は1時間だが，これ以降上部構造の脱着はしないですむという大きなメリットがある．

プロビジョナルレストレーション装着により歯肉の成

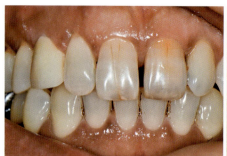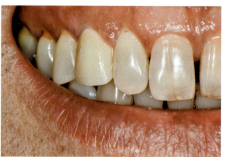

歯肉形態が良好になったのでアバットメントのマージンを修正形成した後にVITAのENAMICで最終補綴装置を装着した．

34　最終補綴装置装着

熟を待ち，アバットメントを修正してから最終補綴装置装着となった（**34**）．

　　　　　　　＊　＊　＊

以上のように，口腔内光学印象からCT撮影，データコラボレーション，セレックガイド2本体の編集，ミリング，セレックガイド2による埋入手術，当日もしくはリエントリー時での口腔内光学印象からのアバットメント製作，最終印象，最終補綴装置装着というデジタルソリューションが外注によることなく，途切れることなく行えることから，現在セレックガイド2システムのソリューションは筆者の臨床の中心になっており，金属アーチファクトがあり，多数本埋入で高い精度を必要とする症例でクラシックガイドを選択する場合を除き，すべてのインプラント治療症例で適用している．

おわりに

本項で紹介したように，デンツプライシロナ社のガイデッドサージェリーのコンセプトは，難易度とCTデータの質に合わせて製作するサージカルガイドシステムを選択できるようになっていることにある．

CERECのソフトウェアがVer 4.51にアップグレードされてから光学印象のマッチング精度はさらに高くなった．これにより光学印象のデータから直接削り出すガイドボディ本体の適合性度も飛躍的に上がっている．今後デンツプライシロナ社のデジタルソリューションはさらなる展開を予想させる．

初めてのインプラントシミュレーションソフトであるシムプラントも現在デンツプライシロナ社で運用され，さらに同社ではAnkylos，AstraTech，Xiveというメジャーインプラントシステムを抱え，アバットメントのデジタルソリューションであるAtlantisと，フレームワークのセンターシステムである旧ISUS（現在はAtlantisと統合）が運用されている．

また，CERECの光学印象をSirona Connectというクラウドラボシステムにアップロードすることで，Atlantisへのオーダーも可能となり，スキャンボディによる口腔内光学印象からインプラントのあらゆる上部構造に対応できる．

インプラントメーカー主導のシステムも，CAD/CAMメーカー主導のシステムも，またさまざまなソフトウェアメーカー主導のシステムも，それぞれに長所・短所を持ち合わせ，臨床医としては選択肢に大いに悩ましいところではあるが，筆者の理解としては，世界最大の総合歯科器材メーカー・プロバイダーであるデンツプライシロナ社が提供できるキャパシティはさらなる大きな進化の可能性をもっていると考えられる．

3. Straumann Guideシステムと臨床

城戸寛史

はじめに

インプラント体の埋入位置はインプラント治療の成否を左右するだけでなく，治療の安全性に関わる重要な因子である．CT(CBCT)画像を利用したインプラント埋入手術のシミュレーションは古くから導入されていたが，シミュレーションによる治療計画を実際の手術に反映させる手段がガイデッドサージェリーとして利用できるようになったのは比較的最近である．

筆者らの施設では，2005年頃から，主に無歯顎や多数歯欠損に対してガイデッドサージェリーを導入し，現在は，ほぼ全症例に適用している．その結果，施設内におけるインプラント埋入手術のインプラント埋入位置の不良ケースはほとんどなくなり，当然のことであるが，術前に設計された上部構造が装着されている．

近年では歯科領域におけるCAD/CAM機器の導入が進むにつれて，多くの種類のサージカルガイドが利用できるようになり，患者のシチュエーションに応じたシステムが選択できる．

Straumann Guideシステムの特徴

Straumann Guide(以下ストローマンガイド)システムは，口腔内スキャナーや模型のスキャナーなどの形状記録装置から，インプラント手術のシミュレーションソフト，さらに3Dプリンターやミリングによる CADマシンなどを含むストローマン社のデジタルソリューション(Straumann® CARES® Digital Solutions. 図1)に含まれるインプラント埋入のガイデッドサージェリーシステムである．

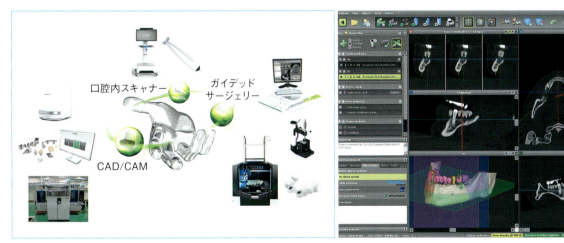

図1　ストローマン社のデジタルソリューション

図2　ストローマンガイド・ソフトウェアによるインプラント埋入シミュレーション

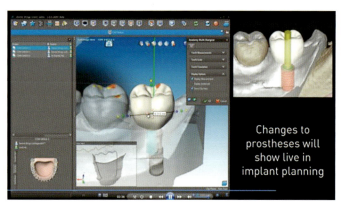

図3 スキャンソフトとシミュレーションソフトのリンク

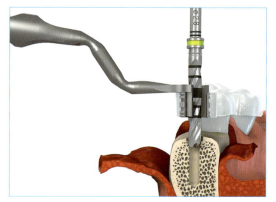

図4 ガイデッドサージェリーのドリルインスツルメントリンク

1. インプラント埋入シミュレーションソフトの特徴

　ストローマンガイドシステムのインプラント埋入シミュレーションソフト（ストローマンガイド・ソフトウェア［coDiagnostiX™］）は，インプラントの埋入の術前計画とサージカルガイドの設計を行うソフトウェアである（図2）．

　ストローマンガイド・ソフトウェアでは，まずCTスキャンデータと患者の口腔内形態のデータの重ね合わせを行う．口腔内形態のデータは口腔内光学スキャナーや模型用スキャナー（CARES®スキャナー）のデータが利用できる．セットアップモデルのスキャンデータとCTデータを重ね合わせることで，骨形態だけでなく将来の上部構造の形態や粘膜の厚さを考慮してインプラント埋入位置を決定することが可能である．

　また，Synergy LinkやcaseXchange™といったデータ共有のためのリンクシステムが充実しており，たとえばラボサイドで，上部構造のワックスアップ形態に変更があった場合に，模型の再スキャンを行うと即座にストローマンガイド・ソフトウェアに変更が反映される（図3）．さらに，タブレット端末などでビューワーアプリケーションを利用することによりプランニングしたデータを見ることができ，歯科医師同士や患者とのコミュニケーションに利用することができる．

2. ストローマンガイドの特徴

　ストローマンガイド・ソフトウェアでインプラント埋入のシミュレーションを行うと，サージカルガイドのストローマンガイド（CARES・3Dガイド）が設計される．基本的にストローマンガイドはスキャンされた口腔内の形態データ上に適合するように設計されるので適合精度は高い．必要に応じてストローマンガイドに，固定のためのアンカーピンを設定したり，骨支持エリアを設定したりすることが可能である．

　ストローマンガイドは国内のミリングセンターで，3Dプリンターによって製作されるため，比較的納期が短く，細かなリクエストにも対応が可能である．ストローマンガイドのドリルシステムはストローマン社のすべてのインプラント体の埋入手術に対応しており，ストローマンガイド・ソフトウェアが提示するサージカルプロトコルには，各インプラント埋入部位に必要なインスツルメントが表示され，これに従ってインプラントを埋入することで，術前計画どおりの埋入が行える（図4）．

Case Presentation

下顎全部欠損症例へのStraumann Guideシステムによるガイデッドサージェリー適用例

Patient
48歳の男性．上下顎無歯顎で，固定性の補綴治療を希望．

Digital Work Flow on Treatment Process
① 検査・診断…1) 印象採得および診断用テンプレートの製作．2) モデルスキャナーを使用して顎堤模型および診断用テンプレートのSTLデータを作成．3) CT撮影．4) DICOMデータとSTLデータのインポート．5) 診断と3Dインプラントプランニング．
② 手術計画・準備…1) ストローマンガイド（デジタルドリルガイド．CARES 3Dガイド）設計．2) ストローマンガイドの適合調整と厚みの設定．3) ミリングセンター（エトコン社）への発注→ 4) ストローマンガイド製作．
③ 埋入手術…ガイデッドサージェリーによるインプラント埋入．
④ 補綴治療…埋入手術直後にレジン製暫間上部構造（鋳造メタルフレームによる補強）を装着．

治療の概要

1）初診

患者は48歳の男性．上下無歯顎で総義歯を装着しており，固定性の補綴処置を希望して来院した．口腔内所見では，顎堤の形態および対合関係は良好で，上下顎の義歯の維持安定は良好であった（*1*）．

（1）特筆すべき背景

前医に対してインプラント治療を相談したところ，4本程度のインプラント体で歯列全体を支える治療計画を説明されたが，患者は歯列全体の支えとしてもっと本数の多いインプラント治療を希望した．CT検査の結果，骨移植の必要性が予測されたため，前医から当科を紹介された．

（2）口腔内所見

上下顎堤の吸収は比較的少なく，付着歯肉の幅は十分であり，インプラント治療に適した顎堤形態であると思われた．また，インプラント治療の障害となるような小帯の位置不良や軟組織の形態異常は認められなかった．

（3）パノラマX線写真所見

下顎前歯部における歯槽頂から下顎底までの距離，下顎臼歯部では歯槽頂から下顎管上縁までの距離は，インプラント埋入に十分であった．また，上顎前歯部における歯槽頂から鼻腔底までの距離は十分であったが，上顎臼歯部は歯槽頂から上顎洞底までの距離が4〜6mm程度であり，上顎洞底挙上術の併用が必要であると思われた（*2*）．

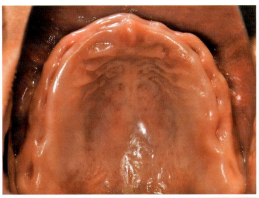
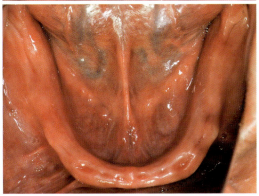

1 初診時の口腔内

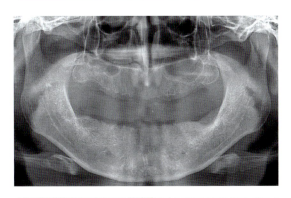

2 初診時のパノラマX線写真

2）治療計画

患者の希望は固定性の補綴装置であり，今後の長い経過を考慮して部分的なインプラントの経過不良に対しても余裕をもって対応できるように十分な本数で治療を受けたいとのことであった．また，義歯を使用できない期間がないように治療を受けたいとのことであった．そこで，Mischの埋入本数と配置の決定方法に準じてインプラントの埋入位置と本数を決定した[1]．

Mischは，インプラント埋入位置の決定において，キーとなるインプラントポジションとして，犬歯部と第一大臼歯部を挙げ，この部は咬合力の支持に重要なポジションであると位置づけ，省略すべきではないと述べている．また，下顎前歯部を除いて，3本以上のポンティックは推奨しないと述べており，2本以内のポンティックの場合でも必要に応じて補強のためのインプラントを配置すべきであるとしている．さらに，カンチレバー構造の為害性についても強調しており，多くのカンチレバー構造が力学的なインプラント失敗の原因となると述べている．

これらの原則に基づき本症例の下顎無歯顎のインプラント埋入位置を検討すると，両側の犬歯と第一小臼歯はキーインプラントとし，カンチレバー構造をなくすために両側第二大臼歯にインプラントを配置した．さらに，補強のためのインプラントを両側第一小臼歯部に配置し，7643|3467にインプラントを埋入することとした．

3）CAD/CAMによるサージカルガイドの設計・製作

（1）本症例における診断用テンプレートの要件

正確なCAD/CAMによるサージカルガイドを製作するためには正確なシミュレーションが不可欠である．正確なインプラント埋入シミュレーションを行うためには，将来の上部構造をできるだけ正確に再現したCT撮影用の診断用テンプレートが必要であり，この診断用テンプレートの情報を正確にシミュレーションソフト上に再現しなくてはならない．

部分欠損では，残存歯を診断用テンプレートの支持として利用できるため，診断用テンプレートの位置づけは比較的容易である．また近年では，診断用テンプレートを使用せず，将来の上部構造の模型（セットアップモデル）の外形をスキャナーで読み込んで，STLデータとしてデジタル化し，CTのDICOMデータと重ね合わせることで，正確なシミュレーションが可能になってきた．この方法によるデータの重ね合わせは残存歯に任意の特異点を設定する必要があるので，本症例のような無歯顎では利用することが難しい．

無歯顎症例における診断用テンプレートとCTデータの重ね合わせには，いわゆるダブルスキャンテクニックが利用されてきた．ダブルスキャンテクニックは，診断用テンプレート内に複数のX線不透過性のマーカーを設置して患者に装着してCT撮像を行い，別に診断用テンプレートのみをCT撮像して，マーカーを基準にして両者のデータを重ね合わせる方法である．この方法では，専用の模型スキャナーを使用せずに診断用テンプレートとCTのデータの重ね合わせができ，CTにおける残存歯補綴装置のアーチファクトの影響によるデータ重ね合わせの不良も起こりにくい．しかし，義歯床形態のテンプレートであるため，固定性の上部構造を想定してシミュレーションを行う場合には，将来の上部構造の歯頸部の位置をシミュレーションソフト上に正確に表示しにくい．インプラントの埋入位置を決定する際には，将来の上部構造の歯頸部の位置は重要なメルクマールの1つである．また，粘膜上に装着される診断用テンプレートは，粘膜の被圧縮量の影響で，咬合力の強さによって装着位置が変わるかもしれない．

（2）診断用テンプレートの製作

本症例では，使用中の上下顎総義歯の適合と咬合状態が良好であったので，上下顎総義歯のデュプリケートを製作し，これらを利用して上下顎模型を咬合器に装着した（3）．使用中の義歯の形態を参考にして，この咬合器上でCT撮像のための診断用テンプレートを製作した（4）．診断用テンプレートの人工歯には硫酸バリウム入りのレジンを利用した．

無歯顎のインプラント治療における診断用テンプレートには，しばしば既製の人工歯が利用されるが，ほとんどの義歯用の人工歯は近遠心径が小さく設計されている．これらの人工歯を利用してシミュレーションを行うと，インプラント埋入部位の近遠心スペースやインプラント間距離の診断を見誤るかもしれない．そこで，本症例の診断用テンプレートには，インプラントの埋入スペースを考慮した診断用テンプレート専用のワックスティースを利用して硫酸バリウム入りレジン歯を製作して使用した（5）．

（3）CT撮影～インプラント埋入のシミュレーション

硫酸バリウム入り人工歯の診断用テンプレートを装着してCT撮像を行い，患者の顎骨のDICOMデータを得た（6）．また，患者の下顎無歯顎模型をスキャナー（D7

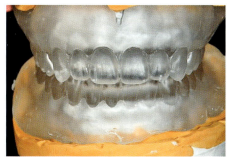

3 使用中の総義歯のデュプリケートによる模型の咬合器装着

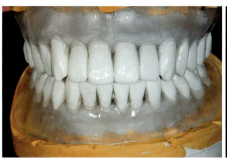

4 硫酸バリウム入りの人工歯を使用した診断用テンプレート

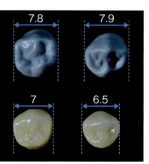

5 インプラントの直径を考慮した診断用テンプレートのワックス人工歯（上）
〔佐藤博信先生のご厚意による〕

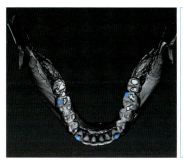

6 診断用テンプレートを装着した状態のCTデータ

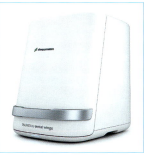

7 模型用スキャナー（D7 Plus，ストローマン）

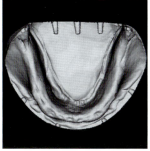

8 無歯顎模型のスキャンデータ

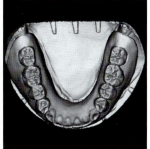

9 無歯顎模型に診断用テンプレートを装着した状態のスキャンデータ

Plus，ストローマン）でスキャンし（*7*），STLデータとした（*8*）．さらに，模型に診断用テンプレートを装着した状態を同様にスキャンした（*9*）．

CTのDICOMデータと模型の粘膜面形態，診断用ステントの外形のデータを重ね合わせて使用して，インプラント埋入位置のシミュレーション（coDiagnostiX，ストローマン）を行った．

インプラント埋入に対して，下顎顎堤の高さはすべての埋入予定部において十分であった．しかし，前歯部の骨幅は歯槽頂部に向かってかなり薄くなっており，インプラントの埋入位置と深度は慎重に決定する必要があり，部分的に骨造成の必要性が示唆された．

（4）ストローマンガイドの固定法の選択

ストローマンガイドは，粘膜支持型，骨支持型，残存歯（歯牙）支持型の3種類から選択することができる．

粘膜支持型ストローマンガイドは，顎堤粘膜上に適合させて使用するので，いわゆるフラップレスサージェリーや非常に小さいフラップの埋入手術に使用される．侵襲の小さい手術が施行できるので患者にとってメリットがあるが，インプラント埋入と同時に骨造成の必要なケースには使用が難しい．また，歯槽骨頂の骨幅の小さい症例でフラップレス手術を行うと，ドリルが骨の斜面を滑脱して，予定どおりの埋入窩形成が困難である．

骨支持型ストローマンガイドはフラップを剝離翻転して骨面を露出し，骨上に適合させるので無歯顎や多数歯欠損でガイドの位置を安定させやすい．しかし，骨支持型のストローマンガイドを骨面に安定させるため，ガイドの適合面が広いと，比較的粘膜骨膜の剝離範囲が広くなり，外科的侵襲の程度は大きくなる．

残存歯支持型ストローマンガイドは，残存歯に適合させるため，位置的精度やストローマンガイドの固定状態は良好である．しかし，ストローマンガイドの支持に有効な配置で，十分な数の残存歯が必要であり，無歯顎や多数歯欠損には利用できない．

本症例は下顎の無歯顎であり，骨造成の必要性があり前歯部の歯槽骨頂の幅が不足しているので，骨面支持型のストローマンガイドを選択した．

（5）インプラント埋入位置の決定〜ストローマンガイドの発注

coDiagnostiXを使用してCT撮像で得られた患者の顎骨データと模型のスキャンデータの重ね合わせを行い，インプラント体の埋入位置を決定した．coDiagnostiX

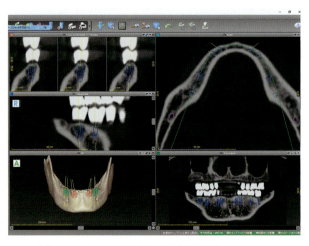

10 シミュレーションソフトによる埋入計画
（coDiagnostiX，ストローマン）

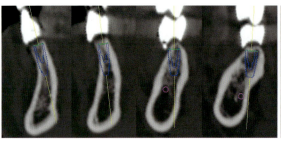

A：左側

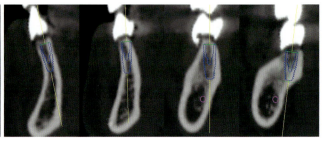

B：右側

11 下顎の埋入シミュレーション

ではさまざまな形で必要な情報を表示できる．たとえば顎骨の水平断，顎骨の断面，スキャンした模型との重ね合わせ画像などを同時に確認しながらインプラント埋入位置を検討する（*10*）．

本症例では，患者に装着してCT撮像した診断用テンプレートの歯冠形態と模型のスキャンデータを重ね合わせて，埋入予定部位の上部構造を支持できる位置にインプラントの位置を決定した（*11*）．coDiagnostiXでは，インプラントの埋入位置だけでなく，アバットメントの正確な外形を表示できるので，インプラント埋入手術前に，インプラントの埋入深さや歯肉の厚さを考慮して，使用するアバットメントを決定することが可能である（*12*）．

インプラントの埋入位置の決定後，ストローマンガイドを設計し，発注した．

4）即時荷重のための上部構造の準備

埋入直後に上部構造を装着するため，埋入手術に使用する骨支持型ストローマンガイドと別に，粘膜支持型のストローマンガイドを術前に準備した（*13*）．この粘膜支持型のストローマンガイドを利用して，石膏模型上で

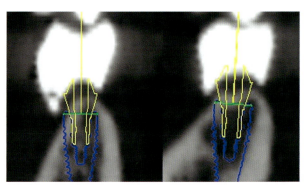

12 シミュレーションソフト上でのアバットメントの選択

埋入手術シミュレーションを行い，石膏模型にインプラントアナログを設置して，上部構造製作のための作業用模型を作製した（*14*）．

インプラントアナログに，使用予定のスクリュー固定用アバットメント（SRA．ストローマン）を連結し，その上にチタンコーピングをスクリューで締結した．あらかじめ製作したレジン製義歯のアクセスホール相当部に穴を開け，模型上で1本のチタンコーピングと即時重合レジンで固定した（*15*）．

3. Straumann Guide システムと臨床

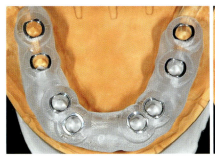

上部構造を製作するために模型にドリリングを行った．

13 粘膜支持型のドリルガイド

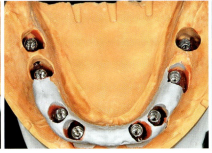

アバットメントアナログが装着されている．

14 上部構造製作のための作業用模型

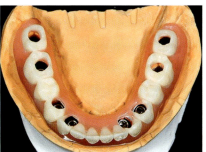

チタンシリンダーは1本連結されている．

15 完成した上部構造

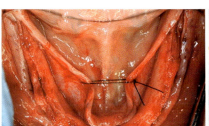

16 下顎の粘膜骨膜弁剥離，骨面露出

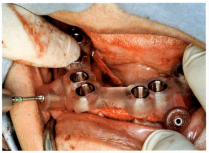

17 骨支持型のストローマンガイドのピンによる固定

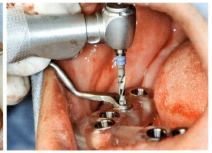

18 埋入窩の形成

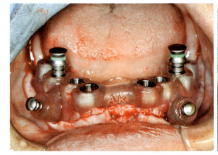

19 埋入窩を利用したストローマンガイドの固定

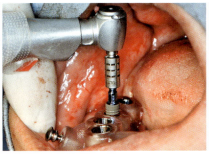

20 インプラント体の埋入

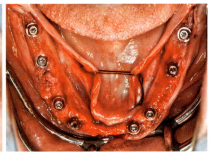

21 埋入されたインプラントに連結されたアバットメント

5）ストローマンガイドによるガイデッドサージェリー

埋入手術は静脈内鎮静下で局所麻酔によって施行された．歯槽頂切開および正中部の唇側縦切開にて歯肉骨膜弁を剥離翻転した．ストローマンガイドが適合するように，十分な範囲の剥離を行い，骨面上に残留した軟組織は搔爬した（**16**）．

犬歯より前方の顎堤は，CTによる所見どおりかなり薄かった．骨支持型のストローマンガイドを試適し，適合状態が良好であることを確認した．ストローマンガイドの移動や脱離を防止するため，シミュレーションで設定しておいた専用スリーブから専用のドリルで顎骨に穴を開け，ピン（STアンカーピン．ストローマン）を使用して顎骨にストローマンガイドを固定した（**17**）．

ストローマンガイドのスリーブに使用するドリル径に適合するアダプター（ドリルハンドル．ストローマン）を装着し，埋入窩の形成を行った（**18**）．最終径のドリルで埋入窩の形成が完了したら，ストローマンガイドの固定を補強するために，ストローマンガイドのシリンダーにストローマンガイド固定用のピン（ストローマンガイド固定ピン．ストローマン）を挿入した（**19**）．埋入窩形成後，ストローマンガイドの上からインプラント（BLTインプラント．ストローマン）を埋入した（**20**）．

すべてのインプラント埋入が終了したら，STアンカーピンを抜き，ストローマンガイドを撤去した．すべてのインプラント体の埋入トルクは35 N・cmであった．また，共鳴振動周波数（ISQ値）は70以上であった．

インプラント体にスクリュー固定用のアバットメントを約20 N・cmで締結し（**21**），アバットメントに保護用

4章 Clinical Cases 各種サージカルガイドシステムによるガイデッドサージェリーの臨床

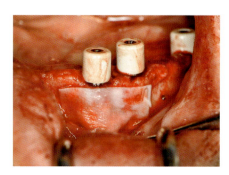
22 犬歯部インプラント唇側の骨移植併用GBR法

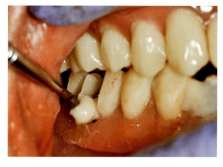
23 上部構造とチタンシリンダーのレジンによる固定

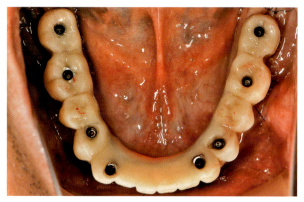
A：下顎咬合面観

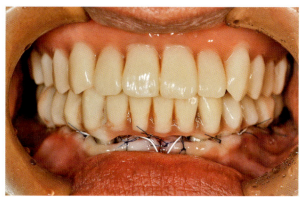
B：正面観（この時点では上顎は総義歯を装着

24 装着された下顎上部構造

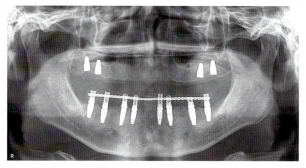
患者の希望により上顎のインプラント治療を開始した（本図は上顎左右側臼歯部にインプラント埋入後の所見）．

25 術後のパノラマX線写真

キャップを装着した．両側の犬歯部は，術前計画どおり埋入窩の形成により唇側の骨が非常に薄くなり，一部開窓してインプラントのスレッドが露出したので骨移植併用のGBR法を施行した（**22**）．フラップを復位して縫合した．

6) 最終補綴装置装着〜経過

アバットメントに装着された保護キャップを撤去し，上部構造と連結した1本を除く，残り7本のチタンのコーピングをアバットメントにスクリューで固定した．上部構造と連結した1本のチタンコーピングを使って上部構造を下顎に固定し，すべてのチタンコーピングを即時重合レジンで上部構造に固定した（**23**）．上部構造を撤去して，不要な床部分の削除とトランジショナルカントゥアの形態修正を行い，再度口腔内にスクリューで固定した（**24**）．上部構造のアクセスホールの位置は術前に計画した位置に正確に設定されており，術後のパノラマX線写真からも，インプラント体は術前計画どおりの埋入位置であったことが確認できた（**25**）．

本症例では，患者が上顎のインプラント治療を追加で希望したため，上顎洞底挙上と前歯部の骨造成を段階的に行っているところである．下顎の最終補綴装置装着からまだ10カ月の短い経過であるが，インプラント体の周囲骨レベルは安定しており，患者の満足度は高い．

おわりに

　ガイデッドサージェリー成功のための重要な1つに診断用テンプレートの精度が挙げられる．診断用テンプレートが将来の上部構造の形態を忠実に再現していなければ，治療の成功は望めない[2]．

　ガイデッドサージェリーが普及する前のインプラント治療では，診断用テンプレートに，金属棒やガッタパーチャなどのX線不透過性のマーカーを設置して患者に装着し，パノラマX線写真やCT撮影を行っていた．この方法では，およそのインプラント埋入方向を計画できるだけで，最終的な埋入深度などは埋入手術時に決定していた．ガイデッドサージェリーが利用できるようになり，正確なインプラント埋入が行えるようになったため，シミュレーションソフトによる術前計画は，より正確さが求められるようになってきた．そこで，ダブルスキャンテクニックやX線不透過性の人工歯を用いて，CT画像に将来の上部構造の歯冠形態を再現するようになってきた．

　さらに，近年のデジタル機器の導入によって，将来の上部構造のセットアップモデルの外形をスキャンし，CTデータと重ね合わせることによって，より簡便にCT画像に将来の上部構造を描画できるようになった．

　セットアップモデルのスキャンデータをCTと重ねる方法は，埋入計画の途中で上部構造形態の変更が必要になった場合でも，セットアップモデルの形態修正と再スキャンを行うだけで，シミュレーションを何度でもやり直すことが可能であり，CTを再撮像する必要はない．本症例では，X線不透過性の人工歯を使った診断用テンプレートと模型のスキャンデータを併用して，上部構造の歯頸線の位置や粘膜の厚さを考慮して，インプラントの埋入位置を決定し，術前にアバットメントを選択することができた．術前のシミュレーションにおけるアクセスホールの位置と術後に装着された上部構造のアクセスホールの位置は一致しており，正確なインプラント埋入手術が行われたことが確認できる．

　本項で紹介した症例では術前に上部構造を製作するため，粘膜支持型のストローマンガイドを利用して，作業用模型を製作した．この手法では特別な機材を使わずに，術前に作業用模型を製作することができるが，いわゆるアナログ的な手法である．近い将来，3Dプリンターなどのデジタル機器を活用して埋入手術前に作業用模型を利用できるようになることが期待される．

References

1) Misch, C. E.：Chapter12 Treatment plants related to key implant positions and implant number. Dental Implant Prosthetics, 2nd edition. Mosby, 253〜292, 2015.
2) 松浦正朗ほか：インプラント埋入手術の進歩と問題点　今，何が起こっているか？．日本顎顔面インプラント学会誌，**13**：221〜232, 2014.

4. NobelGuide システムと臨床

下尾嘉昭

はじめに

2000年代に入り，インプラント治療は即時荷重やグラフトレスといった患者主導型治療（patient driven treatment）へと移行していく．そして，このコンセプトを達成するためには，限られた既存骨を最大限に有効利用することが必須であり，それまで盲目的に行っていたインプラント埋入方法では対応が不十分になってきた．

そんな中，NobelGuide（以下ノーベルガイド）システムが発表され，ガイデッドサージェリーというアイテムを手に入れることとなった．これにより，傾斜埋入などのグラフトレス治療は安全確実に施行できるようになり，インプラント治療の適応症は拡大した．そして，骨移植を敬遠してインプラント治療を断っていた患者に対しても治療を行うことができるようになり，インプラント治療は社会に広く普及することになる．骨の存在する部位にのみインプラント体を埋入するのではなく，最終補綴装置の形態も考慮して埋入位置を決定することや，事前にアバットメントの選択も可能になった．このことにより，審美的で口腔衛生管理が容易な補綴装置が製作でき，インプラントの長期安定も望めるようになった．

このように，ガイデッドサージェリーは，患者と医療従事者の双方に多くの利益をもたらしたといっても過言ではない．

NobelGuide システムの特徴

ノーベルガイドシステムは，サージカルガイドを使用してガイデッドサージェリーを行うシステムとして2006年に国内販売となった．またノーベルガイドは粘膜支持型と歯牙支持型の2種類あることが大きな特徴である．

1・ノーベルガイドシステムのワークフロー（図1）

印象採得を行い製作された模型でインプラント埋入予定部位のワックスアップを行い，CT（CBCT）撮影用の診断用テンプレート（ラジオグラフィックガイド．以下RG）を製作する．そして，このRGを患者の口腔内に装着してCT撮影（1stスキャン）を行う．次に，RGのみをCT撮影（2ndスキャン）し，その2つのDICOMデータをソフトウェアにコンバートして，骨とRGを重ね合わせた3D画像を描出する．

この3D画像をもとにインプラント体およびノーベルガイドを固定するアンカーピンのシミュレーションを行う．シミュレーション終了後，ソフトウェア上でサージカルガイドを画像構築し，手術に支障がない形態であることを確認したら，そのデータをプロセラ®プロダクションセンターに送信し，ノーベルガイドが製作される．

プロダクションセンターで製作されたノーベルガイドは，吸湿剤入りの紫外線防止バッグに封入されて医院に送付される．このノーベルガイドを用いて作業用模型を製作することにより，事前にプロビジョナルレストレーションを製作することも可能である．

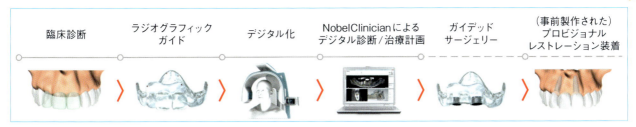

図1　Nobel Guide システムのワークフロー

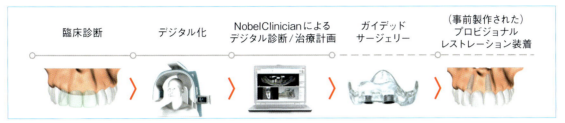

図2　Smart Fusion システムのワークフロー

　手術の際は，まずノーベルガイドをアンカーピンで顎骨に固定する．そして，ドリルスリーブから埋入窩を形成するためのドリリングを行い，インプラントマウントを装着したインプラント体をガイデッドスリーブから埋入する．これによってシミュレーションどおりのポジションにインプラント体が埋入できる．この操作は，症例に応じてフラップを翻転，またはフラップレスで処置を行うことが可能である．

2・Smart Fusion システムのワークフロー（図2）

　その後，2014年にSmart Fusionシステムが追加になった．これは，アーチファクトの少ない少数歯部分欠損症例において，模型上で行ったワックスアップをスキャナーで読み込み，そのデータをソフトウェアにコンバートして3D画像上でシミュレーションを行うものである．これによりRGを製作する手間が省け，より簡便にサージカルガイドを製作することができるようになった．

Case Presentation

上顎全部欠損症例へのNobel Guide システムによるガイデッドサージェリー適用例

Patient
60歳の男性．
主訴は上顎義歯の不適合．

Digital Work Flow on Treatment Process
① 検査・診断…RGの製作．CBCTダブルスキャンテクニック．
② 手術計画・準備…NobelClinician（ソフトウェア）によるインプラント埋入シミュレーションと，ノーベルガイド製作．プロビジョナルレストレーションの事前準備．
③ 埋入手術…ガイデッドサージェリーによるインプラント埋入とプロビジョナルレストレーション装着．
④ 補綴治療…Procera Implant Bridge (PIB) による最終補綴装置装着．

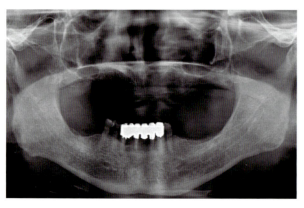

1 初診時パノラマX線写真

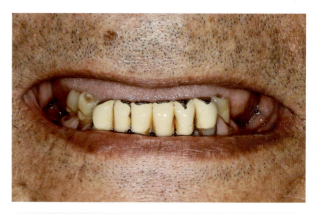

2 最大スマイル時

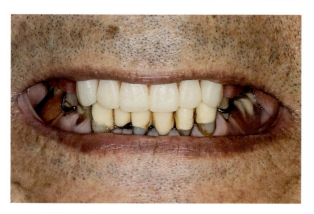

3 RG製作のための排列試適

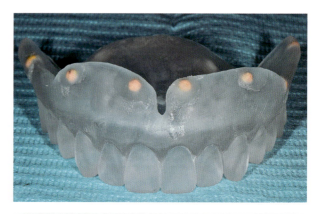

4 完成したRG

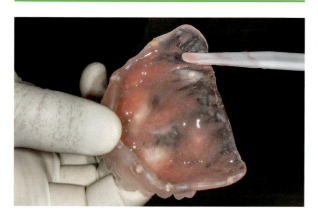

5 RGのリライン

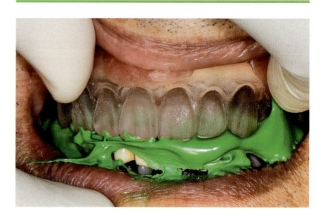

6 口腔内でラジオグラフィックインデックスを製作

治療の概要

1）初診

患者は60歳の男性．上顎全部床義歯不適合を主訴に当院受診．上顎は無歯顎の状態で，最大スマイル時には上顎前歯部歯肉が見えない状態であった（1，2）．治療方針を患者に説明したところ，インプラント治療を選択された．

2）治療計画

（1）CT撮影

印象採得を行い，咬合床を製作した．次に，咬合採得および排列試適を行い（3），全顎的なRGを製作した（4）．

RGの形態は，そのままノーベルガイドの形態へと反映されるため，ノーベルガイドが粘膜支持のみの場合は，粘膜部の適合精度が高いRGの製作が必要になる．そのためには，まず完成したRGの咬合調整を行い，その後リベース材を使って口腔内で直接RGをリラインした（5，6）．そして調整したRGを用いてCTダブルスキャンテクニック*を行った（7，8）．

*ダブルスキャンテクニック
　RGを口腔内に装着した状態でCT撮影を行い，次にRGのみCT撮影を行う．その2つのデータをソフトウェア上で重ね合わせること．

4. NobelGuideシステムと臨床

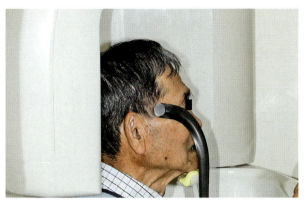

RGを装着しCT撮影を行う．

7 1stスキャン

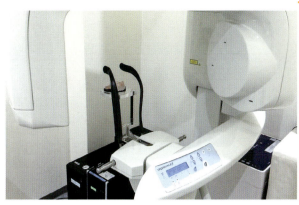

RGのみCT撮影を行う．

8 2ndスキャン

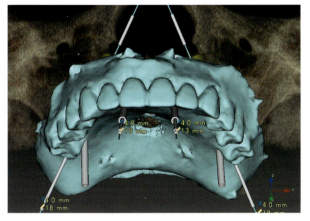

9 NobelClinicianによるAll-on-4 Standardのシミュレーション

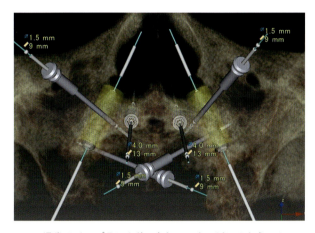

10 通常のインプラント体4本とアンカーピンのシミュレーション

（2）インプラント埋入シミュレーション

NobelClinicianを用いて埋入シミュレーションを行ったところ，骨質や骨幅も十分であったためAll-on-4 Standard*で即時荷重を行う計画を立案した（9）．

All-on-4を行う場合，歯槽頂部の一部骨削除が必要になる．これは，骨削除を行わなければ，補綴装置基底面が鞍状型になり口腔衛生が不良になるからである．また最大スマイル時に見える垂直的な歯肉量に相当する骨の削除を行わないとhorizontal transition line*が露出することにより審美的な問題が生じる．

*All-on-4 Standard
　上顎All-on-4にはザイゴマインプラントを使用したAll-on-4 HybridやAll-on-4 Double Zygomaもあるが，All-on-4 Standardは通常のインプラント4本で行う施術のこと．

*Horizontal Transition Line
　口腔粘膜と補綴装置基底部の水平的な境界線．

このような骨削除を併用するガイデッドサージェリーを行う場合，骨削除分インプラント体を深く埋入するシミュレーションとなる．その場合，最初のRGではドリ

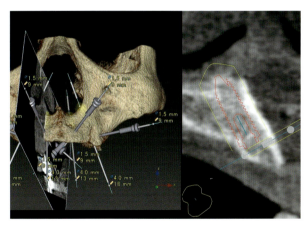

骨削除完了後の形態を予測して，RGを改良する．

11 RGの改良

ルスリーブが骨に接してしまい，ノーベルガイドが製作できない．そこで，インプラント埋入やアンカーピンのシミュレーションを行った後に（10），予定する骨削除量に基づいて模型を削合調整し，その模型に適合するようにRGを改造した（11）．

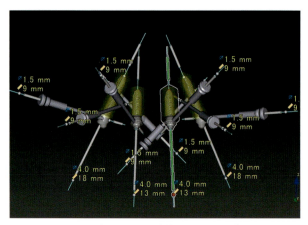

12 シミュレーションにおけるRGの変更

シミュレーション上でRGのみを改良したRGに置き換える.

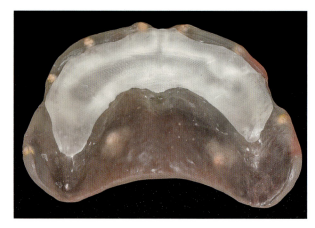

13 骨削除予定部にレジンを添加して改良したRG

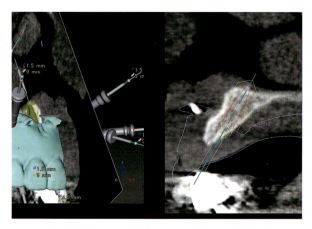

14 骨削除後に使用する埋入用ノーベルガイドの完成

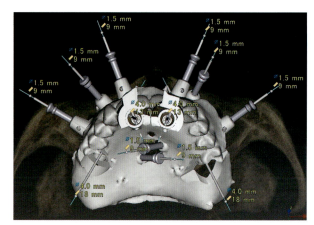

15 ノーベルガイドの改良

埋入用ノーベルガイドを咬合器に装着し,手術用に改良する.

　改造したRGを再度CT撮影し,RGのみを改造したものに置き換えて埋入用ノーベルガイドを製作した（12〜15）.埋入用ノーベルガイドはドリルスリーブが粘膜や骨に干渉するため,骨削除を行った後でなければ,アンカーピンで固定することができない.しかし,骨削除を行った後にアンカーピンによる固定を試みても,粘膜形態が変わり,埋入用ノーベルガイドが安定しないため,正確なポジションにアンカーピンを固定することができない.そこで,骨削除前に埋入用ノーベルガイドと同じポジションにアンカーピンのみを配置することを目的としたノーベルガイドが必要となり,埋入用ノーベルガイドと別にアンカーピン用のノーベルガイドを改造前のノーベルガイドを基に製作した（16〜18）.このとき,骨削除をシミュレーションどおりに行うために,骨削除のラインに沿ってアンカーピンを4本配置した（19, 20）.

3）ノーベルガイド製作およびプロビジョナルレストレーションの準備

　シミュレーションが完了した2つのノーベルガイドのデータは,NobelClinicianからNobelBiocareのCAD/CAMセンターに送信され,光造形法にて製作される.

　届いたノーベルガイドは,まずRGを製作した模型上で適合の調整を行い,その後ノーベルガイドにアンカーピンとインプラントレプリカを装着して,石膏を注入して作業用模型を製作した.そしてRGを用いて咬合器にマウントし,プロビジョナルレストレーション（以下PR）を製作した.このとき,PRをインプラント埋入後の口腔内に固定できるように,埋入用ノーベルガイドのアンカーピンと同じポジションに,PRにもアンカーピンスリーブを付与した（21）.また,ノーベルガイドを口腔内に固定するためのサージカルインデックスを製作した.

4. NobelGuide システムと臨床

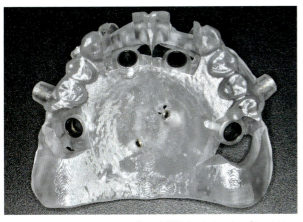

アンカーピン用のノーベルガイドを製作するためにインプラントは1本のみに変更する.

16 アンカーピン用ノーベルガイドのシミュレーション

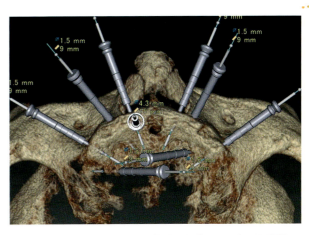

17 アンカーピン用ノーベルガイドのシミュレーション完了

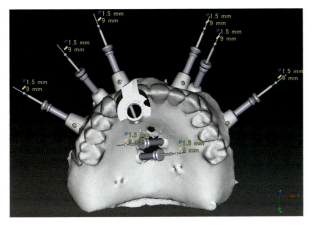

18 アンカーピン用ノーベルガイドの完成

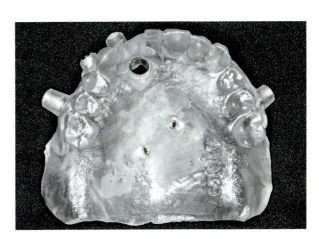

19 骨削除ラインに沿ったアンカーピンのシミュレーション

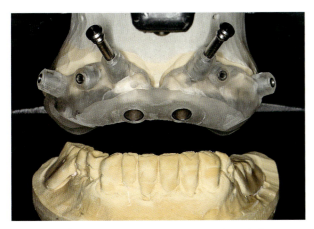

20 インプラントおよびすべてのアンカーピンのシミュレーション完了

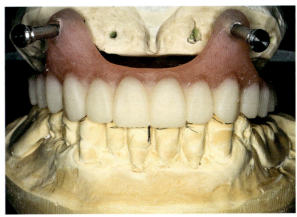

咬合器装着した上顎模型においてPRを製作する.このとき骨切除ライン用の(アンカーピン)以外のアンカーピンを使用できるようにアンカーピンスリーブをPRに組み込む.

21 プロビジョナルレストレーションの製作

123

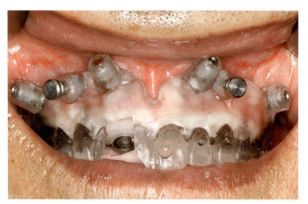

アンカーピン用ガイドを口腔内に装着し，埋入用ノーベルガイドと共通する4本のアンカーピンを固定する．

22 アンカーピン用ノーベルガイドの固定

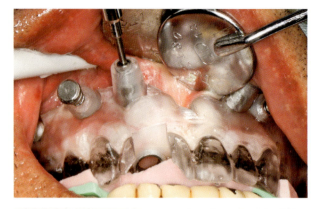

23 骨削除ライン用アンカーピン部のドリリング

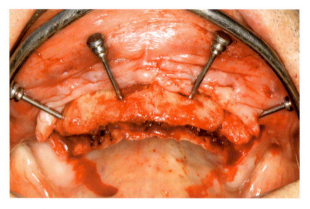

24 歯肉の切開剥離後，骨削除ライン用のアンカーピンを挿入

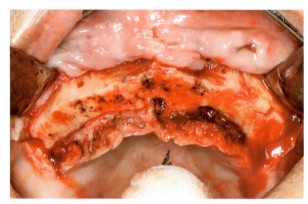

アンカーピンを結んだラインに沿って骨削除を行う．

25 骨削除

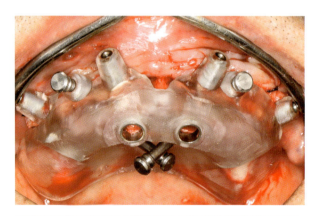

26 アンカーピンによる埋入用ノーベルガイドの固定

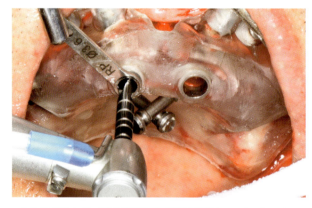

27 ドリルスリーブを使用したドリリング

4）ガイデッドサージェリー

アンカーピン用ノーベルガイドをサージカルインデックスで対合歯と咬合させる．そして埋入用ノーベルガイドとアンカーピン用ノーベルガイドに共通する，4本のアンカーピンをドリリングして挿入し，アンカーピン用ノーベルガイドを固定した（**22**）．その後，骨削除ライン用アンカーピン部のドリリングを行う（**23**）．次にア

ンカーピン用ノーベルガイドを外し，歯槽頂部やや口蓋側粘膜に切開を加え，粘膜骨膜弁を剥離翻転した．このとき，粘膜骨膜弁の剥離は，埋入用ノーベルガイドのアンカーピン形成窩の位置に留めた．次に，骨削除ライン用アンカーピンの形成窩を結んだ線に沿って骨削除を行った（**24**，**25**）．

骨削除が完了後，埋入用ノーベルガイドをアンカーピ

4. NobelGuideシステムと臨床

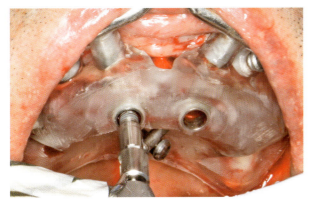
28 インプラント体（NobelSpeedy）の埋入

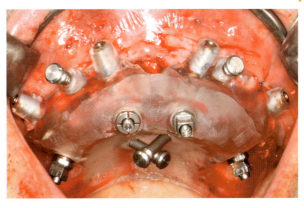
29 すべてのインプラント埋入が完了したところ

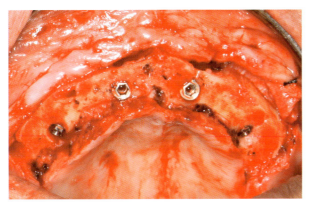
30 埋入用ノーベルガイドを除去したところ

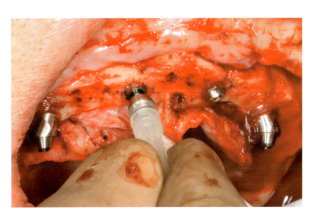
31 予定していたアバットメントをインプラントに装着

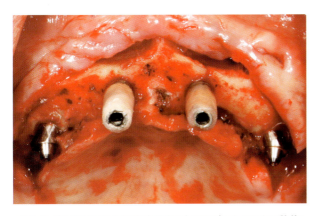
32 レジンを付与したTTCを前方2本のアバットメントに装着

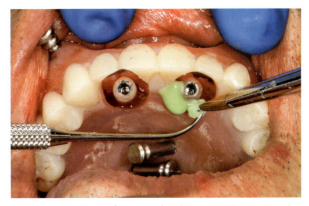
PRの前方2本インプラント埋入部に穴をあけておき，アンカーピンにて固定した後，2本のTTCとPRを即時重合レジンにて固定する．
33 テンポラリーシリンダーとプロビジョナルレストレーションの固定

ンで上顎に固定し（26），インプラント体を埋入した．埋入窩の形成は，ドリルスリーブを用いて，φ2.0ツイストドリル→φ2.4/2.8ステップドリル→φ3.2/3.6ステップドリルの順に行い（27），インプラント体はNobelSpeedy Implantを4本使用した（28, 29）．埋入後，ノーベルガイドを外して（30），予定したアバットメント（後方：30°角度付き，前方：ストレートのマルチユニットアバットメント）を装着した（31）．

次に，前方2つのアバットメントにレジンを付与したチタンテンポラリーシリンダー（以下TTC）を装着した（32）．そして，前方2本の埋入部位に穴をあけておいたアンカーピンスリーブ付きPRをアンカーピンで口腔内に固定し，TTCと即時重合レジンで固定した（33）．

レジンの硬化後，TTC付きPRを外し，縫合処置を

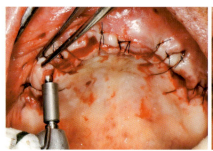

34 縫合・余剰歯肉の除去
縫合を行い，アバットメント周囲の余剰歯肉を粘膜パンチにて除去する．

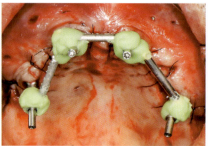

35 印象用コーピングの固定
アバットメントに印象用コーピングを装着して，金属棒と即時重合レジンで連結固定を行う．

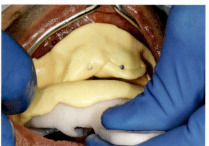

36 印象採得
事前に製作しておいた個人トレーとパテタイプの印象材を用いて印象採得を行う．

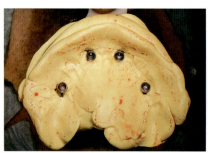

37 印象採得後

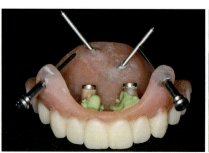

38 TTCが固定されたPR

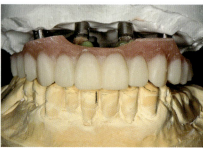

39 PRの咬合器装着・調整

行った．縫合後，アバットメント周囲の余剰粘膜を粘膜パンチにて除去し（34），印象用コーピングをアバットメントに装着した．その4つの印象用コーピングを，金属棒と即時重合レジンで固定し（35），事前に製作しておいた個人トレーを用いて，パテタイプのシリコーン印象材にて印象採得を行う（36，37）．

5）プロビジョナルレストレーションの製作・装着

印象採得が完了した個人トレーにインプラントレプリカを装着し，作業用ガム模型を製作する．その模型に，TTCが固定してあるPRを装着し（38），咬合器に装着してPRの調整を行う（39）．まず模型上で強固な補強線を製作してPRに組み込み（40），付与してあったアンカーピンスリーブを削除してPRの最終仕上げを行った．

手術から約2時間後，PRを口腔内に装着した（41）．事前のシミュレーションどおりの適切なアクセスホールの位置であり，また咬合関係も良好で，パッシブフィットが得られた強固なPRを装着できた．

6）最終補綴装置製作

埋入手術6カ月後，精度の高い印象採得を行い，作業用模型を製作してPRを用いてフェイスボウトランスファーとCRバイトにより咬合器にマウントした．次に，プロセラインプラントブリッジ（以下PIB）を製作するため，4本のインプラント間の位置関係を正確に採得するためのPIBインデックスフレーム*を製作した（42）．これを口腔内で印象用コーピングとの位置関係を重合収縮の低いレジンを用いて固定し（43），PIBの作業用模型を製作した後に，その模型上でPIBフレームのスキャニングを行った．

その後，製作されたPIBフレームの適合精度を口腔内で確認してPIBフレームをガム模型に装着し（44），硬質レジンの歯および歯肉を築盛してPIBを完成させた（45）．

*PIBインデックスフレーム
作業用ガム模型を用いて製作された，口腔内で各アバットメントを連結固定するためのメタルフレームワーク．

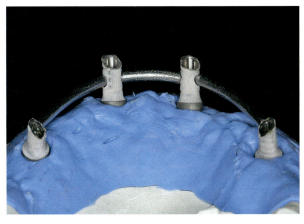
40 模型上での強固な補強線の製作

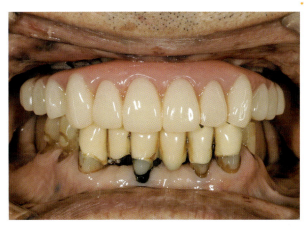
41 完成し口腔内に装着されたPR

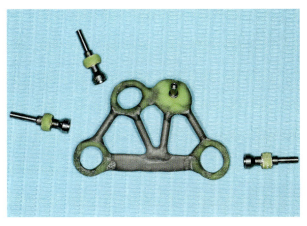
42 PIBインデックスフレームの製作

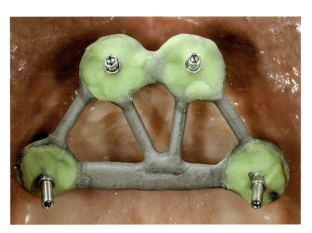
43 レジンによるPIBインデックスの口腔内への固定

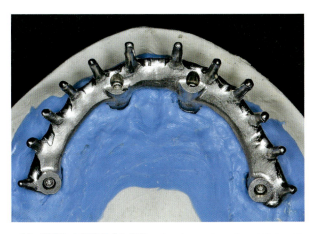
44 完成したPIBチタンフレーム

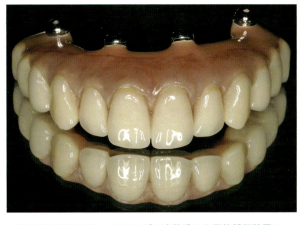
45 PIBチタンフレームにレジンを築盛した最終補綴装置

7）最終補綴装置装着

　PIBインデックスを用いて製作したPIBはアバットメントとの適合が良好であり（46），またインプラント体をシミュレーションどおりに埋入できたため，アクセスホールの位置も良好であった（47）．また骨削除を行った粘膜面はフラットであるため，補綴装置基底面との適合が良好であり口腔清掃を行いやすい形態であった．

　装着後のパノラマX線写真でも補綴装置の適合やインプラント周囲骨に問題がなく（48），長期安定が示唆された．

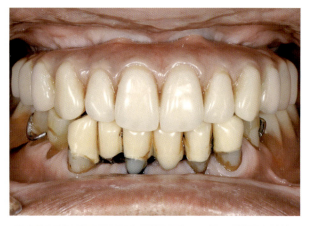

46 最終補綴装置装着時の正面観

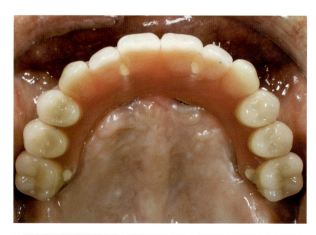

47 同，咬合面観

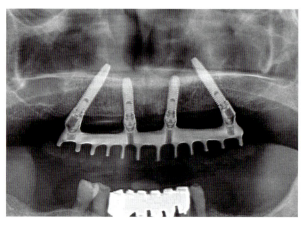

48 最終補綴装置装着後のパノラマX線写真

おわりに

　ノーベルガイドに今後期待する変更点は，まずRGを使用せずにすべての症例でSmart Fusionが行えることである．さらに，印象採得を行って模型をマッチングするのではなく，口腔内スキャナーにより光学印象を行ったデータをマッチングして，NobelClinicianソフトウェア上でデジタルワックスアップを可能にすることである．

　また，All-on-4のように骨削除が必要な手術の場合，ソフトウェア上に患者の顔貌写真をコンバートし，骨削除のシミュレーションが可能になれば，より正確なダブルサージカルガイドが製作できる．さらに，ノーベルガイドの製作を院内で3Dプリンターを使用して行えるようになれば，ノーベルガイド製作にかかる時間の短縮とコスト削減が可能になるはずである．

　また，ソフトウェア上でPRをシミュレーションし，そのデータを基に院内CAMでPRの製作が可能になれば，治療時間の短縮や技工コストの削減になり，前述した内容とともに，患者・歯科医師の双方にとって，より有益な方法となるであろう．

5. BoneNaviシステムと臨床

若林一道

はじめに

　現在の歯科臨床において，インプラント治療は，欠損歯に対する口腔機能や審美性の回復のためのきわめて有効な補綴治療法の1つとして確立された．そして広く普及し，一般にも歯科治療法の選択肢の1つと認識されるようになった．それに伴い，これまでは治療が困難であった骨の量や骨質の不十分な症例や，審美的要求の高い症例にも用いられるようになった．

　インプラント治療においては，術前の検査・診断および治療計画の立案が大事である．加えてGarberら[1]が，機能的要求だけでなく審美的要求を満たすために"補綴主導型インプラント埋入"を提唱し，この考え方がインプラント埋入位置の決定に重要な要素であると考えられるようになった．すなわち最終補綴装置の種類や形態を事前に検討し，立案した治療計画に対し忠実に施術を行っていく必要がある．この"補綴主導型インプラント埋入"を臨床の場において実践するためには，正確なドリリングおよびインプラント体の埋入が非常に重要であるが，それを実現する方法として，現在ではCT（CBCT）データを用いた三次元シミュレーションおよびサージカルガイドを用いたインプラント埋入手術，いわゆるガイデッドサージェリーが行われるようになっている．

　一方，インプラント治療に対する関心と需要の急速な高まりととともに，熟練した歯科医師のみならず，インプラント修復を目指す若手歯科医師もインプラント治療を行う機会が増加している．このような歯科医師にとっても，ガイデッドサージェリーシステムを用いることで，高い信頼性と予知性をもった手術を行うことが可能となる．そして，トップダウントリートメントにより最終補綴装置の形態をあらかじめ想定することにより，安全，正確かつスピーディーなインプラント治療の施術のみならず，歯科医師と歯科技工所とのスムーズなコミュニケーションをも可能にする．

BoneNaviシステムの特徴

　BoneNavi®（以下ボーンナビ）システムは2004年に科学技術振興機構の委託開発にBioNIC社（現在和田精密歯研BioNIC事業部）と大阪大学が共同で「歯科インプラント手術用骨上ステント」というテーマで申請し，採択，開発されたサージカルガイドシステムであり，インプラント埋入シミュレーションのCADソフトはBioNa®である．

　BioNaの特徴として，1）石膏模型合成によるアーチファクトの除去，2）石膏模型の歯肉や歯槽粘膜部などの軟組織も含んだシミュレーション，3）プロビジョナルワックスアップや対合歯の反映，4）モンソンの球面説に基づく歯冠排列，5）骨質のカラー表示によるドリル状況の予測，6）コントラアングルハンドピース表示による隣在歯への干渉チェック，7）簡易開口量チェック，8）抜歯即時シミュレーション，9）上顎洞底挙上術窓開けシミュレーション，10）矯正治療用セットアップモデルシミュレーション，11）顎変形症顎切り手術シミュレーションおよび手術支援，12）オンラインでのBioNaの操作，が挙げられる．以下，それぞれについて述べる．

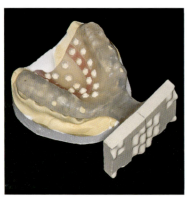

A：CT撮影用マーカー付き診断用テンプレート．CTデータと模型データの統合のためのインターフェイスである．

B：CTデータと模型データの統合の方法

図1　CTデータと模型データの統合

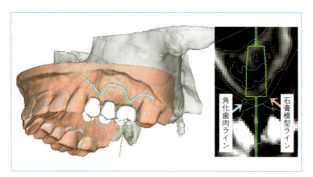

図2　石膏模型の歯肉や歯槽粘膜部などの軟組織も含んだシミュレーション

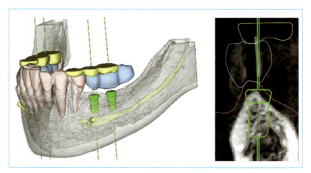

図3　プロビジョナルワックスアップや対合歯の情報の三次元データへの反映

1・石膏模型合成によるアーチファクトの除去（図1）

　本システムの最大の特徴は，特許技術によるCT画像のアーチファクト除去といえる[2]．

　CT撮影はボーンナビシステム専用のマーカー付診断用テンプレートを用いて行う．このマーカー付診断用テンプレートは歯列模型に正確に適合しており，本テンプレートをインターフェースとして用い，CT画像から三次元構築された歯列データを，三次元スキャナーで計測した歯列の石膏模型データと置換する．CTデータと模型データを直接合成するシステムでは，CTデータのアーチファクトが多くなるに従って誤差が生じやすくなると考えられるが，ボーンナビシステムでは診断用テンプレートを用いて合成するため，アーチファクトの影響を受けにくいのが利点である．本手法により，口腔内の金属によるアーチファクトが除去されたクリアな三次元画像でシミュレーションを行うことができる．

　マーカー付診断用テンプレートを用いてCT撮影後，歯列石膏模型の三次元データとCTの三次元歯列画像と置換することで，アーチファクトが除去された鮮明な三次元画像でシミュレーションを行うことができる．本手法はBioNaの特許技術となっている．

2・石膏模型の歯肉や歯槽粘膜部などの軟組織も含んだシミュレーション（図2）

　石膏模型に角化歯肉のラインを記入しておくことで，三次元データへ反映することができ，角化歯肉や軟組織の位置を考慮したインプラント埋入シミュレーションを行うことができる．

　石膏模型の三次元データを利用することで，歯，歯肉，歯槽粘膜部などの軟組織も忠実に再現した三次元データを利用することができるため，ボーンナビシステムでは，歯牙支持

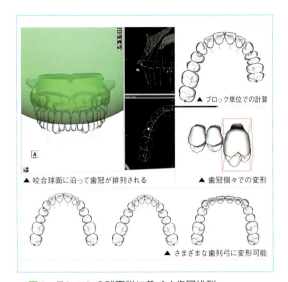

図4　モンソンの球面説に基づく歯冠排列

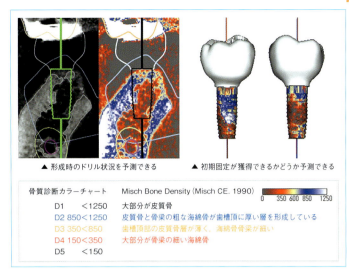

図5　骨質のカラー表示によるドリル状況の予測

型，粘膜支持型，歯牙−骨支持型などさまざまなデザインのサージカルガイドを製作することが可能である．特にインプラント手術で最も頻繁に行われる臼歯部遊離端欠損において，歯牙支持のみのサージカルガイドでは，ガイドのたわみや浮き上がりにより埋入位置や方向のずれが生じやすくなるが，歯牙−骨支持型サージカルガイドを用いることで，これを回避することができる．

3・プロビジョナルワックスアップや対合歯の三次元データへの反映（図3）

形状計測したプロビジョナルワックスアップを三次元データに反映することで，トップダウントリートメントに対するより確実なシミュレーションを行うことができる．また，遊離端欠損や前歯部などの症例においては，対合歯の情報も反映することができ，インプラントやアバットメントの軸方向を決めるための有用な情報を得ることが可能である．

4・モンソンの球面説に基づく歯冠排列（図4）

モンソンの球面説に基づいた歯冠排列プログラムにより，簡単な操作で，4インチの球面に沿った左右シンメトリーの歯冠排列を行うことができる．また，ブロック単位での歯列変形や1歯単位での歯冠変形を行うことも可能である．

5・骨質のカラー表示によるドリル状況の予測（図5）

Mischの分類のクロスセクション画像に加え，インプラント体表面の骨質もカラーで表示されるため，ドリルの選択や初期固定状態の予想を容易に行うことができる．その際，基準物質であるマーカーを指標としてCT値の簡易校正も可能である．

6・コントラアングルハンドピース表示による隣在歯への干渉チェック（図6）

インプラント埋入窩形成時，隣接歯にハンドピースが干渉してしまう場合がある．BioNaでは，ハンドピースの三次元モデルを用いて干渉チェックを行うことが可能であり，ドリルの長さなどを決定するための情報を得ることができる．

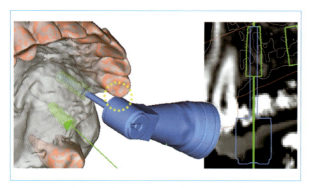

図6 コントラ表示による隣在歯への干渉チェック

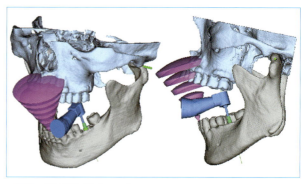

図7 簡易開口量チェック

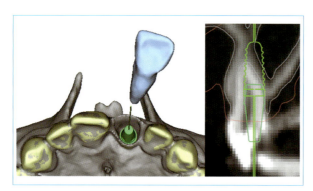

図8 抜歯即時シミュレーション

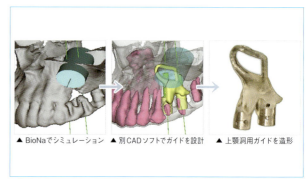

図9 上顎洞底挙上術窓開けシミュレーション

7・簡易開口量チェック（図7）

　顎関節症を有する患者など，開口量が小さくドリルが入らない可能性のある症例では，顎関節を中心に下顎骨を仮想的に開口させ，ハンドピース干渉チェック機能と組み合わせることで，ハンドピースおよびドリルが口腔内に入るかどうかを確認することができる．

8・抜歯即時シミュレーション（図8）

　BioNaでは，CTデータから個々の歯を三次元モデルとして構築し抽出することにより，ソフトウェア上で抜歯させることが可能である．それにより，抜歯即時埋入時の抜歯窩を三次元的に再現し，埋入ポジションのシミュレーションを行うことができる．

9・上顎洞底挙上術窓開けシミュレーション（図9）

　上顎洞開窓用オブジェクトを用いて開窓位置をシミュレーションし，そのデータをもとに，開窓用のサージカルガイドをCAD/CAMで製作することができる．

10・矯正治療用セットアップモデルシミュレーション（図10）

　現在の矯正治療用セットアップモデルでは石膏模型の歯冠部のみを移動させているため，歯根部の移動は考慮されておらず，矯正後の歯根の位置は予測できない．BioNaでは歯冠・歯根を含む1歯単位で移動することが可能であるため，顎骨内における歯の根尖の位置および歯軸方向を考慮した矯正治療用セットアップモデルのシミュレーションを行うことができる．

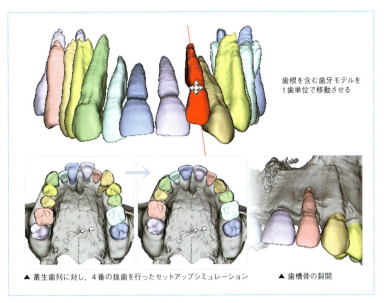

図10　矯正治療用セットアップモデルシミュレーション

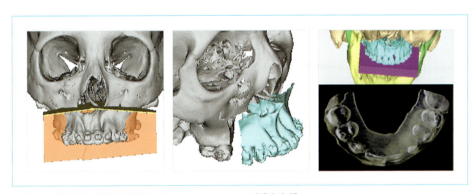

図11　顎変形症顎切り手術シミュレーションおよび手術支援

11・顎変形症顎切り手術シミュレーションおよび手術支援（図11）

　大学病院や市民病院などにおいて，BioNaと他のCADシステムを併用し，顎切りシミュレーションを行うことができる．本手法はバイトスプリントをシミュレーション過程でCAD/CAM製作する方法として，特許も取得している．

12・オンラインでのBioNaの操作

　ソフトウェアの操作でわからないところがあれば，インターネットによるリモートコネクトを通じ，オペレータと操作者が同じPC画面を共有ながら，BioNaの操作やシミュレーション内容の検討を行うことができる．

4章 Clinical Cases　各種サージカルガイドシステムによるガイデッドサージェリーの臨床

Case Presentations

Case 1
下顎両側臼歯部欠損症例へのBoneNaviシステムによるガイデッドサージェリー適用例

Patient
58歳の男性．主訴は $\overline{76}|\overline{67}$ 欠損による咀嚼障害．

Digital Work Flow on Treatment Process
① 検査・診断…ボーンナビシステム専用のマーカー付き診断用テンプレートを用いたCBCT撮影．CBCTと石膏模型の三次元データのマッチング．
② 手術計画…BioNaによるインプラント埋入シミュレーション（インプラント：4本）と，サージカルガイド製作（歯牙-骨支持型）．
③ 埋入手術…ボーンナビサージカルガイドを用いたガイデッドサージェリー．
④ 補綴治療…最終補綴装置として，フルカントゥアジルコニアクラウンを装着．

治療の概要

1）症例概要
患者は58歳男性．$\overline{76}|\overline{67}$ 欠損による咀嚼障害を主訴に来院（1-1，2）．
欠損部の補綴治療についてコンサルテーションを行った結果，可撤性義歯ではなくインプラントによる補綴治療を希望した．

2）CBCT撮影～治療計画
アーチファクトを除去するための，ボーンナビシステム専用の診断用テンプレートを用い，CT撮影を行った（1-3）．得られたCTデータからBioNaを用いてシミュレーションを行った（1-4）．

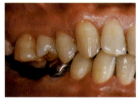
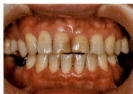
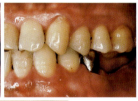
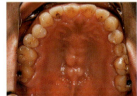
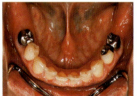
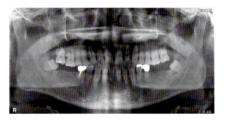

1-1　初診時口腔内写真　　　　　　　　　　　　　　　　1-2　術前パノラマX線写真

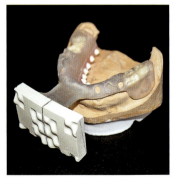
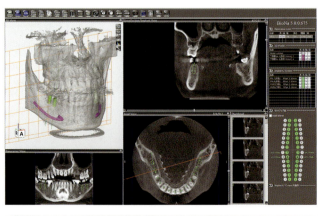

1-3　診断用テンプレート　　　　　　　　　　　　　　　1-4　BioNaによるシミュレーション

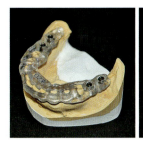 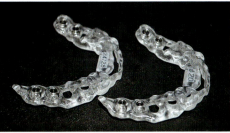 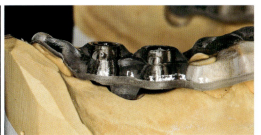

A：ボーンナビシステムにより製作したサージカルガイド．
B：φ2.4/2.8mm用（左），φ2.0mm用（右）のサージカルガイド．
C：模型に適合させたサージカルガイド．遊離端用ノッチにより歯牙-骨支持となり術中の安定した適合が得られる．

1-5　サージカルガイド

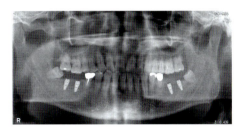 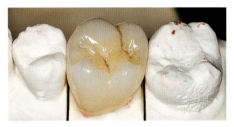

ボーンナビシステムによりシミュレーションどおりの埋入を行うことができた．

ジルコニアフレームを用いたオールセラミッククラウン．

1-6　術後パノラマX線写真　　**1-7　上顎（6⏌）の最終補綴装置製作**

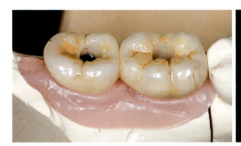 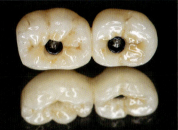 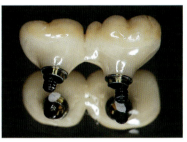

A：下顎右側（7̄6̄）のフルジルコニアクラウン
B：同，咬合面観
C：同，粘膜面観

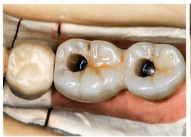 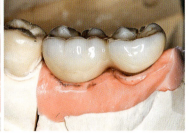

D：下顎左側（6̄7̄）のフルジルコニアクラウン（咬合面観）
E：同，側方面観

1-8　下顎（7̄6̄|6̄7̄）の最終補綴装置製作

3）サージカルガイド製作〜ガイデッドサージェリー

両側の遊離端欠損であるため，歯牙負担のみではサージカルガイドの安定が悪くなり，正確なインプラント埋入が困難となるが，歯牙-骨支持型サージカルガイドとすることにより，安定性が向上し，正確なインプラント埋入が行える（1-5）．

インプラント手術後のパノラマX線写真においても，シミュレーションどおりの埋入が行えたことが確認できた（1-6）．

4）最終補綴装置装着

下顎の最終補綴に先立ち，上顎は 6⏌ が挺出していたため，事前に便宜抜髄を行い，その後ジルコニアフレームを用いたオールセラミッククラウンを装着した（1-7）．

下顎は 5̄|5̄ にCAD/CAMハイブリッドレジンクラウンを装着し，7̄6̄|6̄7̄ の最終補綴装置はフルカントゥアジルコニアクラウンとした（1-8）．本治療により，審美的・機能的に優れたインプラント補綴治療を行うことができた（1-9）．

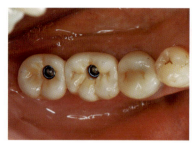
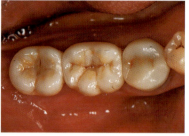

A：下顎右側最終補綴装置装着時の咬合面観　　B：同，アクセスホール充填後

C：同，正面観　　D：下顎左側最終補綴装置装着時の側方面観

1-9 最終補綴装置装着

Case ❷
上顎洞底挙上術およびインプラント同時埋入手術への BoneNaviシステム適用例

> *Patient*
> 62歳の女性．主訴は|56 欠損による咀嚼障害．
> *Digital Work Flow on Treatment Process*（本症例は手術を中心に紹介）
> ① 手術計画…BioNaによる上顎洞底挙上術およびインプラント埋入シミュレーション（インプラント：2本）と，開窓部マーキング用とインプラント埋入窩形成用の一体化型サージカルガイド製作．
> ② 手術…ボーンナビサージカルガイド（開窓部マーキング・インプラント埋入窩形成に併用）を用いたガイデッドサージェリー（上顎洞底挙上術とインプラント埋入）．

治療の概要

1）症例概要

患者は62歳女性．|56 部欠損による咀嚼障害を主訴に来院．

同部に対し，ラテラルウィンドウテクニック（側方アプローチ）による上顎洞底挙上術およびインプラント埋入を安全・正確・短時間で行うことを目的として，ボーンナビシステム製サージカルガイドを用いた手術を行うこととした．

2）サージカルガイド製作

サージカルガイドは，開窓部マーキング用とインプラント埋入窩形成用とを一体化させたデザインとして，上顎洞底挙上術による増骨およびインプラント埋入手術を行うことにした．サージカルガイドについては，骨窓が上顎洞前壁から後方に2mm，上顎洞底から2mmの位置となるようにBioNaでシミュレーションを行い，可及的に少ない粘膜剥離量ですむように骨支持型サージカルガイドを製作した（**2-1**）．

3）ガイデッドサージェリー（上顎洞底挙上術とインプラント埋入）

ラテラルウィンドウテクニックでは，骨窓の形成位置により上顎洞底粘膜の剥離を困難にすることがあるが，ボーンナビシステムのサージカルガイドを参考にすることで，必要最小限の侵襲の少ない切開および粘膜の剥離を行うことができる（**2-2**）．加えて，一体化を行うこ

5. BoneNaviシステムと臨床

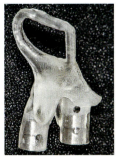
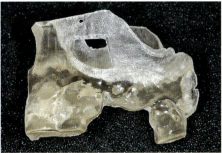
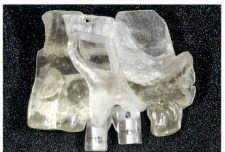

A：上顎洞底挙上術用　　　B：上顎洞底挙上術用骨モデル　　　C：上顎洞底挙上術用サージカルガイド＋骨モデル
　　サージカルガイド

2-1 サイナスリフト用サージカルガイドと骨モデル

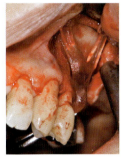
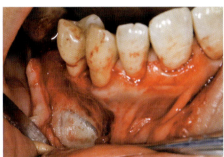
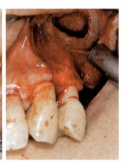

A：上顎洞底挙上術用　　　B：ラテラルウインドウマーキング　　　C：ラテラルウインドウ
　　サージカルガイド装　　　　　　　　　　　　　　　　　　　　　　　　開窓後
　　着．優れた適合を有し
　　ている．

2-2 サージカルガイドを用いた上顎洞底挙上術

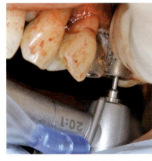
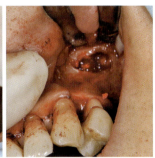
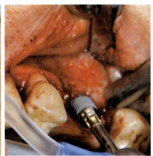

A：サージカルガイドを用いたイ　　B：骨補塡材挿入　　　C：インプラント埋入
　　ンプラント埋入窩形成

2-3 サージカルガイドを用いたインプラント埋入手術

とで，サージカルガイドと骨の接触面積を広くとることができ，より安定してガイドを装着することができる．

続けて，開窓部マーキング用ガイドと一体化したサージカルガイドを用いてインプラントのドリリングを行った後，骨補塡材の挿入およびインプラントの埋入を行った（**2-3**）．

本サージカルガイドにより骨窓の形成位置，大きさを明示することができ，上顎洞底挙上術を簡便かつ安全に行うために有用であると考えられる（**2-4**）．

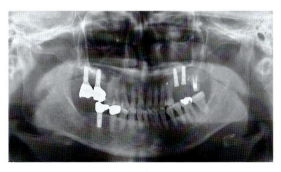

2-4 インプラント埋入後のパノラマX線写真

137

4章 Clinical Cases 各種サージカルガイドシステムによるガイデッドサージェリーの臨床

Case 3
矯正治療用シミュレーションを用いた BoneNaviシステム適用によるインプラント治療例

Patient
44歳の男性．主訴は|56欠損による咀嚼障害．
Digital Work Flow on Treatment Process（本症例は手術を中心に供覧）
① 検査・診断…Case1と同様．
② 手術計画…BioNaによる矯正治療用セットアップモデルおよびインプラント埋入シミュレーション（インプラント：2本）と，ボーンナビサージカルガイド製作．
③ 手術…ボーンナビサージカルガイドを用いたガイデッドサージェリー．
④ 補綴治療…最終補綴装置として，ジルコニアアバットメントとジルコニアフレームを用いたオールセラミッククラウンを装着．

治療の概要

1）症例概要
患者は44歳男性．|56部欠損による咀嚼障害を主訴に来院．欠損を長期間放置していたこともあり，|7は近心に大きく傾斜していた（ 3-1, 2）．加えて，欠損部では上顎洞までの距離が短く，インプラントの通常埋入は難しいと考えられたが，欠損部の補綴治療についてコンサルテーションを行った結果，患者はインプラントによる補綴治療を希望した．そこで治療計画として，上顎洞底挙上術，インプラント埋入，インプラントアンカーによるMTM，最終補綴治療を提案し，同意を得た．

2）治療計画〜ガイデッドサージェリー
BioNaでは歯冠・歯根を含む1歯単位で移動することが可能であるため，顎骨内における歯の根尖の位置および歯軸方向を考慮した矯正治療用セットアップモデルのシミュレーションおよびインプラント埋入シミュレーションを行うことができる． 3-3, 4にBioNaで行ったシミュレーションおよびインプラント埋入に用いたサージカルガイドを示す．

インプラント埋入後，インプラントアンカーにてMTMを行っている際のパノラマX線写真を 3-5に示す．ボーンナビシステムにより，シミュレーションどおりのインプラント埋入を行うことができた．

3）最終補綴装置装着
最終補綴装置として，ジルコニアアバットメントおよびジルコニアフレームを用いたオールセラミッククラウンを装着した（ 3-6）．事前にMTMのシミュレーション

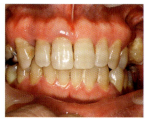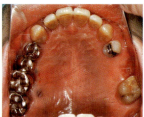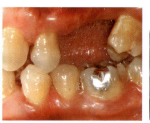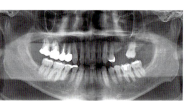

3-1 初診時口腔内写真　　　　　　　　　　　　　　　　　　　　　3-2 術前パノラマX線写真

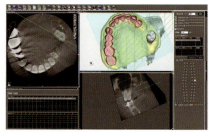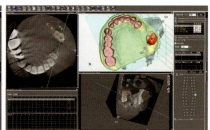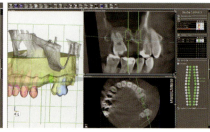

A：矯正のシミュレーション　　　B：|7移動のシミュレーション　　　C：欠損部に対するインプラント埋入シミュレーション
3-3 BioNaによる矯正およびインプラント埋入のシミュレーション

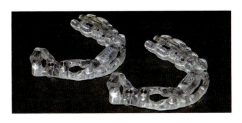

図3-4 製作したサージカルガイド

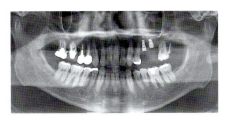

図3-5 MTM治療時のパノラマX線写真

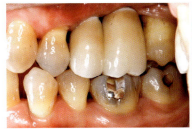
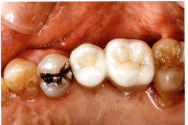

図3-6 最終補綴装置装着後の口腔内

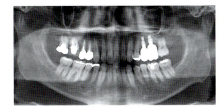

図3-7 最終補綴装置装着後のパノラマX線写真

を行うことで，最終補綴装置の形態を考慮したインプラント埋入を行うことができた（図3-7）．本患者は口腔衛生に関するモチベーションがまだ若干低いと考えられるため，定期的なメインテナンスが必要である．

おわりに

　インプラント治療におけるデジタル化の代表として，ガイデッドサージェリーはその中心的役割を担っている．デジタルデータを用いた本治療方法は，熟練した歯科医師からインプラントを始めようとする歯科医師まで，多くの歯科医師が均質なインプラント治療を患者に提供することができる．

　しかし患者の口腔内の状況は多種多様であり，インプラントの埋入のみならず，骨造成や軟組織造成，矯正治療などを用い，複合的に治療を行う必要も増加している．加えて一人の歯科医師がいくつものメーカーのインプラントを用いることも増えている．このような状況の中で，ボーンナビシステムは多くの優れた特徴を有しており，各種メーカーのインプラント埋入のみならず，さまざまなシミュレーションを行うことが可能である．

　本システムの最大の特徴をあげるとすれば，それは，歯科技工士諸氏と常にディスカッションを行いながらサージカルガイドの製作を進めていける点であると考える．臨床における経験は歯科医師のほうが豊富かもしれないが，サージカルガイドの製作に関しては，圧倒的に歯科技工士のほうが経験豊富である．それゆえ，歯科医師と歯科技工士が常にディスカッションを行うことで，歯科医師側，歯科技工士側の双方から，最良の，ひいては各患者に対して最良のサージカルガイドシステムを提供することができる．そして，その結果として，安全・安心なインプラント治療を行うことができる．ボーンナビシステムはまさに"かゆいところに手が届く"オールラウンドなインプラント手術支援システムであると考えている．

References

1) Garber, D. A. and Belser, U. C.：Restoration-driven implant placement with restoration-generated site development. Compend. Contin. Educ. Dent., **16**：796～804, 1995.
2) Sohmura, T. et al.：A nobel method of removing artifacts because of metallic dental restorations in 3-D CT image of jaw bone. Clin. Oral Impl. Res., **16**：728～735, 2005.
3) Monson, G. S.：Occlusion as applied to crown and bridge-work. J. Nat. Dent. Assoc., **7**：399～413, 1920.

6. Landmark Guideシステムと臨床

十河基文

はじめに

1990年頃,筆者が歯学部卒業後残った研究室では「総義歯のCAD/CAM研究[1]」が行われていた.CAD/CAMによるガイデッドサージェリーがまだ存在しない当時,その総義歯のCAD/CAM研究をもとに安全/確実なインプラント治療を目指して筆者が発想したのが,現在のアイキャット社(以下iCAT)のインプラントシミュレーションソフト「LANDmarker®(ランドマーカー)」と,ガイデッドサージェリーの「Landmark Guide™(ランドマークガイド)」からなるインプラント支援システム「Landmark System™」(ランドマークシステム)である.

本項ではガイデッドサージェリーの一般論的な注意点を述べるとともに[2〜4],iCATのランドマークガイドについて説明し,最後に一臨床例を提示する.その前にまず最初に適切なガイデッドサージェリーを行うためのCT(CBCT)診断の注意点を述べておきたい.

! 無垢なCT診断はNG !

せっかくサージカルガイドを使っても,インプラント体が意図する位置に埋入されないことがある.その多くは「事前の診断が適切に行われていない」からではないだろうか.

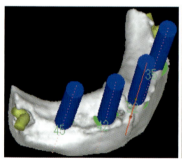 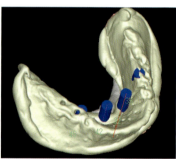

A:骨だけなら正しい位置に見える.　　B:しかし義歯を合成すると中央2本の位置が適正でない.

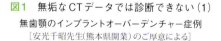

図1　無垢なCTデータでは診断できない(1)
無歯顎のインプラントオーバーデンチャー症例
[安光千昭先生(熊本県開業)のご厚意による]

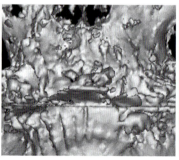 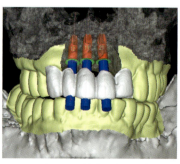

A:欠損部や残存歯がわからない.　　B:CTデータに口腔内の模型とプロビジョナルレストレーションを合成するとわかる.

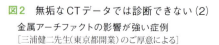

図2　無垢なCTデータでは診断できない(2)
金属アーチファクトの影響が強い症例
[三浦健二先生(東京都開業)のご厚意による]

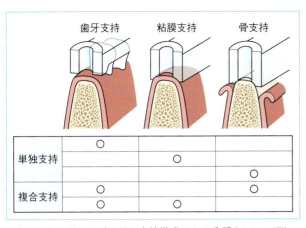

図3 サージカルガイドの支持様式による分類（イメージ図）と，ランドマークガイドの適応

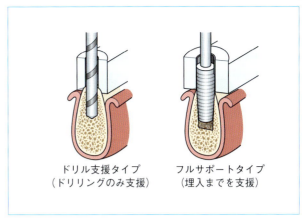

図4 サージカルガイドの手術支援様式による分類（イメージ図）

　図1-Aのような下顎無歯顎症例において，前歯部4本のインプラント支持によるオーバーデンチャー（以下IOD）の治療計画を行う場合，CTシミュレーションを骨だけを行うと適正な埋入位置に思える．しかし義歯をCTデータに合成すると，前歯部2本のインプラントが舌側にあり義歯床外にはみ出ていることがわかる（図1-B）．また図2のような上顎前歯部の欠損症例では，残存歯のクラウンから発生する金属アーチファクトによって欠損部位や残存歯が全くわからない（図2-A）．しかし，CTデータに口腔内の模型とプロビジョナルレストレーションをCTデータに合成すると，診断すべきインプラントの埋入ポジションがよくわかる（図2-B）．

　このようにトップダウントリートメントの考えに立脚すると，図1-A，図2-Aのような「無垢なCTデータ」で診断をするのではなく，最終補綴を考慮してCTデータに「口腔内」や「最終補綴」のデータを合成することで適正な診断/シミュレーションを行うことが可能となり，テーマ合成の手間はあるものの，結果的にガイデッドサージェリーによって意図するインプラントの埋入ポジションにつながることを最初に述べておきたい．

ランドマークガイドの分類と製品ラインナップ

　さて，ランドマークガイドについて述べる．まずは一般的なサージカルガイドの分類を言及したうえで，ランドマークガイドについての製品ラインナップを述べる．

1）ランドマークガイドの分類

（1）支持様式

　一般的な支持様式によるサージカルガイドの分類には，"単独支持"として「歯牙支持」「骨支持」「粘膜支持」の3つと，それらの"複合支持"として「歯牙-骨支持」「歯牙-粘膜支持」がある（図3）．ランドマークガイドの"支持様式"では，すべてのタイプが準備されている．

（2）手術支援様式

　手術における"支援様式"は，ドリリングだけを支援するドリル支援タイプとインプラントの埋入までを支援するフルサポートタイプがあるが，ランドマークではその両方が用意されている（図4）．

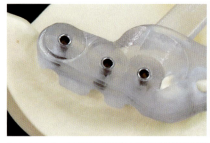
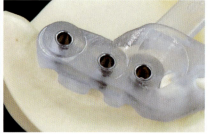

A, B：シングルガイド．1つのSGに1種類の直径のドリルが適応となる．
Aは2.0mmのドリル用，Bは3.0mmのドリル用．

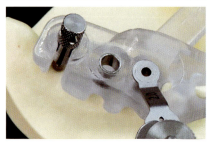
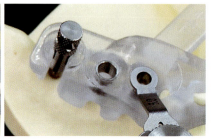

C, D：マルチガイド．専用部材は必要だが，1つのガイドで複数の直径のドリルを使用できる．
C；2.0mmのドリルが入るキーを装着．D；3.0mmのドリルが入るキーに変更．

E：カスタムガイドの一例．13社のインプラントメーカーとタイアップしたフルサポート様式のガイド．

図5　ランドマークガイドのラインナップ

2) ランドマークガイドのラインナップ

(1) ドリリングのみを支援するシングルガイドとマルチガイド

ドリリングだけを支援するランドマークガイドには2つのラインナップがある．1つ目は1つのランドマークガイドに1つの直径のドリルが適応となる「シングルガイド™」(図5-A，B)で，もう1つは専用部材を必要とするものの，1つのランドマークガイドで複数直径のドリルを使える「マルチガイド™」(図5-C, D)である．いずれのランドマークガイドも対応するドリルの直径はφ2.0mm，2.75mm，3.0mmの3種類で，原則的にiCATではファーストドリルをφ2.0mm，セカンドドリルをφ3.0mmとしている．そして，上顎骨のようなすう疎な骨ではインプラントの初期固定を求めて少し細いφ2.75mmをセカンドドリルとしてすすめたり，また硬い下顎骨の場合にはφ3.0mmのドリル前にφ2.75mmをセカンドドリルとして刻むことをすすめたりしている．

(2) インプラントの埋入までを支援するカスタムガイド

一方でインプラントの埋入までを手術支援するフルサポートタイプのランドマークガイドを「カスタムガイド™」としてラインナップしている(図5-E)．

現在iCATでは，13社のインプラントメーカー（白鵬，京セラ，ジーシー，バイオホライズン，ジンマーバイオメット，インプラテックス，ブレーンベース，ネオス，ノーベルバイオケア，ケンテック，カムログ，バイコン，キーストンデンタル）のランドマークガイドが製作可能である．

ガイデッドサージェリーの注意点とランドマークガイドの特徴

ここでは，サージカルガイドによるガイデッドサージェリーの一般的な注意事項とともに，ランドマークガイドの特徴を説明する．

1) 開口量

ガイデッドサージェリーで最も注意すべきことは，事前の「開口量」のチェックである．通常の支台歯形成でも臼歯部ではハンドピースが入りにくく，ましてやインプラントでは長いドリルが装着され，さらにはガイデッドサージェリーではサージカルガイドの高さ分ドリ

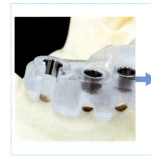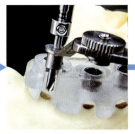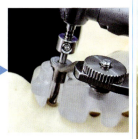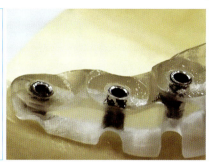

A：マルチガイドにおけるサイドエントリー．数mmだがガイドではこの差は大きい．

B：シングルガイドではガイドの高さを相談のうえ決定することも多い．

図6 開口量不足に対するランドマークガイドの高さ対策

ルは長くなるうえにガイドを乗り越え，その後ドリルが上下運動するので，相当な開口量が必要となる．そのため，臼歯部埋入では比較的大きな開口量と開口時間がある程度必要となる．

そんな中，iCATがサージカルガイド製作メーカーとしてできる開口量対策の1つに，マルチガイドでは横からドリルをアプローチできるサイドエントリー™の形状が付与されている（図6-A）．最後臼歯でのこの数ミリの効果は大きい．またシングルガイドでは，必要に応じてサージカルガイド高さを術者と相談することで下げることも多く（図6-B），極端に低いガイド高さの場合にはスターティングポイントだけの手術支援になることもある（図6-B写真左の最遠心のチューブ部分）．

2）ドリルの引っかかり

ガイデッドサージェリーの臨床経験が少ないときに最もありうるのが，サージカルガイドへのドリルの引っかかりである．方向規制のためサージカルガイドのチューブとドリルの間には最小限の遊びしかない．そのため，チューブ内でドリルが少し傾くだけで摩擦を生じ，術者はドリルの上下運動に抵抗感を感じて「こんなサージカルガイドは使えない」と思うことが多い．

そのためいきなり手術時にサージカルガイドを使うのではなく，手術前，たとえばサージカルガイドが届いた日と，手術時サージカルガイド使う直前にガイドチューブの方向を確認してほしい．具体的にはハンドピースをもたない手でサージカルガイドをもち，患者の口腔内に装着した状態を想定して疑似的にドリリングを行いSGのチューブ方向を目と指に認識させる．そのとき実際の手術時と同じようにサージカルガイドにドリルを挿入するまではドリルを回転させないが，挿入後はドリルを回転させながら上下運動をするとチューブによる摩擦の抵抗感が少なくなる．まさに高校物理の「静止摩擦力」と「動摩擦力」の違いを実感する．

またインプラントは天然歯の欠損補綴であるため「傾斜埋入が妥当」という考え方もある．しかし，斜め状態でのドリルの上下運動は結構難しく，ハンドピースが自然と垂直に立ってしまう．そこですべての症例で適応できるとはいえないが，ガイデッドサージェリーに慣れるまでは，臼歯部埋入でもできれば垂直方向を治療計画にするのも一案である．

3）サージカルガイドの所定位置

サージカルガイドは口腔内の意図する所定位置に適合した状態で利用されなくてはならない．そのため歯牙支持を含むランドマークガイドでは，歯の一部が見える窓（インスペクションウィンドウ™）で適合状態を確認する（図7-A）．また骨支持を含むランドマークガイドでは，切開/翻転した粘膜をガイド辺縁で巻き込まないように注意を払う（図7-B）．さらに粘膜支持のランドマークガイドでは，粘膜には被圧変位量があるためガイドが沈んだり

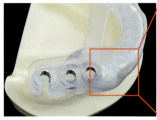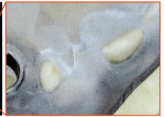

A：歯牙支持様式のランドマークガイドでは，天然歯との適合を窓（インスペクションウィンドウ）で確認する

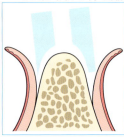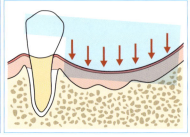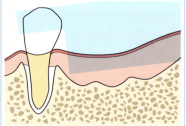

B：骨支持のガイドでは粘膜の巻き込みに注意する．

C：粘膜支持のガイドでは被圧変位量に注意する．

D：粘膜支持のガイドでは浸潤麻酔による粘膜の腫脹にも注意する．

図7 サージカルガイドが所定位置にあるかに注意

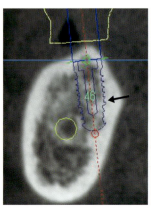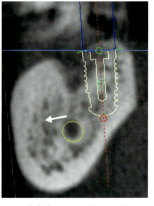

A：近くの硬い皮質骨に当たるとインプラント体は蹴られる．

B：抜歯窩のような軟らかい骨にはインプラント体が流される．

図8 骨質は不均質　［山羽　徹先生（大阪府開業）のご厚意による］

（図7-C），また浸潤麻酔による粘膜の腫脹でガイドが浮いたりするため所定位置にランドマークガイドが安定しているかにも注意を払う（図7-D）．

4）不均質なヒトの骨質

ヒトの骨は模型のように均質ではなく，インプラントは皮質骨のような硬い骨に蹴られたり（図8-A），抜歯窩のような軟らかい骨に流されたりする（図8-B）．そのためドリルだけを支援するサージカルガイドの場合インプラントの埋入時はフリーハンドとなるが，その際骨に蹴られたり/流されたりしないよう少しオーバーコレクションぎみに埋入するとよい．

一方，2017年のシステマティックレビュー[5]によると，フルサポートのサージカルガイドのほうがドリル支援のサージカルガイド（論文ではハーフガイドと記載）よりも埋入精度がよいと報告されている．そのためフルサポートのサージカルガイドではオーバーコレクションなどの配慮をすることなくそのまま埋入すればよいのかもしれない．

5）骨の発熱

骨は熱で変性する．そのため手術ごとに切れ味のよい新しいドリルを使うのは当然のことながら，ドリルのポンピングによる正しい注水がポイントとなる[6]．通常のツイストドリル

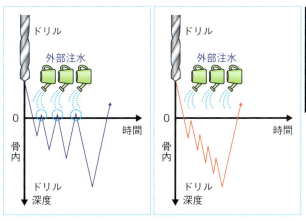
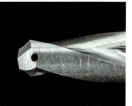

C：ドリル後方からドリル内部を通ってきた生理食塩水がドリル先端を冷却する．

A, B：ポンピングによる注水．ドリルの刃は先端にあるため，尖端を骨の外に出して注水されるべきである（A）．しかし実際には骨内でポンピングされることが多い（B）．

図9　ポンピング時のドリル先端の軌跡イメージ（A, B）と内部注水ドリルの先端（C）

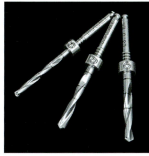
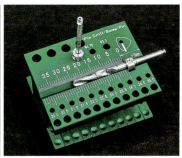
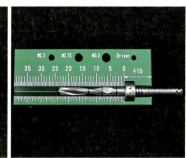

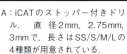

A：iCATのストッパー付きドリル．直径2mm，2.75mm，3mmで，長さはSS/S/M/Lの4種類が用意されている．

B：長さを測るルーラーボックス

C：長さを測る簡易的なルーラーボード

図10　ストッパー付きドリルと長さを設定する2つの器材

は先端に刃があり同部が骨を切削して発熱する．そのためドリリング時のポンピングでは，外部注水によってドリル先端の冷却が推奨される（図9-A）．しかし，勘違いしやすいのがドリルの先端が骨内に上下するだけのポンピングであり，これでは注水していてもドリル先端は冷却されない（図9-B）．ましてやガイデッドサージェリーではサージカルガイドの上までドリル先端を引き上げるのは現実的に無理なため，ランドマークガイドでは内部注水ドリルとセットでガイドを使うことを強く推奨している（図9-C）．

6）ストッパー付きドリルと長さを測る付属器材

通常，インプラントのドリルは数本のラインが引かれており，術中に間違ったラインで形成されていないか不安になる．そこでランドマークガイドでは，ドリルの長さを自分で設定する「ストッパー付き内部注水ドリル」を採用し（図10-A），専用のルーラーボックス™やルーラーボード™を用いると非常に便利である（図10-B, C）．ストッパーをネジ止めする際，ストッパーが回転しないように反対側は面取りされており（図11-A, B），またハンドピースに一旦装着されたドリルの長さをドリル直前にもう一度確認する工夫としてルーラーボックスやルーラーボードでは右端から0mmの目盛までの距離を精度高く10.0mmにして（＋10などと書かれている）右方向からドリルを当てることで10mm加わったストッパー位置の最終確認ができる（図11-C）．また手術バット上で見失いがちなドライバーやドリルなどをコンパクトにまとめ，ドリルの直径も穴にドリルを貫通させることでチェックできる（図11-D, E）．

4章 Clinical Cases　各種サージカルガイドシステムによるガイデッドサージェリーの臨床

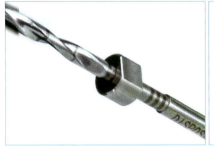
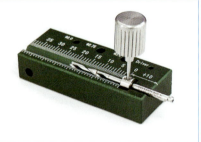
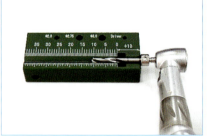

A, B：ドライバーで締めやすいようにネジ反対側は面取りされている．　　　　　　　　C：ハンドピースに付いたドリルでもドリリング直前に計測できる．

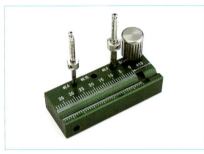
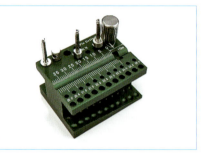

D, E：ドリルやドライバーでまとめて刺しておけば発見しやすい．またドリルの直径も確認できる．

図11　ストッパー付きドリルと使い方

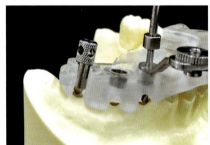
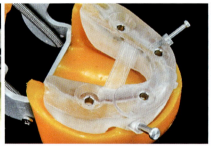
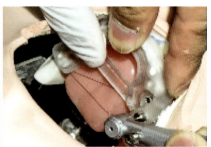

A：形成窩を利用した固定．　　　　　　B：別部位にピン固定．　　　　　　C：術者とアシスタントで押さえる（学生ファントム実習より）．

図12　ランドマークガイドの2つの固定方法と指による固定

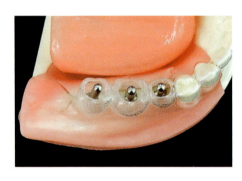

図13　シェルガイドによる最終形成位置の確認
　　　（シェルガイドは診断用ワックスアップした模型を改めて石膏に置き換え，軟化したシートを圧接して作ったガイド）

7）再三の確認とシェルガイド

　ガイデッドサージェリーといっても盲目的に手術を行ってはならない．ランドマークガイドでは器具による2種類のサージカルガイドの固定があるが（図12-A，B），一度ガイドを口腔内で固定すると外すことが億劫になりやすい．しかしできる限り術中にはサージカルガイドを外して形成窩の位置/方向/深さを再三確認してほしい．またサージカルガイドを強固に固定せずに所定の位置で安定するならば，アシスタントと術者でガイドを押さえ込んでもよい（図12-C）．そして最終的な確認のため形成窩に方向指示棒を挿入してシェル状のガイド（シェルガイド™）で確認すると，より正確に形成状況を把握できる（図13）．

Case Presentation

上顎前歯単独欠損症例へのLandmark Guideシステムによる
ガイデッドサージェリー適用例

[山羽　徹先生（東京都開業）のご厚意による]

Patient
63歳の女性．
主訴は 1| のクラウン脱離による審美障害．

Digital Work Flow on Treatment Process
① 検査・診断…通常の印象後に模型を製作し，モデルスキャナーでデジタルデータ化．同データ上にて3ShapeのCADソフトで歯冠作成（CADワックスアップ）．印象採得同日，通法に従ってCT撮影を行い，顎骨のCTデータを作成．
② 手術計画・準備…インプラントシミュレーションソフトランドマーカーに顎骨のCTデータとCADワックスアップデータを読み込み，データ合成．その後，埋入シミュレーション施行．診断結果から，CAD/CAMにてランドマークガイドを製作．
③ 埋入手術…ガイデッドサージェリーによるインプラント埋入とプロビジョナルレストレーション装着．
④ 補綴治療…診断時のCADワックスアップを流用し，最終補綴装置を設計．チタンベース付きのジルコニアブロックを用いて最終補綴装置を製作・装着．

■ 治療の概要

1）初診～診断

患者は63歳の女性．1|の陶材焼付前装冠の脱離による審美障害を主訴に来院（**1**）．

軟化象牙質を除去すると歯質はほとんどなくなり保存不可能と診断．抜歯後，インプラント治療を行うこととした．

2）CBCT撮影～インプラント埋入シミュレーション

口腔内模型をモデルスキャナーでデジタル化してCADソフトに取り込み，歯冠のCADワックスアップを行った（**2**）．その後歯冠データならびに同模型をCTデータに合成し，ランドマーカー（iCAT）によりインプラント埋入シミュレーションを行った（**3～5**）．

3）ガイデッドサージェリー

ランドマーカーによるシミュレーションを反映したランドマークガイド（フルサポート型）を製作し口腔内に装着，通法に従ってドリリング/インプラントの埋入を行った（**6～8**）．

4）最終補綴装置製作・装着

通法により印象採得を行ってモデルスキャナーにてデジタルデータ化後，術前の診断用CADワックスデータを利用して歯頸部修正を行い，最終補綴装置をCAD/CAMで製作・装着した（**9**）．

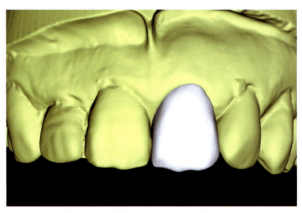

1|のクラウン脱離による審美障害で来院．
1 初診時

通法により採得した概形印象をデジタル処理後，CADにてワックスアップを行う．
2 CADワックスアップ

4章 Clinical Cases 各種サージカルガイドシステムによるガイデッドサージェリーの臨床

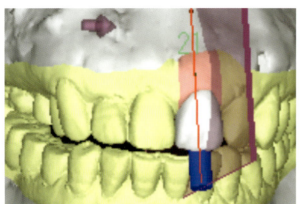
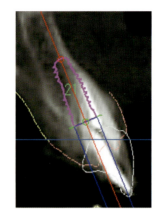
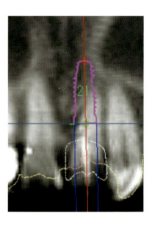

CTデータに2のデータを合成して，埋入のシミュレーションを行う．

3〜5 インプラント埋入シミュレーション

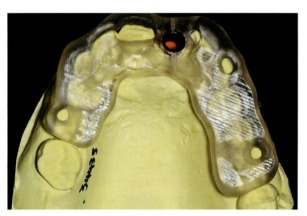

6 フルサポート型ランドマークガイド

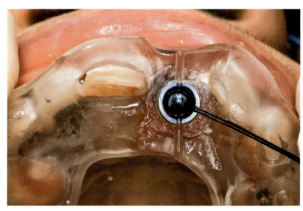

7 ランドマークガイドを使用したインプラント埋入手術

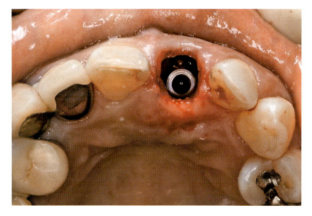

8 インプラント埋入後

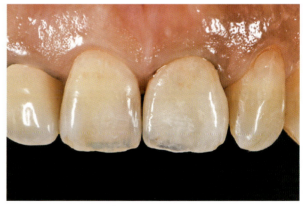

2のCADワックスアップを流用してカントゥアなどを修正したうえで製作したジルコニアクラウン．

9 最終補綴装置装着

おわりに

アイキャット社のランドマークシステムについて述べてきたが，最後に筆者のガイデッドサージェリー全般に対する考えを述べる．

!「サージカルガイド依存症」はダメ!

歯科医師国家試験でもシミュレーションソフトやガイデッドサージェリーの設問が3年ほど前から出題される時代となった．診断においては三次元を実寸で把握できるCTに依存すべきであるが，手術においては「サージカルガイド依存症」になってはならない．

確かにガイデッドサージェリーによってインプラント手術のハードルは下がり，安全・確実でスピーディーな手術を行えるようになった．しかし手術というものはいつか必ず予期せぬことが起こりサージカルガイドを使えない場面が必ず出てくる．そのとき「ガイドがないと手術ができない」ということがあってはならず，術者はサージカルガイドがなくても手術を行えなければならない．車に例えると，日々はストレス少なくオートマチック車を運転するが，いざというときにはマニュアル車も運転できるイメージだろうか．そしてオートマチック車でも運転を間違うと事故を起こすことと同じように，サージカルガイドも正しい使い方をしなければならない．

References

1) Maeda Y. et al.：A CAD/CAM System for Removable Denture. Part I：Fabrication of Complete Dentures. IJP, **7**(1)：17〜21, 1994.
2) 十河基文：インプラント治療におけるデジタルデンティストリーの「診査/診断編」-CT撮影/CT診断ならびに模型合成されたインプラントシミュレーション．補綴誌，**9**(1)：46〜52, 2017.
3) 十河基文：インプラントシミュレーションの基本的なCT診断フロー．日本口腔インプラント学会誌，**31**(1)：3〜11, 2018.
4) 十河基文：アイキャット ランドマークガイドの特徴と臨床の現状．DE(日本歯科理工学会誌)，201(**30**(3))：177〜180, 2017.
5) Bover-Ramos, F. et al.：Accuracy of implant placement with computer-guided surgery：A systematic review and meta-analysis comparing cadaver, clinical, and in vitro studies. JOMI, **33**(1)：101〜115, 2018
6) Yamaba, T. et al.：The evaluation of the heat generated by the implant osteotomy preparation using a modified method of the measuring temperature. JOMI, **30**：820〜826, 2015.

4章 Clinical cases 各種サージカルガイドプレートシステムによるガイデッドサージェリーの臨床

Column ❸
無料のインプラント治療計画ソフト Blue Sky Plan

高木洋志

Blue Sky Bio社による
無料インプラント治療計画ソフトの開発

インプラント治療計画ソフトにはさまざまな選択肢があるが，Blue Sky Planという無料で使用できるソフトウェアもある．このソフトウェアを提供しているのはBlue Sky Bioという会社であるが，その知名度は日本ではかなり低いと思われるので，まずBlue Sky Bioという企業について紹介する．

Blue Sky Bioはアメリカに本社を置くインプラントとソフトウェアの会社で，歯周病専門医のDr.Sheldon Lernerと口腔顎顔面外科医のDr.Albert Zickmannによって1998年に創業された．インプラントとその関連商品の販売，ならびに歯科診療用CAD（インプラント，矯正など）の開発/提供が主な業務である．インプラント治療の経験豊かな歯科医師によって創業された会社らしく，"Compatibility" "Innovation and Value"を基本理念に，歯科医師が日常の診療で使いやすく，なおかつコストパフォーマンスの高い商品/サービスを提供している．マウントレスで補綴互換性のあるインプラント，キー（スプーン）を使用しないガイデッドサージェリーシステム，使用無料で高機能なソフトウェアがその代表的な商品例である（図A）．

高品質の商品・サービスを低価格で提供する戦略の1つとして，営業部を設置せず，宣伝広告費を最小限にする方針を取っているのも特徴である．したがって基本的には展示会や歯科雑誌などでBlue Sky Bioの社名を目にすることはない．創業後，会社の知名度は口コミ，SNS，掲示板などを通じて徐々に広がっていった．

2009年にBlue Sky Planというインプラント治療計画ソフトが発表された．Blue Sky Bio社はこのソフトを無料提供し広告媒体として活用する方針を採用した．営業広告コストをソフト開発費用に転換し，高性能で多機能なソフトウェアを無償提供することで会社の知名度を上げ，Blue Sky Bioのインプラントならびに関連商品の販売促進を図る戦略である．〔参照：Blue Sky Bioホームページ．https://blueskybio.com/pages/overview〕

このように広告媒体の一面をもったBlue Sky Planであるが，商品が悪ければその役割を果たすことはできない．したがってこのソフトウェアの開発プロジェクトは，市販の有料インプラント治療計画ソフトと同等，あるいはそれ以上のものを目標に進められた．クラウドソーシングを活用し多くのベータテスターのフィードバック情報をもとに頻繁にアップデートを繰り返し，短期間で他社の有料ソフトと同等，あるいはそれ以上の機能を備えた商品が開発された．筆者もベータテスターとしてソフトのバグ報告/改善にかかわってきた．現在も頻繁にアップデートされており，その機能は日々進化している．

Blue Sky Planには会社の基本理念であるCompatibility（互換性）も取り入れられている．インプラントライブラリーには世界シェアが高いインプラントはすべて登録されており，またその他のインプラントも随時登録されている．Compatibilityは創業者の長年の経験に基づく商品開発の際に欠かせないコンセプトである．Blue Sky Bioが販売しているインプラントはすべて補綴互換性のある商品，いわゆる"クローン"である．クローン商品に関してさまざまな意見があるとは思うが，人口の流動性が激しい現在において，ど

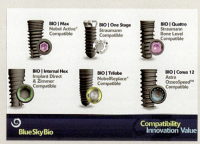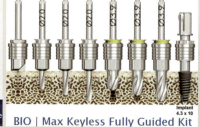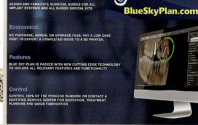

図A Blue Sky Bio社の商品例

Column ❸　無料のインプラント治療計画ソフト Blue Sky Plan

この国，地域でも容易に外科手術，補綴治療ができることを重視しての戦略である．オープンでユーザビリティが高いことが重要視されている．

Blue Sky Planによる治療コストの低減

Blue Sky Planは基本的にはインプラント治療計画/シミュレーションソフトウェアであるので，大きな流れは，DICOM読み込み→DICOM/STL合成→バーチャル抜歯（必要に応じて）→補綴装置の配置計画（バーチャルワックスアップ）→インプラントの配置計画→サージカルガイド製作というワークフローであり，概要は他社のソフトと大きな違いはない（図B）．

しかしこのソフトウェアには，「歯科医師自身がソフトウェアを使いこなし，高水準の治療を低価格で患者に提供してほしい」というメッセージも込められている．創業者が起業に至った理由の1つに，インプラント治療のコストを下げたいという願望があった．コストパフォーマンスの高いインプラントの販売，ソフトウェアの無償提供もこの理念から発生している．ソフトの使用方法はBlue Sky Bio本社のHPの無料ビデオライブラリーから学習でき，初心者でもすぐに使いこなせるようなさまざまな工夫が施されている．だれでも全く初期投資ゼロで治療計画を立てることができる．

またBlue Sky Bio社は歯科医師自身がサージカルガイドを3Dプリンターでプリントすることを奨励しており，同社も3Dプリンター（CEL-ROBOX, MoonRayS, Juell3D）を販売している．Blue Sky Planユーザーに人気のある3Dプリン

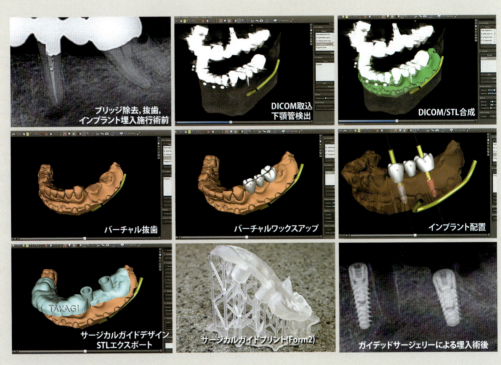

図B　Blue Sky Planによるガイデッドサージェリーの流れ

表　Blue Sky Planユーザーが使用する3Dプリンター例

	CEL-ROBOX	Formlabs Form2	SprintRay MoonRay
プリント方式	FFF（FDM）方式	Laser-SLA方式	DLP-SLA方式
用途	サージカルガイド	サージカルガイド/模型	サージカルガイド/模型
プリントスピード	遅	遅	速
北米小売価格帯	US$1,500	US$3,500	US$4,000

ターの商品例を表に示す．筆者はFormlabs社のForm2を使用している．

歯科医師自身がすべての工程をこなせばサージカルガイド製作コストは最小限に抑えられる（$15～$35程度）．Blue Sky Planの使用は無料であるがSTLファイルをエクスポートする際にはライセンス課金が発生する．ライセンス料は$11～$20ほどで，課金はケースごとである．したがって同じ症例（DICOM）だといくつSTLをエクスポートしても追加課金は発生しない．

ソフトウェアのインターフェイスは現在8カ国に対応しているが，日本語はまだ未対応である．今後日本国内のユーザーが増えれば日本語版開発も検討されるかもしれない．Windows/Macに対応しているが，使用するPCはいわゆるゲーマーPCレベルのスペックが必要である．

Blue Sky Planの機能的特徴

Blue Sky Planの特徴的な機能をいくつか挙げてみたい．歯牙/歯肉模型のSTLは光学系スキャナーから取得するのが一般的であるが，Blue Sky Planでは石膏模型のDICOM，あるいはシリコーン印象のDICOMデータをSTLに変換する機能も備えている．したがって口腔内スキャナーなどの光学系スキャナーを導入していない医院でも，CT（CBCT）さえあればサージカルガイド製作可能である（図C-❶）．

DICOM/STLの合成はサージカルガイド製作において最も重要な工程の1つであるが，Blue Sky Planでは合成にさまざまなオプションが用意してあり，ソフトウェアのAIを活用している．大体の部位を指定した後にAIに合成を託す"Matching Teeth"，レントゲンマーカーを使用してAIに自動合成を託す"Import Scan Appliance"はその例である（同❷）．筆者はマーカーを使用したAI自動合成を選択することがほとんどで，精度の高い合成が効率的に得られている．

ボーンセグメンテーション機能を使用すれば，顎骨のSTLファイルの作成ならびに骨支持型のサージカルガイドの製作が可能である（同❸）．複数のSTLファイルのインポートも可能で，模型，対合歯，ワックスアップ，アバットメントなどいくつものSTLをレイヤー状に重ねて表示できるのも特徴の1つである（同❹）．

さまざまなタイプのガイデッドサージェリーシステムに対応するため，ガイドスリーブを支えるガイドチューブの内径，高さ，オフセット（上下的な位置），ドリルストップはカスタムで自由に調整でき，現在使用しているシステムをそのまま使用可能である（同❺）．

ソフトウェア上で表示されるすべての3D形状の物体（歯，顎骨，神経，インプラント，アバットメント，サージカルガイドなど）はSTLとしてエクスポート可能で（追加料金なし），必要に応じて他のCADで編集/修正することができる（同❻）．Blue Sky PlanのユーザーーはMeshmixerというフリーのCADを併用している．

＊　＊　＊

Blue Sky Planは非常に多機能/高機能のソフトウェアで，今後もバージョンアップにより進化していく．何よりも無料で全機能使用可能で，さらに新規ダウンロードには無料STLエクスポートが含まれているので，試してみる価値はあると思われる．Blue Sky Bio社は既存の歯科業界のビジネスモデルとは異なった戦略を採っているイノベーションを起こしうる会社である．今後日本への進出も十分考えられるので，注目すべき企業の1つであると感じている．

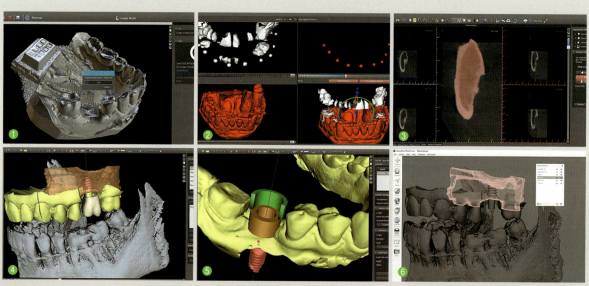

図C Blue Sky Bio社の商品例

5章 Clinical Tips

ガイデッドサージェリーの臨床応用における留意点

5章 Clinical Tips　ガイデッドサージェリーの臨床応用における留意点

1. ガイデッドサージェリーの問題点

廣田　誠・水木信之

　本項では，ガイデッドサージェリー適用症例の治療の各段階において発生する問題点について述べる．

　サージカルガイドシステムによるガイデッドサージェリーについてのシステマティックレビューでは，1年経過時のインプラント残存率が96.6〜97.3％と高い成功率であるが，合併症発生も4.6〜36.4％と報告されている[1〜4]．多いものは補綴的合併症であり，補綴装置の不適合（7.2〜18.0％），補綴装置の破損（2.8〜10.2％），補綴スクリューの緩み（2.8〜2.9％）が挙げられている．サージカルガイドに関しては挿入不可（2.3％），破損（0.7％）などが挙げられ，実際の埋入手術にかかわるものとしてはインプラント初期固定不良（1.3％），骨増生の追加（2％），インプラントサイズ変更などの治療計画変更（2％）が主な合併症である．

◻ 治療計画時の合併症

　サージカルガイド製作においては，欠損部の状態や咬合関係の情報が適切に反映されたCT（CBCT）画像上でシミュレーションを行うことが重要である．しかし口腔内の状態や不適切な条件での撮影により以下のような合併症が生じる．

1）読影困難なCT画像

　欠損歯数が少ない場合や金属修復物・補綴装置が少ない場合であれば比較的読影しやすいCT画像が得られるが，多数の金属修復物・補綴装置が口腔内に装着されている場合は，金属アーチファクトにより目的とする埋入部位の骨量・骨質の評価が困難となる．また，CT撮影時に患者が動いてしまう場合もモーションアーチファクトが生じる．

　アーチファクトはソフトウェア上で消去できる場合もあるが，既存の骨組織と重なるような場合には評価を難しくする．特に欠損部に隣在する金属によるアーチファクトでは，埋入部位の皮質骨とアーチファクトが重なり，骨量や骨辺縁形態の評価が困難になることがある（図1）．

2）診断用テンプレートの偏位

　診断用テンプレートを用いたCT撮影では，診断用テンプレートが口腔内（歯列）の適切な位置に装着されているかが重要である．特に無歯顎の場合は診断用テンプレートがずれやすく，サージカルガイドの精度に大きく影響する（図2）．

3）診断用模型と咬合位との不一致

　欠損部の診断用ワックスアップをスキャニングしてCT画像と重ね合わせをする場合，ソフトウェア上で再現されるダミーの歯列が模型上のものと一致しない場合がある．これは診断用ワックスアップが適切な咬合採得に基づいて製作されていないことにより，上下顎の対合関係が正確に反映されていないためである．

　また，CT撮影時にバイトインデックスが適切に使用できていないと，有歯顎であっても診断用テンプレートが浮き上がってしまう（図3）．

1. ガイデッドサージェリーの問題点

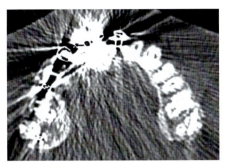

図1 欠損部に隣接する金属によるアーチファクト
21|欠損症例．隣在歯が補綴されているため強いアーチファクトが出現し，埋入部位の骨形態が不明瞭である．

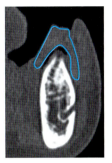

図2 無歯顎症例で診断用テンプレートを用いたCT画像
診断用テンプレートと顎堤との間にギャップがあり，位置が適切でないことがわかる．

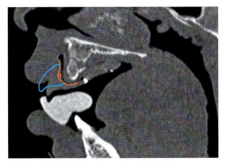

図3 診断用模型と咬合位の不一致
上顎前歯部欠損症例（骨造成後）．バイトインデックスが明らかにずれていて，適切な咬合位が反映されていない．また診断用ワックスアップに基づく重ね合わせ画像も歯冠が大きく唇側に傾いており（青線），やはり適切な咬合位が反映されていない．

4）不適切な治療計画

上記などの理由により正確性に欠いたCT画像を用いた場合はもちろんであるが，正確なCT撮影が実施できたとしても，不適切な治療計画の立案からサージカルガイド製作を行うことにより，後述の外科手術時・補綴治療時における合併症を引き起こす．

不適切に設計されたサージカルガイドを使用することで埋入位置・深度・角度にずれが生じ，皮質骨の穿孔，隣在歯の損傷，上顎洞への穿孔，下顎管の損傷などの合併症を引き起こすリスクが高くなる．また固定ピンの設定位置不良もサージカルガイドの位置不良の原因となる．

欠損部の近遠心径が短い場合，欠損歯数（埋入本数）分のガイドスリーブが設けられないことがある．設けることが可能であったとしてもガイドキーが隣在歯に接触して挿入困難なことがある．また，ハンドピースの位置も考慮した埋入角度を設定しないと，これも隣在歯と接触してしまうことがある．

外科手術時の合併症

1）開口量不足のためサージカルガイドを用いたドリリングができない

開口量が十分でない場合では，大臼歯部，特に下顎の大臼歯部においてドリルがガイドチューブあるいはガイドキーに沿って挿入できないことがある．ガイド用ドリルは通常のドリルより長いため，ハンドピースのコントラアングルヘッドの高さも含めると大臼歯部ではドリルをガイドに沿って整直させるだけの開口量を確保する必要があり，術前に精査しておくことが望ましい．

2）サージカルガイドの不適合

欠損部の幅が短い場合，ガイドチューブを維持するためにある程度の厚みを確保している部分が干渉してサージカルガイドが装着できない状況や，複数部位の欠損に1つのサージカルガイドを使用する場合，それぞれの部位の隣在歯の歯頸部がアンダーカットとなり，それが干渉してサージカルガイドが装着できない状況などがある．

3）サージカルガイド装着位置が不適当

不適切なCT撮影などによりサージカルガイド装着位置がシミュレーションどおりとならない場合がある．特に無歯顎の粘膜支持型や骨支持型では不適となることがある．歯牙支持

型で術前の評価では適合が良好であった場合でも，切開手術の場合にはサージカルガイドが剝離した歯肉と干渉して不安定になることがある．また骨形態がナイフエッジの場合にはドリルが骨の斜面を滑ってしまい，これによりサージカルガイドが偏位することがある．

4）不適切な窩洞形成

骨質が硬い場合にはドリルがブレたり熱傷を起こす恐れがある．ガイドチューブの内径とドリル径の差が大きいとドリリングに角度がつきやすくブレが生じ骨穿孔を起こしやすくなる．不適切な窩洞形成による骨穿孔時には，追加の骨造成を要することもある．

5）サージカルガイドの破損

サージカルガイド装着時など，適合させるために過度な力をかけると破損の原因となるので注意が必要である．また遊離端欠損症例で歯牙支持型のサージカルガイドを使用する場合には，ドリル挿入時の粗雑な操作などにより近心部に応力が集中して破損する可能性があるので注意が必要である．

6）ガイドチューブの不良・脱離

ガイドチューブはドリルスリーブとの適合が悪い場合があり，ドリルスリーブの着脱が困難であったり装着できないことがあるため，手術前に適合を確認しておくことが望ましい．またサージカルガイドとの接着不良で脱離することがあるので，ドリル挿入時に不要な圧力をかけることは避けるべきである．

7）ドリリング時の骨破折・骨穿孔

骨量が制限されている場合（唇・頰舌的に骨幅が狭い場合）や骨移植を前提としている場合には，骨組織が損傷することがある．サージカルガイドを使用した埋入では埋入方向がブレにくく通常埋入と比較して埋入トルクによる圧力が骨組織に伝わりやすいため，骨幅が狭い場合は破折しやすい．また，はじめから骨量が十分でなく同時骨移植を前提とする場合，特に骨頂の骨組織が十分でない場合は逆にドリルがブレやすいため，埋入角度を誤って皮質骨を穿孔する可能性がある．

8）治療計画の変更（初期固定が得られない・インプラントのサイズ変更）

サージカルガイドによるドリリングによって骨組織を過剰に切削してしまった際には，治療計画どおりの埋入が困難となり，適切な初期固定が得られない場合がある．

9）インプラントが埋入できない

サージカルガイドを使用して問題なくインプラント窩洞を形成できた場合でも，骨質が非常に硬い場合などでは，適正な埋入トルクでは予定していた埋入深度まで埋入できないことがある．

補綴処置時の合併症

補綴処置時の合併症は主に即時に咬合負荷を与える際に生じると考えられる．短期的にはインプラントの喪失，長期的にはインプラント周囲炎を引き起こし，結果としてインプラントの喪失を生じる可能性がある．

サージカルガイドを用いたインプラント埋入後，即時に装着した補綴装置の適合が悪い場合，長期的な経過観察時にはさまざまな合併症が生じる可能性があるので，できるだけすみやかに最終補綴に移行する．

1）補綴装置の不適合

あらかじめ補綴装置が用意されている場合，治療計画（サージカルガイドの製作）が不適切であったり，サージカルガイドの使用が不適切であると補綴装置の不適合が生じる．

2）大規模な咬合調整

上記1）において単独歯欠損の場合は咬合負荷を避ける構造となり，仮に不適合であったとしてもその調整は比較的容易である．多数歯欠損の補綴装置でかつ咬合負荷が避けられないフルアーチの症例では，適切な咬合様式を付与するために大規模な咬合調整を行わなければならない．

3）補綴装置の装着不可

埋入深度が深い場合は周囲の骨組織とアバットメントが干渉してしまい，補綴装置が装着できないことがある．特に近年はプラットフォームスイッチング*の影響で埋入レベルが骨レベルからやや下がる傾向にあり，上記のような合併症が起こりやすいと考えられる．

4）補綴装置の破損

適合が悪い場合には過度の力をかけることで補綴装置が破損することがある．フルアーチでメタルフレームを有さない補綴装置では，咬合負荷もかかるため特に注意が必要である．

5）発音障害

不適切な補綴装置のため発声や構音機能の障害を生じることがある．

6）スクリューの緩み

不適切な補綴装置では，咬合力によってスクリューの弛緩が起こりやすい．単独歯であれば補綴装置自体の動揺として自覚症状が出現するが，フルアーチなど複数のインプラントによる多数歯欠損症例では，1本のインプラントのスクリューが弛緩したとしても補綴装置の動揺とはならない．

スクリューが緩んだインプラントではインプラント周囲炎が起こりやすくなる他，他の部位のインプラントへの負担が大きくなることになり，補綴装置の破損や他の部位のインプラント周囲炎の原因となる．

7）軟組織の損傷

補綴装置が適切に調整されない場合，頰粘膜や舌の誤咬を引き起こす可能性がある．

---

*プラットフォームスイッチング

Horizontal set-offともよばれ，インプラント体の直径よりも小径のアバットメントを使用することでジョイント部にステップを作り，ステップ上に骨形成を促すことでインプラント周囲の骨吸収を防ぐテクニック．

ジョイント部への骨形成を意識しすぎてボーンレベルより深く埋入してしまうとアバットメントの逆テーパーがインプラント窩洞の骨縁に干渉してしまうことがある．

References

1) Tahmaseb, A. et al.：Computer technology application in surgical implant dentistry：a systematic review. *Int. J. Oral Maxillofac. Implants*, **29**（Suppl.）：25〜42, 2014.
2) van Assche, N. et al.：Accuracy of computer-aided implant placement. *Clin. Oral Implants Res.*, **6**（Suppl.）：112〜123, 2012.
3) Shneider, D. et al.：A systematic review on the accuracy and the clinical outcome of computer-guided template-based implant dentistry. *Clin. Oral Implants Res.*, **4**（Suppl.）：73〜86, 2009.
4) Jung, R.E.：Computer technology applications in surgical implant dentistry：a systematic review. *Int. J. Oral Maxillofac. Implants*, **24**（Suppl.）：92〜109, 2009.

2. ガイデッドサージェリーの
　　トラブルシューティング

小倉　晋・水木信之

治療計画時および手術前のトラブルシューティング

1・アーチファクト除去

　アーチファクト除去には各CT（CBCT）機種によりアーチファクト低減処理などさまざまな方法がある．医院での撮影において強いアーチファクトが予想される場合は，専門的な知識や技術を有する放射線技師に依頼する（図1）．

2・診断用テンプレートの偏位

　無歯顎または多数歯欠損の粘膜支持の場合，咬合が安定しないと診断用テンプレートと粘膜の間に隙間が生じることがある（図2）．CTダブルスキャンを行う前に診断用テンプレートとの適合を確認し，粘膜面と咬合の調整を行った後にCTを撮影する．

3・診断用テンプレートとサージカルガイドの位置のズレ

　無歯顎または多数歯欠損の粘膜支持の場合，診断用テンプレートをかませたバイトインデックスが，製作されたサージカルガイドの位置と一致していることを確認する（図3）．

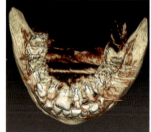
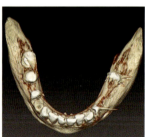

A：アーチファクト除去前　　B：除去後
図1　アーチファクトの除去前後

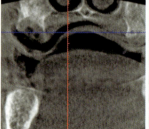
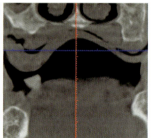

A：CT撮影時，診断用テンプレートと粘膜の間に隙間が生じている．
B：粘膜面と咬合を調整して改善した例．
図2　診断用テンプレートの偏位

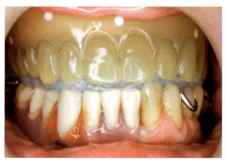
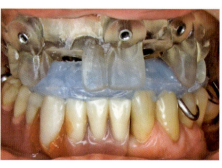

図3　診断用テンプレートとサージカルガイドの位置の確認
　診断用テンプレートをかませたバイトインデックスが，製作されたサージカルガイドの位置と一致していることを確認する．

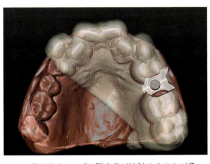 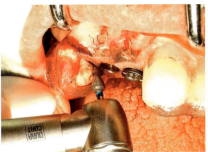 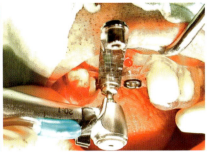

A：ガイドチューブに隣在歯が接触することが予想されるため，隣在歯の石膏模型を削除してサージカルガイドが製作される．

B, C：ガイドキーが隣在歯に近接して挿入不可のため．術中に隣在歯を削合した後．ガイドキーを装着した．

図4 ガイドチューブおよびガイドキーが隣在歯に近接している場合

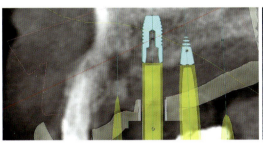 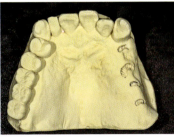 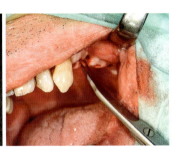

図5 ガイドチューブが粘膜面より深く挿入された治療計画
ガイドチューブが石膏模型の粘膜面に干渉するため，石膏模型の粘膜面を削合した状態でサージカルガイドが製作される．術中に干渉された粘膜部位を切開して調整した後ガイドチューブを粘膜内に挿入し，サージカルガイドの適合を確認する．

4・治療計画のプレビュー画面での確認と，製作されたサージカルガイドの調整

手術時に予期せぬトラブルが起こらないよう，以下のことを踏まえて治療計画時と術前にサージカルガイドの調整を行う．

1）抜歯即時埋入の場合

抜歯予定の歯が正確に削除されてサージカルガイドが製作されているか確認する．

2）ガイドチューブまたはガイドキーが隣在歯に近接して挿入できない場合

隣在歯を削合するか，幅径の小さいガイドキーを選択する（図4）（例：アストラテックインプラント専用のファシリテートガイドキー（7 mm）からユニバーサルガイドキー（5 mm）へ治療計画を変更）．

3）ガイドチューブが粘膜面に干渉する場合

ガイドチューブが粘膜面より深く挿入された治療計画が製作された場合，石膏模型が削合された状態でサージカルガイドが製作される．この場合，手術時にガイドチューブ内径のパンチを使用後にサージカルガイドを一旦外し，干渉された粘膜部位を切開した後ガイドチューブを粘膜内に挿入し，サージカルガイドの適合を確認する（図5）．

4）大臼歯部で埋入計画部位の粘膜が厚い場合

大臼歯部で開口量の問題がある場合，サージカルガイド（SIMPLANT Guide）の構造（図6）上，ガイドチューブ（一定4 mm），ガイドキー（大臼歯部では低いものを選択），ドリルの長さ（大臼歯部では短いものを選択）を考慮する．

大臼歯部で粘膜が厚い場合，骨量が十分でも無切開手術の場合，開口量の問題から短めのインプラント体を計画せざるをえないことがある（図7）．この対応策として治療計画時に骨面に近い位置までガイドチューブを下げることで，切開手術に変更し，長めのインプラント体が選択可能となる．

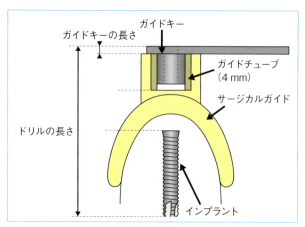

図6　サージカルガイド（SIMPLANTGuide）の構造
構造に応じたガイドキーの高さとドリルの長さへの考慮が必要．

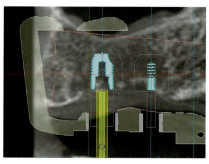

図7　サージカルガイドの構造に配慮した治療計画
サージカルガイドの構造上，大臼歯部で粘膜が厚い場合，骨量が十分でも，開口量の問題から，無切開手術では短めのインプラント体を計画せざるをえないことがある．

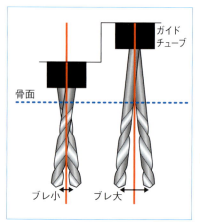

図8　ガイドチューブの位置とドリリング時のブレ
ガイドチューブの位置が骨面から離れるほどドリリング時のブレが大きくなる．

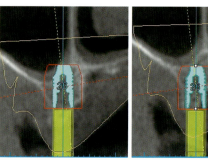

図9　上顎洞底部までの骨量が不足しているときの治療計画
インプラント埋入の治療計画を浅くしてサージカルガイドを製作することで，ドリルが上顎洞に穿孔するのを防ぐ．

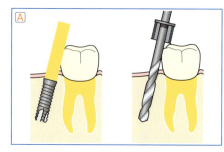 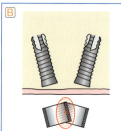 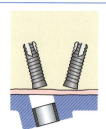 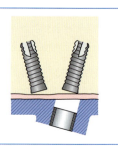

図10　インプラント埋入位置が隣在歯と接触する場合の対応
インプラント埋入位置が隣在歯と接触する場合，治療計画を変更する，または隣在歯を削合する（A）．傾斜埋入によりガイドチューブが接触する場合は，サージカルガイドを2ピースに分けて製作する（B）．

5）ガイドチューブ内径とドリル幅径の関連でドリリング時にブレが生じる場合

　ガイドチューブとドリルの内径差が大きいほど，使用するドリルが長いほど，ガイドチューブの位置が骨面から離れるほど，ドリリング時のブレが生じ，誤差が大きくなる（図8）．そのためガイドチューブはできるだけ骨面に近く設定し，サージカルガイドの高径を可能な限り低く製作する．

6）上顎洞底部までの骨量不足の場合

　サージカルガイドで歯槽頂アプローチ（ソケットリフト）を行う場合，ドリリング時に洞粘膜を穿孔してしまうおそれがある．その場合，インプラント埋入窩をあえて浅めに計画してサージカルガイドを製作する．最終的にオッセオトームなどで上顎洞粘膜を挙上した後埋入する（図9）．

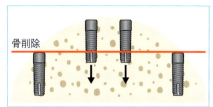
図11 骨形態不整によりインプラント埋入位置が不ぞろいの場合
術前または術中に骨を削除して辺縁骨のレベルを合わせてからインプラントを埋入する．

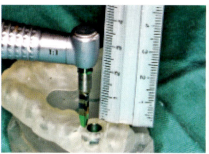
図12 術前の開口量の計測・確認

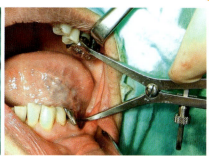

7）インプラントの埋入位置や方向が不適の場合

インプラント埋入位置が不適で隣在歯と接触する場合は，治療計画を変更するか，または隣在歯を削合する（図10-A）．また傾斜埋入（図10-B）によりガイドチューブが接触する場合は，治療計画を変更するか，またはサージカルガイドを2ピースに分けて製作する．

8）骨欠損が大きく隣在歯との間隔が大きい場合

インプラント窩形成時にコントラアングルが隣在歯に接触する可能性がある．対応策としては，ドリルエクステンションを使用するか，前処置として骨造成術を計画する．

9）骨形態不整によりインプラント埋入位置が不ぞろいの場合

骨形態不整により術前に骨削除などを行わずにインプラントを埋入すると，インプラント埋入位置が不ぞろいになる．歯槽部が突出していると，メタルフレームやバーアタッチメントなどの装着も困難となるため，術前または術中に骨を削除して辺縁骨のレベルを合わせてからインプラントを埋入する（図11）．

10）サージカルガイドと顎模型による模擬手術

手術時に近い状態でサージカルガイドにドリルを挿入し，あらかじめ方向を確認する．骨支持型サージカルガイドの場合，製作されたリアルな顎模型を利用して傾斜埋入や上顎洞底挙上術などの難易度の高い症例での模擬手術を術前にしておくとよい．

手術時のトラブルシューティング

1・開口量不足

術前の検査が大前提であり，最低でも最大開口時の対合歯間距離は約30 mm必要である（図12）．また開口時は口角にテンションがかかるため，コントラアングルの挿入ができないことも想定しておく．限界はあるが，場合によっては静脈鎮静下にてインプラント埋入を行い，開口器などを使用し開口量を確保する．対応策として以下があげられる．

①あらかじめサージカルガイドにキーとドリルを挿入した状態で口腔内に装着する．
②ガイドドリルを短いドリルから順次使用する．
③ガイドドリルを使用せず，通常の短いドリルから順次使用する．
④ガイドキーの長さを短いものに変更して使用する．
⑤ガイドキーを舌側または口蓋側にもっていく．
⑥システムによりガイドキーに柄のない挿入型を使用する．
⑦システムによっては図13のような開口チューブ付きサージカルガイドを使用する．

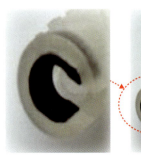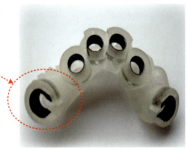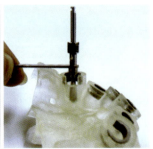

図13 開口チューブ付きサージカルガイド
サージカルガイドのチューブに開口部が設置されており，チューブを乗り越えてドリルを挿入せずに真横からドリルを挿入可能である．

2・サージカルガイドの不適合

　必ず術前に試適を行い，アンダーカットや変形がないか確認する．アンダーカットの削合などで問題が解決されない場合は印象の変形など初期段階のテクニカルエラーが考えられる．このようなサージカルガイドを無理に使用すると大きな合併症を引き起こす可能性があるため，再計画・再製作する．

　また，治療計画時および手術前のトラブルシューティングの項目内でも述べたが，隣在歯や粘膜の削合が不足しているとガイドチューブやガイドキーが挿入できない．その際は術中に歯や粘膜を削合する．

3・サージカルガイドの装着位置が不適切

　ガイデッドサージェリーにおいては，少しの誤差が合併症につながることもある．そのため各ステップにおいて確認を行い，サージカルガイドが移動しないように，固定ピンや手指でしっかりと固定する．

　歯牙支持型の場合，隣在歯の小窓（インスペクションウィンドウ）から歯とサージカルガイドの適合を確認する．骨支持型は特に誤差が大きく，剝離した粘膜にサージカルガイド辺縁が干渉していないか確認する．粘膜支持型では粘膜の被圧変位によってサージカルガイドが浮き沈みするので注意が必要である．

　また無歯顎の粘膜支持型サージカルガイドでは，診断用テンプレート製作時のバイトインデックスを使用してサージカルガイドの位置を一致させてからピンで固定することが重要である．バイトインデックスが不適合の場合はインプラントの埋入位置がズレることがある（図14）．

　また，サージカルガイド着脱時に固定ピンがスムーズに入ることや，セカンドドリル以降のドリルがスムーズにガイド孔に入ることでサージカルガイドの術中の偏位を確認できる．

4・不適切な窩洞形成・骨熱傷

1）骨量が過吸収して骨形態がナイフエッジの場合

　骨形態がナイフエッジの場合，ドリリング時にドリルが骨の斜面を滑り，偏位する可能性があるため，インプラント埋入位置にもズレが生じる（図15）．あらかじめ切開することを想定した治療計画を立案し，切開剝離手術に準じて行う．場合によってはファーストドリルのみのシングルガイド用のサージカルガイドを使用する．

2）骨質が硬い場合

　ドリルがブレる可能性があるため，切削能力のある単回使用ドリルを使用し，骨熱傷予防のためドリリング時にドリル先端部からの注水孔またはドリル本体に注水する．サージカルガイドで注水が困難なときは，サージカルガイドを削合して注水孔を開け，ドリルの回転数

2. ガイデッドサージェリーのトラブルシューティング

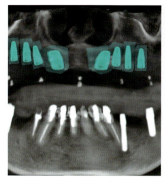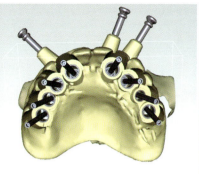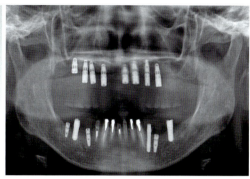

図14　診断用テンプレートと粘膜支持型サージカルガイドの位置のズレ
診断用テンプレートとサージカルガイドの位置がズレたため，術前シミュレーションより全体的に正中右へ約3mmシフトしてインプラントが埋入された．

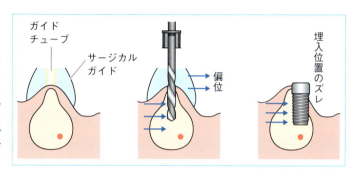

図15　骨形態がナイフエッジの場合のドリリング
ドリリング時にドリルが骨の斜面を滑り，偏位する可能性があるため，インプラント埋入位置にもズレが生じる．

を落とすことを行う．

3）骨質が脆弱な場合

インプラント体埋入時の初期固定を獲得することが重要であり，低速でのドリリングで，最終ドリル形成を幅径の細いドリルで行うか，埋入深度から少し上で止める．インプラント体は，低トルク値から徐々に上げて推奨トルクで初期固定が得られるように埋入する．アダプテーションテクニックやオステオトームテクニックを併用することも視野に入れる．

5・サージカルガイドの破損

ガイドチューブとドリルとの間に適度な遊びがあるかを確認しておく．また，ドリリング時やガイドチューブからドリルを外す際の無理な方向と力によって，ドリルやサージカルガイドが破損する原因となる．

6・ガイドチューブの不備と脱離

手術前の確認でガイドチューブの不備と脱離が予測される場合はサージカルガイドを再製作する．手術中に予期せぬ脱離が起こったら，誤嚥・誤飲に十分注意する．

7・浸潤麻酔による粘膜の膨張に伴うサージカルガイドの浮き上がり

通常より時間をかけ局所麻酔を行えば骨内に浸潤していき，粘膜の膨張回復後にサージカルガイドを装着して手術を開始する．その際固定ピンがスムーズに挿入できるか確認する．

8・合併症の併発時における治療計画の変更

初期固定が得られない場合は，再度適切なドリリングを行い，インプラントのサイズを変更して埋入する．ドリリング時の異常を感じた場合は，ガイド孔より周囲骨をデプスゲージで確認し，ドリリングにより骨穿孔を認めた場合は，サージカルガイドを外して通法の切開

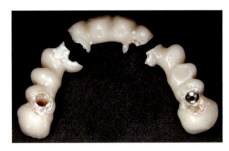

図16 プロビジョナルレストレーションの破損

剝離手術に変更する．インプラント体が骨から露出を認めた場合は，骨造成術を追加する．

9・初期固定が不明または得られない場合

　フルガイドシステムにおいては，サージカルガイドのセーフティー機能により埋入トルク値が通常の埋入よりも手指に伝わりにくく，トルク値による初期固定が不明なことがある．その際はサージカルガイド除去後に共鳴振動周波数測定装置（Ostell®）を使用してインプラント安定度指数（ISQ）を参考にする．

手術後のトラブルシューティング

1・骨熱傷

　骨質が硬い場合は骨熱傷が起こる可能性がある．術後数日から数週間経過しても疼痛が消退しない場合に疑う．術後のX線写真で透過像が認められるようになる．改善しないときは切開して骨孔を開けて洗浄し，場合によってはインプラント体の除去を行う．

2・感　染

　無切開手術の場合ではヒーリングアバットメントが口腔内に露出するため，2回法の手術よりも感染が起こる可能性がある．口腔衛生指導や感染予防を徹底する．

3・インプラントの動揺

　前述したように，フルガイドシステムにおいては初期固定が不明なことがあり，早期に動揺してくることがある．初期固定が悪く，ISQ値が低い場合では，2回法に変更してカバースクリューを装着して縫合する．インプラントが動揺している場合は除去して，ドリリングを追加して別の太いまたは長いインプラントを再埋入する．

補綴処置時のトラブルシューティング

　補綴装置が不適合となる原因は，最終補綴装置が治療計画の診断で考慮されていないことがあげられる．

　ガイデッドサージェリーを行った後に即時・早期荷重によりプロビジョナルレストレーションを装着する場合，咬合の不適合，咀嚼機能障害，パラファンクションなどにより補綴装置が破損することがある（図16）．その際はCAD/CAMを用いて強度の備わったPMMAレジン材質などのプロビジョナルレストレーションを製作し，咬合の改善や食事指導を行う．

3. 患者への治療説明における留意点

水木さとみ・水木信之

　ガイデッドサージェリーの発展に伴い，インプラント治療は，より安全な治療法として確立し，患者側にとっても心理的安心が確保され，治療への負担も軽減されることとなった．インターネットによるパブリシティは勢いを増し，さらに患者の治療への期待を高めていく．こうした背景だからこそ，患者への治療説明は慎重に行うべきであると考える．

　周知のとおり，いつの時代にも，患者のクレームの上位には，説明不足，コミュニケーション不足が必ず挙げられる．そもそも医療者側の説明内容が，必ずしも患者側の理解・認識したものと一致しているとは限らない．そこには，患者側の過大評価や過度な期待による誤解や思い込みが生じていることも少なくない．こうした歯科医師と患者側の認識には，相違が起こりうるものであるということを前提に，治療説明における留意点にについて触れていきたい．

話し方の留意点

　患者に治療説明を行う際，極力，専門用語を避ける配慮が求められる．一般に，専門的な内容を相手に理解してもらうには，中学生が理解できるような解説の仕方が効果的であるといわれている．"伝える"という行為は，一見たやすいように思えるが，こちらの伝えたい内容が，相手に正確に伝わっているとは限らない．後になって，患者の認識には誤りがあったことに気づくことも少なくない．

　興味深いことに，患者の理解の仕方はそれぞれ異なるものである．たとえば，どの患者にも同様の治療説明を試みる．ある患者は，説明内容をポイント的におさえて理解する傾向があり，別の患者は感覚的かつ楽観的に理解する傾向がある．さらに，ある患者は，説明内容を自分の言葉に置き換えて段階的に理解しようとし，別の患者は，説明内容の一部始終，詳細にわたって理解しようとする．このように，患者それぞれの理解の仕方は一定ではない．したがって，治療説明時には，段階的に患者へのフィードバックを行うことをすすめたい．一見，時間がかかりそうに思えるが，治療内容を確実に理解・納得した患者は，疑問や不安が解消されるため，結果的に治療における自己決定が迅速にしっかりなされ，治療にも積極的に参加してくれることとなる．

　段階的なフィードバックでは，単に「ここまでで質問はありますか？」との投げかけにとどまらず，患者の理解度や不明な点を把握するために，下記のように具体化した質問を投げかけるとよい．

〈質問例〉
- ここまでの説明で，わかりにくかった点はどこでしたか？
- ご自身がイメージされていた治療と異なっているところはありませんでしたか？
    → (ある場合には) 具体的にどのようなイメージをされていらっしゃいましたか？
- インプラント治療に期待されていることは，どのようなことですか？

患者の回答から，治療への認識に誤解がないか，過度な期待がないかを探り，ある場合は，再度，正しい情報提供をしていく必要がある．また，控えめで発言に消極的な患者からは，なかなか情報が得られないことも少なくない．そうした際の質問法として，例を提示した質問を投げかけると，患者は答えやすくなる．

〈質問例〉
・多くの患者さんから受けるご質問で，……のような質問があるのですが，○○さんはいかがでしょうか？
・説明でわかりにくい点はありませんでしたか？　たとえば□□のところは，いかがでしたか？

他の患者から多く受ける質問を例に出したり，重要な個所を再度フィードバックすることにより，患者の中で内容が整理され，自ら疑問点を再確認するきっかけを作る．

また，会話の中での患者の表情の変化を観察することは重要なポイントとなる．説明をしていく中で，患者が難しい表情をしたり，考える様子がうかがえたら，そこには，何らかの疑問や不安が存在していることが予測される．こうしたタイミングを逃さずフィードバックすることで，疑問や不安は瞬時に解消されていく．

説明時の留意点

治療内容を患者にイメージしやすくするためには，画像や動画を取り入れるなど，視覚に訴える情報があると効果的であり，各歯科医院が独自の資料を作成することで内容を誤解なく患者に伝えることができる．

また，解説法は，①何について話すのか（タイトル）を示したうえで，②内容に入り，③患者へのフィードバックという流れが理想である．以下に，患者への一般的な説明例を紹介する．

〈説明事項〉
1・ガイデッドサージェリーとは
2・ガイデッドサージェリーまでの流れと留意点について
3・ガイデッドサージェリー後の流れと留意点について
4・チェックリストを活用したフィードバック

1・「ガイデッドサージェリーとは」の説明

【概　念】

①治療にあたって，CTで撮影した情報をもとに，コンピュータ上で，三次元解析によるシミュレーションを行います．
②その情報をもとに，解剖学的に，骨の形態（骨量）や骨質，神経・血管の位置を正確に把握できることから，より正確・安全に，理想的な位置にインプラントを埋入することが可能です．

【特　徴】
　従来のインプラント治療は，術者の感覚と経験に頼ることがありましたが，ガイデッドサージェリーの導入は，科学的な目で見て行われるため，そのリスクが軽減されたといえるでしょう．また，この手術法は，1回法がメインのため，歯肉の切開・剝離を伴わない無切開で行うことが可能です．そのため手術時間が短く，術後の出血・腫れ・痛みも少なく，患者さんの心身的負担は大幅に軽減されるのも特徴です．

3. 患者への治療説明における留意点

【注意事項】

ガイデッドサージェリーは魅力的ですが，次のようなことが起こりうる場合も考えられますのでご確認下さい．

- 骨の形態（骨量）と骨質の状態により，歯肉の切開剥離が必要になる場合もあります．
- 口の中の条件を満たせば，即時埋入即時荷重*は可能ですが，初期固定（インプラントが機械的に骨と結合）がしっかりなされていない場合は，できない場合もあります．

    *従来はインプラント埋入後，骨と生着するまでの一定の期間（約3〜6カ月）を必要としていましたが，即時埋入即時荷重とは，インプラント埋入後，1週間以内に仮歯まで製作し，噛める状態にする方法をいいます．

2・「ガイデッドサージェリーまでの流れと留意点」についての説明

ガイデッドサージェリーまでの流れは，1）問診，2）初期治療，3）CTによる検査とシミュレーション，4）検査・診断と治療説明と同意書（インフォームドコンセント），5）サージカルガイドの製作，6）術前の口腔内清掃，7）ガイデッドサージェリー（手術）となります．

1）問診について

- お薬手帳・他科の検査結果をご提出ください．
- 問診票に記載をお願いしています．その情報を元に主治医による問診を行います．
- 手術にあたって，口の状態のみならず，全身状態も把握することが大切です．服用しているお薬を含め，高血圧や心疾患，糖尿病や骨粗鬆症など，全身状態についてお伺いします．必要に応じて内科の治療を優先することもありますのでご了承ください．

2）初期治療について

- 問診と合わせて，口の中の検査を行います．
- かみ合わせ，顎関節，歯周病，虫歯，根尖病巣（歯の根の病巣）など，細部にわたって検査し，必要に応じて初期治療を行います．

    *検査にあたっては，歯の模型の採得，デンタル・パノラマX線やCTの撮影が必要になります．

- 検査の結果，歯周病が進行している状態であれば，歯周病治療を優先します．
インプラント治療の成功のためには，歯周病が改善されることが大切です．歯周病菌が影響してインプラントが脱落するケースは非常に多いことが知られています（インプラント周囲炎）．
- 日頃の歯磨きはとても重要ですので，歯科衛生士から正しい歯ブラシの方法をご説明し，スケーリング・ルートプレーニング・PMTC（プロフェッショナル・メカニカル・トゥース・クリーニング）などの処置を行います．

3）CBCTによる検査とシミュレーションについて

- CTによる検査から，解剖学的に，骨の形態（骨量）や骨質，神経・血管の位置を正確に把握していきます．
- それらの情報をもとに，三次元的な画像による解剖学的な危険部位の把握とインプラント埋入手術のシミュレーションを行い，より安全・安心を目指します．

4）検査・診断と治療説明および同意書について

- 全身状態と口腔内の状態を検査・診断し，手術の方法と費用や期間などインプラント治療の利害得失を患者さんに説明し，患者さんの同意を得，同意書にサインしていただきます（インフォームドコンセント）．
- 患者さんと情報を共有することが大切ですので，疑問や不安な点がありましたら，些細なことでもお知らせ下さい．

5）サージカルガイドの製作について

- 患者さんが治療説明を十分に理解され，手術に納得がいきましたら，ガイデッドサージェリーに

用いるサージカルガイドを三次元シミュレーションソフトウェアによりデザインし，3Dプリンターの光造型法により製作します．

6）術前の口腔内清掃について

・ガイデッドサージェリーにあたって，口の中を清潔に保つことはとても大切です．

歯周病菌によるリスクを軽減するために，日常の歯ブラシによるセルフケアの他にも，歯科医院での口腔内清掃が重要な課題となります．手術前の口の中の清掃を歯科衛生士が行います（PMTC：プロフェッショナル・メカニカル・トゥース・クリーニング）．

7）ガイデッドサージェリーについて

・手術前日は，十分な睡眠をとり，できるだけリラックスしてお過ごし下さい．

・手術当日，発熱や体調不良など，何らかの変化が生じた際にはすみやかにご連絡下さい．

・サージカルガイドを用いたガイデッドサージェリーは，手術時間は従来の半分程度で，インプラント埋入本数にもよりますが，約30〜60分くらいです．

3・「ガイデッドサージェリー後の流れと留意点について」の説明

ガイデッドサージェリーの流れは，1) 手術後の検査と口腔内検診，2) 印象採得と仮歯の製作，3) 最終的な被せ物（上部構造）の製作，4) メインテナンスとなります．

1）手術後の検査と口腔内検診について

・手術翌日に口の中の状況を検査します．

出血・腫脹・感染などの有無や術後の合併症の検査も行います．創部を縫合した場合は約1週間後に抜糸を行います．

・その後も定期的に口腔内を検診していきます．

2）印象採得と仮歯の製作について

・インプラントと骨が生着された後，精密な印象採得（型どり）を行い，仮の歯を製作します．

・患者さんは，日々，仮歯の状態をチェックして下さい．

高さ・大きさ・形態・噛み合わせ・清掃方法など，違和感や少しでも不具合がありましたら，遠慮なくお知らせ下さい．

最終的な被せもの（上部構造）を快適なものに製作するうえでも，重要な情報となります．

3）最終的な被せものの製作について

・仮歯で問題がないことが確認できたなら，最終的な被せもの（上部構造）を製作します．

・かみ合わせに不具合はないか，違和感がないか，歯ブラシの清掃方法は難しくないかなど，細部にわたってチェックしていきます．

4）メインテナンスについて

・最終的な被せもの（上部構造）が入って終了ではありません．

重複したお話になりますが，インプラント周囲炎（インプラントにおける歯周病）に罹患することでインプラントの脱落を招きます．

インプラントを長くもたせるためには，患者さん自身の日頃の徹底したセルフケアに加え，歯科医院での定期的な口腔内清掃（PMTC）が重要なテーマとなります．患者さんと歯科衛生士，歯科医師が協力し合い，快適な状態を維持していきましょう．

4・チェックリストを活用したフィードバック

治療説明を患者が十分に理解し，納得したうえで治療に進んでいくためには，説明後のフィードバックシートの活用が有効である（図1）．シートを通して，患者は，説明内容が正しく理解しているかどうか，治療に過度な期待や誤解は生じてはいないか，また，不安や新

フィードバックシート

患者氏名　：＿＿＿＿＿＿＿＿＿＿
記載年月日：　　年　　月　　日

● ガイデッドサージェリーにおけるインプラント治療の流れを，下記のとおり説明させていただきました．内容にご理解いただけましたら☑を入れて下さい．

☐ **問診について**
インプラント治療をするにあたって把握しなくてはならない情報がありますのでご協力をお願いします．
お薬手帳や他科の検査結果をご持参下さい．また，全身の状態を把握するために問診を行ったり，問診票に記載していただいたりします．

☐ **初期治療について**
インプラント治療をするにあたって，お口の状況により，虫歯・根尖病巣・歯周病など，リスクを伴う場合があります．特に歯周病はインプラント脱落を招きますので，その治療を優先しなくてはならなくなることもあります．
お口の中を細部にわたって検査し，治療計画を立てていきます．なお，お口の中の検査には，歯の模型を採得したり，デンタル・パノラマＸ線やＣＴ撮影が必要となります．

☐ **ＣＴによる検査とシミュレーションについて**
視診では確認できない骨の形態や骨質，神経や血管の位置などを正確に把握するために，ＣＴ撮影を行う必要があります．その情報に基づいて歯科医師がインプラント埋入手術のシミュレーションを行い，より安全・安心を目指します．

☐ **検査・診断と治療説明と同意書について（インフォームドコンセント）**
口腔内の検査・診断と治療の説明を行いました．現在，不安や疑問はありますか？ …… ☐はい　☐いいえ

☐ **サージカルガイドの製作について**
治療内容を十分に理解され，納得されましたら手術に用いるサージカルガイドを製作します．

☐ **術前の口腔内清掃について**
手術前はお口の中が清潔に保たれていることが大切です．歯科衛生士による口腔内清掃（PMTC）を行います．

☐ **ガイデッドサージェリー（コンピュータ支援低侵襲手術）について**
体調を整えて手術の日を迎えましょう．万が一，発熱や体調不良など，何らかの変化が生じた際には，速やかにご連絡下さい．

☐ **手術後の流れ**
　☐ 手術を終えて予後を確認します．→ ☐ その後も定期的にお口の状態を診ていきます．
　☐ 精密な印象を採得し，仮歯をつくり，状態をみながら，最終的な被せもの（上部構造）を製作していきます．
　☐ インプラント治療後も，歯科医院で定期的（3カ月間隔）にお口の中のメインテナンス（PMTC：プロフェッショナル・メカニカル・トゥース・クリーニング）をしていきます．

図1　治療説明後のフィードバックシート

たな疑問などはないかなど，最終的に確認する．
　確認項目は，通常は患者自身にチェックをしてもらうが，高齢者にはスタッフがサポートするとよい．

おわりに Conclusion

　歯科医療においては，従来，歯科医師や歯科技工士の経験的な知識と技術によって補綴装置の品質が担保されてきたが，デジタルテクノロジーの導入によってヒューマンエラーが抑制され，常に安定的に品質が保証された補綴装置を患者に提供できるようになってきた．とりわけインプラント治療は，機械加工されたインプラントに技工操作によって製作された補綴装置を口腔内に装着するもので，天然歯に対する補綴装置以上の精度とシステム化されたプロセスが要求される．このような観点から，インプラント治療にはデジタル化された客観的なテクニックがマッチする．

　一方，インプラント治療では，パノラマX線やCT（歯科用CBCT）などの画像検査による診断，埋入シミュレーションと治療計画の立案，低侵襲な埋入手術，高精度な補綴装置の製作のプロセスをデジタルワークフローとして構築することが重要である．審美性・機能性・清掃性を考慮した補綴装置を最適な位置に装着するためには，インプラント埋入の治療計画を立案することはきわめて重要で，治療計画を正確に口腔内の手術野に反映することが最大の課題である．インプラント治療を成功させるためにはガイデッドサージェリーは必須のテクニックとなる．

　ガイデッドサージェリーの目的は，術者の経験や勘に頼る手術ではなく，科学的な根拠に基づいた顎骨情報を取得し，精度の高い検査・診断，治療計画に基づいた低侵襲なインプラント治療を行うことである．最近では口腔内スキャナーによる光学印象の技術が進化し，CTで撮影された顎骨の画像データ（DICOMデータ）と光学印象データ（STLデータ）を融合させて検査・診断を行い，三次元解析ソフトによるインプラント埋入位置の決定，治療計画の立案がなされ，サージカルガイドがCAD/CAMシステムによって製作される．そしてこの口腔内に適合するサージカルガイドを用いた安全かつ正確なガイデッドサージェリーによってシステマティックにインプラントが埋入される．インプラント治療におけるガイデッドサージェリーは，綿密な治療計画に基づく手術時間の短縮，低侵襲で高精度な埋入手術が実践できることから，歯科医師や患者にとってもきわめて有用性が高く，これまでの臨床成績を示すエビデンスにおいても高い成功率であることが数多く報告されている．

　本書は，インプラント治療において最も重要で，治療の根幹をなすガイデッドサージェリーに特化して企画を行い，それぞれの領域において特に造詣の深い専門家に執筆をお願いした．

　インプラント治療が欠損修復治療において，年齢を問わず治療オプションの1つとして確立した現在，その成功の鍵を握るインプラント埋入手術におけるガイデッドサージェリーの指針として，読者諸氏の明日の臨床に役立つことを祈念する．

編集委員　水木信之　　末瀬一彦

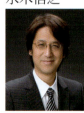
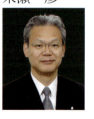

索引 Index

■ あ

アーチファクト　11, 112, 119, 129, 130, 134
アーチファクト除去　158
アイキャット社　140
アキシャル画像　77
アクセスホール　114, 117
アクティブ三角測量法　19
アダプテーションテクニック　46, 89, 163
アトランティス・スーパーストラクチャー　91, 95
アバットメント　33, 47, 75, 77, 84, 96, 107, 108, 116, 118, 125, 131, 152, 157
アンカーピン　118, 121, 122, 124

■ い

医科用MDCT　3, 10, 12, 15, 66
意図的傾斜埋入　37, 40
インスペクションウィンドウ　143, 162
インターポジショナルグラフト　80
インフォームドコンセント　33, 37, 167
インプラントアナログ　114
インプラント（埋入）シミュレーションソフト　25, 30, 32, 60, 110
インプラント周囲炎　168
インプラントネック位置の設定　62
インプラント部位　73
インプラントポジション　77, 112
インプラント埋入軸　67
インプラント埋入シミュレーション　53

■ え

永続性　53
液体フォトポリマー　25
エンコードヒーリングアバットメント　20

■ お

欧州歯科顎顔面放射線学会　15
オーバーデンチャー　76
オーバーヒート　63, 64
オープンシステム化　30
オールセラミッククラウン　135
オステオトームテクニック　46, 163
オッセオインテグレーション　2, 62
オトガイ下動脈　13, 14, 67
オトガイ孔　13, 14, 31, 59
オトガイ動静脈　59
オフセット値　25
オプティガイド　101
オブリークライン　67

■ か

開口量　142, 155
開口量不足　155

ガイデッドサージェリー　6, 28, 29, 33, 47, 52, 56, 61, 63, 65, 84, 89, 109, 115, 117, 118, 129, 135, 138, 141, 146, 149, 150, 154, 167
ガイデッドサージェリーのガイドライン　48
ガイドキー　159, 161
ガイドスリーブ　49, 155
ガイドチューブ　159, 163
ガイドボディ　108
海綿骨　46, 63
下顎管　13, 31, 37, 40
下顎管の損傷　155
下顎骨下縁の分類　72
顎舌骨筋線　67
顎変形症顎切り手術シミュレーション　129, 133
下歯槽管　59
下歯槽神経　59
下歯槽神経移動術　3, 30, 31
下歯槽神経損傷　28
荷重時期　71, 73
カスタムアバットメント　105, 106
カスタムガイド　142
画像検査時の偶発病変　56
画素値　12
合併症　46
簡易開口量チェック　129, 132
含歯性嚢胞　13
患者主導型治療　118
感染　164
鑑別診断　56

■ き

機械切削加工　38
臼後管　59
共焦点計測法　18
共焦点レーザー　19
矯正治療用セットアップモデルシミュレーション　132
矯正的挺出　79
共鳴振動周波数　115, 164
金属アーチファクト　33, 62, 84, 101, 103, 141, 154

■ く

空間の分析　68
空間分解能　14
クラウン・ブリッジタイプ　76
クラシックガイド　98
グラフトレス　118
クレーム　165
クロスセクショナル画像　4
クロスセクション　100, 131

■ け

傾斜埋入　46, 118, 161
外科手術時の合併症　155
外科主導型インプラント治療　2, 30
外科的合併症　48
結合組織移植　80, 97
研究用模型　22

■ こ

光学印象　5, 20, 31, 33, 45
口腔内光学印象　30, 103, 108
口腔内スキャナー　6, 7, 18, 20, 25, 45, 103, 109
後上歯槽動脈　58, 66
硬組織増大　77
骨移植　79
骨壊死　13
骨延長　79
骨吸収　71
骨強度　61, 62
骨形態　33, 46, 68, 71
骨形態不整　161
骨欠損　73, 161
骨構造　63
骨構造評価　62
骨再生誘導　79, 97
骨支持（型）　38, 44, 48, 85, 88, 113, 136, 141, 155, 161
骨質　33, 46, 61, 84, 154
骨髄炎　13
骨穿孔　156
骨増生　37, 68, 77
骨造成　3, 30, 33, 46, 58, 60, 84, 113, 116, 139
骨粗鬆症　13, 56
骨熱傷　164
骨破壊　65
骨密度　61, 71
骨量　33, 46, 66, 71, 154
骨量不足　160
コミュニケーションツール　33
コミュニケーション不足　165
固有歯槽骨　63, 64
コラーゲン架橋　61
コラーゲン膜　79
コンセンサス会議　2, 47, 61
コンタクトエリア　77
コントラアングルハンドピース表示　129, 131
コンピュータ支援型インプラント手術　41
コンピュータ補助診断　61

■ さ

サージカルインデックス　122

171

サージカルガイド　4, 20, 22, 25, 30, 32, 37, 41, 45, 47, 50, 52, 62, 63, 65, 75, 77, 86, 97, 98, 101, 112, 118, 129, 139, 143, 152, 156, 158
サージカルガイドシステム　6, 33, 40, 44, 46, 47, 61
サージカルガイド製作　135
サイドエントリー　143
サイナスガイド　88
サイナスリフト　58
作業用模型　22
三角測量法　18
暫間インプラント支持型　44, 48
三次元解析ソフト　31, 33
三次元画像表示　30, 84
三次元シミュレーションソフトウェア　168
残存歯支持（型）　113

■ し ■

ジェット噴射　25
シェルガイド　146
歯牙支持　38, 44, 48, 85, 118, 141, 156
歯牙-粘膜支持（型）　141
歯牙-骨支持（型）　131, 135, 141
歯科用CBCT　3, 10, 12, 13, 14, 15, 66
歯科用CBCTの利用に関する基本原則　15, 16
歯科用コーンビームCT　10
時間の分析　69
思考の分析　71
歯根嚢胞　13
システマティックレビュー　47, 154
歯槽硬線　63
歯肉-歯槽粘膜境　78
歯肉付固定式上部構造　76
歯肉-歯冠一体型ジルコニア連結冠　91
シミュレーションソフト　3, 67, 68, 72, 75, 77, 108, 112, 117
シムプラント　30
シムプラントガイド　84, 85, 86, 88, 89, 93, 96
シムプラントソフトウェア　84
上顎洞　31
上顎洞炎　13, 28, 58
上顎洞下側骨壁部　13
上顎洞穿孔　37
上顎洞挙上手術　3
上顎洞底　40, 63
上顎洞底挙上手術　30, 31, 46, 58, 86, 111, 136, 137, 138, 161
上顎洞底挙上手術窓開けシミュレーション　129, 132
上顎洞内インプラント迷入　28
上顎洞隔壁　58
上顎洞への穿孔　155
小照射野　15
初期固定　46, 56, 62, 63, 68, 71, 74, 89, 131, 142, 156, 163, 164
初期固定不良　48
植立角度　67
ジルコニアアバットメント　138
ジルコニアフレーム　135
シングルガイド　39, 44, 47, 142, 143, 162

人工歯　112
人工知能　30
診断用テンプレート　4, 31, 32, 44, 68, 69, 76, 86, 87, 97, 102, 112, 114, 117, 118, 154, 158, 162
診断用ワックスアップ　52, 53, 154
審美領域　68

■ す ■

スキャナー・CAD・CAM一体型　19
スキャナー単独型　19
スキャンフレーム　90, 91
スキャンボディ　20, 106
スクリュー固定用アバットメント　114
スクリューの緩み　154, 157
スケーリング・ルートプレーニング　167
ステレオリソグラフィー　30
ストッパー付き内部注水ドリル　145
ストローマンガイド　109, 110, 113, 114, 115, 117
ストローマンガイド・ソフトウェア　109, 110
ストローマンガイド固定ピン　115
スプーンキー　105

■ せ ■

静的診断　41
セーフガイド　30, 85
切開手術　46
切開剥離　64, 65
舌下神経　67
舌下動脈　13, 14
石膏模型　32, 37, 44, 45
石膏模型合成　129, 130
石膏模型データ　31
切歯管　13, 59
切歯管損傷　59
接触型スキャナー　17
舌側孔　13, 14
セットアップモデル　112, 117
舌動脈　13
説明不足　165
セルフケア　168
セレックガイド　102
セレックガイド2　103, 104, 105

■ そ ■

早期荷重　70
即時荷重　70, 118
ソケットリフト　37, 58, 160
組織増大　77
組織分解能　11, 12
咀嚼機能障害　164
粗糙表面構造　70

■ た ■

大理石骨病　13
タッチプローブセンサー　98
ダブルスキャン　85, 86, 87, 93, 112

■ ち ■

チェックリスト　168
チタンコーピング　114, 116
チタンテンポラリーシリンダー　125

チタンフレーム　91, 95
チタンベース　107
チタンメッシュ　46, 79, 80, 86, 89, 90
注水　145, 162
注水孔　46, 162
治癒期間　69, 70
腸骨海綿骨骨髄移植術　30
治療計画　2, 6, 7, 28, 37, 60
治療計画立案　2, 33
治療時間　69
治療説明　165

■ つ ■

通常荷重　70

■ て ■

低侵襲手術　28, 46, 47
データマッチング　99
デジタル印象採得装置　19
デジタルサージカルガイド　74, 75
デジタルソリューション　30, 51, 84, 96, 109
デジタルテクノロジー　2, 53, 61
デジタルデンティストリー　41
デジタルトータルソリューション　25
デジタルトータルワークフロー　6, 25
デジタル模型　32, 37, 44
デジタルワークフロー　19, 84
デプスゲージ　163
デンツプライシロナ社　98, 108

■ と ■

透過表示　84
動的診断　41, 43
透明樹脂　25
トップダウントリートメント　2, 85, 97, 129
トラブルシューティング　158, 161, 162, 164
ドリルガイドチューブ　37
ドリル支援　141, 144
ドリルスリーブ　119, 125
トロント会議　2

■ な ■

ナイフエッジ　43, 50, 156, 162
ナビゲーションシステム　6, 30, 33, 40, 41
ナビゲーション手術　35, 36
ナビデント　41
ナビデントシステム　33, 37
難易度分類評価　72
軟組織造成　139
軟組織の増大　78

■ に ■

二次元検出器　10
任意多断面再構成　72

■ ね ■

熱溶解積層方式　24
粘膜支持（型）　38, 44, 48, 85, 93, 113, 117, 118, 141, 155

の

濃度分解能　11
嚢胞性疾患　13
ノーベルガイド　118, 120, 121, 124, 128
ノーベルクリニシャン　42

は

バーチャルティース　33, 84
バーチャルリアリティ　61
バーチャルワックスアップ　69
バイトインデックス　162
パイロットガイド　85
パターン光投影法　18
発音障害　157
抜歯即時シミュレーション　129, 132
抜歯即時埋入　84
パッシブフィット　53, 126
パノラマX線　3, 13, 14, 29, 71, 75, 86, 97, 116, 127, 135
パラファンクション　164

ひ

ヒーリングアバットメント　6, 80, 90, 164
ピエゾサージェリー　88
光造形3Dプリンター　23
光造形3Dプリント　23
光造形法　30, 85
光造形方式　24, 38
光造形モデル　4
光波長周差サンプリング法　18
鼻腔　31
ピクセル値　12
微細構造　61
皮質骨　46, 60, 62, 63, 64, 65, 144
皮質骨の穿孔　155
ビスフォスフォネート製剤　56
非接触型スキャナー　17
被曝線量　12

ふ

ファシリテート　45, 88
フィードバック　165, 166
フェイスボウレコード　90
副オトガイ孔　14, 59
フラットパネル検出器　10
プラットフォームスイッチング　157
フルガイド　39, 44, 45, 47, 164
フルカントゥアジルコニアクラウン　135
フルサポート　141, 144
フルデジタルワークフロー　84, 96
プロセラインプラントブリッジ　126
プロビジョナルレストレーション　22, 53, 90, 91, 93, 107, 118, 122, 126, 141, 164
プロビジョナルワックスアップ　129, 131
分割表示　84
粉末固着式積層方式　24
粉末焼結方式　24

へ

ベリファイチェック　98, 101

ほ

放射線性骨壊死　13
放射線性骨髄炎　56
ホースシュー　36, 37
ボーンドリブン　97
ボーンナビ　129
ボーンナビシステム　130, 138
補綴主導型　70
補綴主導型インプラント治療　2, 28, 30, 32, 52, 56
補綴主導型インプラント埋入　129
補綴処置時の合併症　156
補綴装置の破損　154, 157
補綴装置の不適合　154, 156
補綴的合併症　48, 154
骨破折　156
ボリューム計測　84
ボリュームレンダリング　30, 84
ポンティックエリア　77
ポンピング　145

ま

マーカー付診断用テンプレート　130
マイクロダメージ　61
埋入時期　70, 73
埋入深度　67, 71, 163
埋入トルク　71, 156
マルチガイド　39, 44, 47, 142, 143
マルチカラープリント　25
マルチジェットプリンティング　23
マルチユニットアバットメント　125
マルチレイヤードカラー　53

む

無垢なCTデータ　141
無切開手術　38, 40, 46

め

メインテナンス　81, 139, 168
メゾストラクチャー　106
メタルタトゥー　77
メタルチューブ　48

も

モーションアーチファクト　154
モックアップモデル　2
モデルサージェリー　4, 30, 47
モデルスキャナー　7, 17, 31, 45, 147
モデルレス　21
モノのインターネット　31
モンソンの球面説　129, 131

や

薬剤性関連顎骨壊死　56

ゆ

遊離歯肉移植　80, 97
ユニアバットメント　90, 95
ユニバーサルガイド　85

ら

ラジオグラフィックガイド　118
ラテラルウィンドウテクニック　136
ランドマーカー　140, 147
ランドマークガイド　140, 141, 142, 143, 146
ランドマークシステム　140, 149

り

リスクファクター　56
リダクションガイド　86, 88
リファレンスボディ　36, 102
硫酸バリウム入りレジン歯　112
隣在歯の損傷　155

れ

レーザー光投影法　18

ろ

ロングタームプロビジョナルレストレーション　53

わ

ワックスティース　112
ワンデートリートメント　19, 53

数字

3Dプリンター　5, 22, 25, 30, 38, 44, 110, 117, 128
3Dプリンティング　52
3D光造形モデル　47

欧字

A

AI（artificial intelligence）　30, 152
All-on-4　121, 128
All-on-4 Standard　121
artifact　11

B

BioNa　129, 130, 131, 133, 134, 136, 138
BLTインプラント　115
Blue Sky Bio　150
Blue Sky Plan　150
bone graft　79
BoneNaviシステム　129, 134, 136, 138

C

CAD/CAM　17, 21, 29, 30, 41, 51, 52, 53, 84, 96, 98, 109, 112, 140, 147, 164
CAD/CAMセンター　22, 122
CADソフト　17, 19, 22
CAMソフト　17, 19, 22
CARES・3Dガイド　110
CARESスキャナー　110
caseXchange　110
CBCT　22, 30, 44, 51, 56, 61, 66, 84, 97, 99, 109, 118, 129, 140, 152, 154
CEREC　98, 102
CEREC 3Dシステム　98
Cerec Guide　102
Cerec Guide2　103
Cerec Guide2システム　103

CJP（colour jet printing） 24
Classic Guide 98
coDiagnostiX 110, 113
computer-aided diagnosis：CAD 61
computer-aided surgery：CAS 61
CT 3, 10, 22, 31, 42, 44, 46, 50, 52, 56, 60, 61, 63, 84, 97, 109, 115, 118, 129, 140, 152, 154, 167
CTG 97
CT解析ソフト 3, 30
CT検査 10, 56, 57, 58, 66, 69, 71, 97, 111
CT撮影（像） 4, 6, 29, 30, 31, 32, 33, 35, 37, 41, 76, 85, 86, 93, 97, 98, 102, 103, 108, 113, 117, 118, 120, 130, 134, 147, 154, 155
CT撮影軸 67
CTダブルスキャン 32, 37, 44, 120, 158
CT値 12, 71, 84, 97, 131

■ D
D7 Plus 112
Dentsply SIRONA implant solution 97
DICOM 13, 152
DICOMデータ 22, 30, 31, 32, 33, 37, 41, 44, 47, 51, 85, 86, 93, 97, 112, 118
distraction osteogenesis 79
dxd 104

■ F
FDM（fused deposition modeling） 24
FGG 97
flat panel detector 10
FPD 10
future crown margin 77

■ G
Galaxis 97, 99
Galileos 97
GBR 68, 70, 79, 80, 97, 116

■ H
horizontal transition line 121
Hounsfield 12, 97

■ I
iCAT 140, 143
IGIシステム 30, 33, 35
Import Scan Appliance 152
in Lab システム 98
incidental finding 56, 57, 60
inCoris PMMAディスク 103, 105
inCoris ZI-meso 106
inLab 103
IoT（internet of things） 31
ISQ 164
ISQ値 71, 115

■ L
Landmark Guide 140
Landmark System 140
LANDmarker 140
Lekholm 61
longevity 53

■ M
Matching Teeth 152
metal artifact 11, 13, 14
MI（minimal intervention） 29
MIインプラント治療 33, 37, 50, 51
MIコンセプト 52
Misch 61, 84, 112, 131
MJP（multi jet printing） 23, 24, 25
motion artifact 11, 13
MPR（multi planar reconstruction） 72, 74
MRONJ 13
MTM 138

■ N
Navident 6, 41
NobelBiocare 122
NobelClinician 42, 121, 122, 128
NobelGuideシステム 118, 119

■ O
Open Galaxis 98, 102
Opti Guide 101

orthodontic forced eruption 79
Orthophos SL 98
Orthophos XG-3D 98
Ostell 164

■ P
patient driven treatment 118
PIBインデックスフレーム 126
PMMA 53, 164
PMTC 167, 168
Polyjet 25

■ R
restorative-driven implant treatment 28

■ S
SiCATシステム 97
SIMPLANT Guide 45, 84, 159
SIMPLANT Guideシステム 86, 93
Sirona Connect 108
SLA（stereo lithography apparatus） 23, 24, 25
SLS（selective laser sintering） 24
Smart Fusion 119, 128
ssiデータ 98, 99
STLデータ 5, 30, 31, 32, 37, 44, 47, 51, 81, 112, 152
Straumann CARES Digital Solutions 109
Straumann Guideシステム 109, 111
STアンカーピン 115
Synergy Link 110

■ V
VAS 46
Viewer 13

■ X
X線管 10
X線検出器 10
X線不透過材料 3

【編著者略歴】

水木 信之
- 1985年　日本歯科大学歯学部卒業
- 1990年　横浜市立大学大学院医学研究科修了 医学博士，米国マイアミ大学医学部ポスドクフェロー留学
- 1995年　横浜市立大学医学部高度先進医療インプラント治療 主任
- 2000年　横浜市在外研究員として米国国立衛生研究所（NIH）等留学
- 2005年　横浜市立大学医学部口腔外科学講座 臨床教授
- 2006年　中国同済大学附属上海第十人民病院 顧問
- 2007年　医療法人社団信和会ミズキデンタルオフィス・インプラントセンター横浜開院
- ・主な所属学会・役職…日本口腔外科学会専門医・指導医，日本顎顔面インプラント学会指導医，日本口腔インプラント学会専門医，国際口腔インプラント会議（WCOI）理事・認定ドクター，日本補完代替医療学会理事・認定学識医，日本デジタル歯科学会理事，Academy of Osseointegration Active Member，European Association for Osseointegration Active Member．

末瀬 一彦
- 1976年　大阪歯科大学卒業
- 1980年　大阪歯科大学大学院修了
- 1997年　大阪歯科大学客員教授・歯科技工士専門学校校長
- 2014年　大阪歯科大学教授
- 2017年　大阪歯科大学・広島大学・昭和大学客員教授，東京医科歯科大学非常勤講師
- ・主な所属学会・役職…日本歯学系学会協議会常任理事，日本デジタル歯科学会理事長，日本歯科技工学会副理事長，日本歯科審美学会監事・認定医，日本歯科医療管理学会常任理事，日本医用歯科機器学会理事，全国歯科技工士教育協議会顧問，日本口腔インプラント学会専門医・指導医，日本補綴歯科学会終身指導医，日本歯科理工学会Dental Materials Adviser．

インプラント・ガイデッドサージェリー
デジタルソリューションによる安全・安心な治療

ISBN978-4-263-44536-5

2018年10月10日　第1版第1刷発行

編著者　水 木 信 之
　　　　末 瀬 一 彦
発行者　白 石 泰 夫
発行所　医歯薬出版株式会社
〒113-8612　東京都文京区本駒込1-7-10
TEL. (03) 5395-7638（編集）・7630（販売）
FAX. (03) 5395-7639（編集）・7633（販売）
https://www.ishiyaku.co.jp/
郵便振替番号 00190-5-13816

乱丁，落丁の際はお取り替えいたします　　印刷・真興社／製本・皆川製本所
© Ishiyaku Publishers, Inc., 2018. Printed in Japan

本書の複製権・翻訳権・翻案権・上映権・譲渡権・貸与権・公衆送信権（送信可能化権を含む）・口述権は，医歯薬出版(株)が保有します．
本書を無断で複製する行為（コピー，スキャン，デジタルデータ化など）は，「私的使用のための複製」などの著作権法上の限られた例外を除き禁じられています．また私的使用に該当する場合であっても，請負業者等の第三者に依頼し上記の行為を行うことは違法となります．

JCOPY ＜出版者著作権管理機構 委託出版物＞
本書をコピーやスキャン等により複製される場合は，そのつど事前に出版者著作権管理機構（電話03-3513-6969，FAX 03-3513-6979，e-mail:info@jcopy.or.jp）の許諾を得てください．